医学物理の理工学
ー上巻ー

監　修

東京大学大学院工学系研究科
上坂　　充

東京大学医学部附属病院放射線科
中川　恵一

国立がん研究センター東病院臨床開発センター
西尾　禎治

群馬大学重粒子線医学研究センター
金井　達明

養賢堂

監修者・執筆者　一覧

監　修　者

上坂　　充　　東京大学大学院工学系研究科
中川恵一　　東京大学医学部附属病院放射線科
西尾禎治　　国立がん研究センター東病院臨床開発センター
金井達明　　群馬大学重粒子線医学研究センター

執　筆　者

第1章
1.1　唐澤久美子　　放射線医学総合研究所病院
1.2　唐澤久美子　　放射線医学総合研究所病院
1.3　小澤　修一　　広島大学大学院医歯薬保健学研究院
1.4　石川　正純　　北海道大学大学院医学研究科
　　　芳賀　昭弘　　東京大学医学部附属病院　放射線科
1.5　小澤　修一　　広島大学大学院医歯薬保健学研究院

第2章
2.1　成田雄一郎　　弘前大学大学院医学研究科　放射線科学講座
　　　溝脇　尚志　　京都大学医学部附属病院
2.2　中川　恵一　　東京大学医学部附属病院　放射線科
　　　芳賀　昭弘　　東京大学医学部附属病院　放射線科
　　　作美　　明　　東京大学医学部附属病院　放射線科
2.3　石川　正純　　北海道大学大学院医学研究科
　　　白土　博樹　　北海道大学大学院医学研究科　放射線医学分野
2.4　大西　　洋　　山梨大学医学部附属病院　放射線科
2.5　寺原　敦朗　　東邦大学医療センター大森病院　放射線科
2.6　隅田　伊織　　大阪大学歯学部　歯科放射線学教室
2.7　橋本　成世　　がん研究会　有明病院　治療放射線部
2.8　神納祐一郎　　三菱重工株式会社
　　　小久保雅樹　　先端医療センター　放射線治療科
　　　平岡　真寛　　京都大学大学院医学研究科
2.9　金井　達明　　群馬大学　重粒子線医学研究センター
2.10 古林　　徹　　京都大学原子炉実験所　放射線生命科学研究部門
2.11 高橋　　豊　　大阪大学大学院医学研究科

第3章
3.1　上坂　　充　　東京大学大学院工学系研究科
3.2　上坂　　充　　東京大学大学院工学系研究科
　　　田辺　英二　　株式会社アキュセラ
3.3　森　　義治　　京都大学原子炉実験所　原子力基礎工学研究部門
3.4　大道　博行　　日本原子力研究開発機構　敦賀本部　レーザー共同研究所
　　　岩田あや子　　日本原子力研究開発機構　関西光科学研究所
3.5　粟津　邦男　　大阪大学大学院工学研究科
　　　金井　大造　　大阪大学大学院工学研究科
3.6　小林　泰彦　　日本原子力研究開発機構　量子ビーム応用研究部門

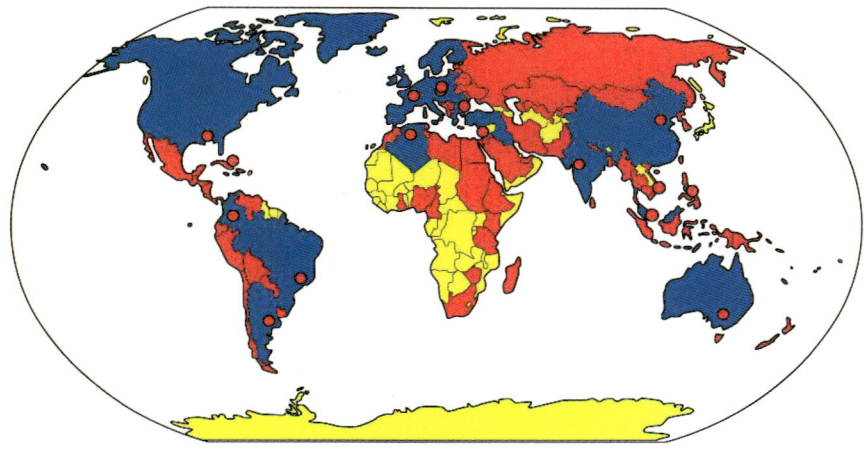

- ■ Country participating in the IAEA/WHO TLD service
- ■ National QA network or participant in international network other than the IAEA's
- ● QA network co-operating with the IAEA

口絵1 本文37頁 図1.10 TLDサービスの状況を示した世界地図

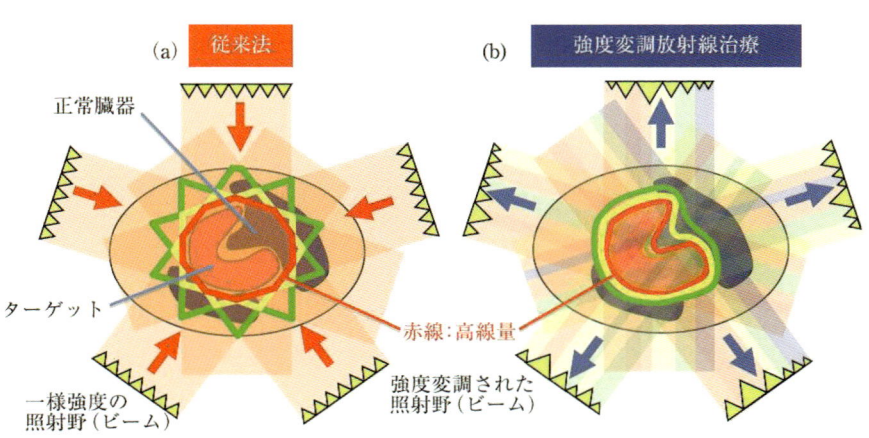

口絵2 本文42頁 図2.2 IMRTの治療計画の概念と従来法との違い

序　論

1. 放射線治療医師の立場より

東京大学医学部附属病院
緩和ケア診療部長／放射線科
中川恵一

　欧米諸国ではがん患者の6割が放射線治療を受けており，放射線治療ががん治療の主幹をなすことは世界的な常識となっている．他方，わが国のがんの代表が胃がんであったこと，胃が手術に適した部位であったことから「がん治療＝手術」という考えが定着していたこともあり，まだ患者の4人に1人が放射線治療を受けているにすぎない．それでも時代の流れは，がん治療を取り巻くこうした状況を随分変化させた．生活習慣の欧米化によって，胃がんや子宮頚がんなどの「感染症型」のがんが減り，肺がん，乳がん，大腸がん，前立腺がん，など「西洋型」のがんが飛躍的に増加している．こうしたがんは「切れば終わり」ではなく，放射線治療が大きな役割を担う．さらに，科学的にがんの治療方法を評価する手法"Evidence-based Medicine（EBM）"が広まった点も，放射線治療が正しく位置付けられつつある理由である．こうした背景の下，放射線治療の患者数は急増し，10年後にはがん患者の半数が放射線治療を受けることになると試算される．そのころには国民の半数ががんになることも予測されているので，実に日本人の4人に1人が放射線治療をする計算になる．全く他人事ではない．

　放射線治療のウェートが増し，放射線治療を行う施設の充実が図られていく中で，医療現場での業務内容も変わりつつある．放射線治療医や診療放射線技師，看護師などで支えられてきた日本の放射線治療の現場に新たな職種として医学物理士が配置されるようになったことは近年の大変大きな進歩である．振り返ると医学物理学という学問を専門に学んだ研究者を育成する体

系は日本では全く構築されて来ず，現場と開発が乖離し先端医療の動向を見ることができなくなっていた．医療機器開発における日本の大学や企業の競争力は低下し，見渡すと日本に新しく導入されている放射線治療装置はいまやほとんどが外国製，治療計画機に至っては全て外国製である．日本の放射線治療技術を再び世界のトップクラスへと持ち上げていくためにも，人材供給，特に医学物理学を学んだ人材の育成と供給システムの確立は不可欠である．医学物理教育を専門とした複数年の教育と訓練，研究活動を通じて育てられた人材が日本医療を支える新たな力になる．こうした人材は病院だけではなく医療機器メーカーでも大きな力となるはずである．文科省の人材育成プログラムである「がんプロフェッショナル養成プラン」により，医学物理教育システムもようやく構築された．本書は医学物理に関連した先端研究や活動をまとめた啓蒙書であり，医学物理に興味ある方，放射線治療現場で働く方に対しさらなる刺激が与えられたら幸いである．

2. 医学物理士の立場より

国立がん研究センター東病院臨床開発センター
粒子線医学開発分野
西尾禎治

　医学物理と言う言葉は，広い意味で言ってしまえば，医学に関連した物理学となるので，何でも医学物理となってしまう．ここでは，放射線治療における医学物理または医学物理士に限定して話を進めたいと思う．
　放射線治療とは，その言葉が示す通り，物理現象の一つである放射線を用いたがん治療のことである．基礎から応用までの物理学の専門的観点で，高品質・高精度の放射線治療を患者へ提供するために貢献する職種が医学物理士である．この"貢献"には，大別すると，臨床業務に対する貢献，研究開発に対する貢献及び教育に対する貢献の三つとなるだろう．日本における医学物理士の状況は，欧米等の先進国から10年から20年の遅れがあると言われている．また，近年，日本を除くアジア圏において，医学物理士の普及が急速に伸びている実状もある．このままでは，医学物理士の不足する我が国において，放射線治療の品質保証の観点で，諸外国との差は縮まるどころか広がる一方となり，益々の遅れを取ることになる．
　我が国おいて，医学物理士は医学物理士認定機構が認定する資格（平成21年3月以降，それ以前は日本放射線学会の認定）である．近年，高精度の放射線治療が普及するようになり，それに伴って，医学物理士の重要性が再認識されている．実際，医学物理士の資格を所有する者の人数は増加している傾向にある．しかし，その一方で，資格を有していても，医学物理士としての職を得ていない者が大半である．病院側の受け入れ体制が，まだ十分ではないことが大きな要因である．高品質・高精度の放射線治療を患者へ提供するために，病院施設に医学物理士が必要であることは間違いないが，ただ，病院施設にのみ居れば良いと言うことは決してない．現在，放射線治療装置の多くは海外からの輸入品である．日本のシステムだと，海外での最新の放

射線治療装置が直ぐに日本に輸入され，治療に利用出来るようにはなっていない．放射線医療を発展・向上させるには，病院施設に医学物理士が居るだけでなく，放射線治療装置メーカー側にも，病院施設の医学物理士と対等な議論をしながらニーズに合った装置を提供出来る技術開発者が必要である．病院や医療施設への医学物理士の普及のみではなく，医療機器メーカーへの医療系高度開発技術者を普及させることで，国内の放射線医療分野を活性化させることができるだろう．

　本書は，先端的な放射線治療装置を数多く紹介した内容に重点が置かれており，病院に勤務する医学物理士のためと言うより，メーカーにおいて医療装置の開発を主体に目指す若手にとって，非常に良い参考書になるものと信じている．

3. 日本医学物理学会の立場から

群馬大学重粒子線医学研究センター
日本医学物理学会　前会長
金井達明

　医学物理学の発祥は，放射線による人体の診断や治療が広まるにつれて，放射線の知識が医学の発展の中で必要になってきたことにある．コンピュータ断層撮影（Computed Tomography）やMRI（Magnetic Resonance Imaging），PET（Positron Emission Tomography）などは，物理学の発展がなくしては発明されなかったもので，医学への貢献は言うまでもなく多大なものがある．一言で医学物理学を正確に定義しようとすると「物理工学の知識・成果を医学に応用・活用する学術分野である」となるが，具体的なイメージに乏しく聞こえるかもしれない．より具体的に医学物理学を説明すると，大きく分けて次の三つの項目に関する学問であると言える．1）より鮮明により小さな対象を画像化したい，また，最近では人体の機能を画像化して正確な診断を達成したいという要求に答える人体の画像に関する学問．2）放射線や温熱を利用して，効果的にがんを消滅させ副作用を無くす治療を達成したいということに物理的に貢献する学問．3）また，医学的に利用される放射線の害を最小限に抑えるための学問．

　CT装置やMRI，PET装置，光子線・粒子線治療装置の高精度化の研究・開発は医学物理学そのものといえる．装置自身の開発から，装置の利用法に関する考察，臨床での診断や治療結果に関する論理的な評価など，医学物理のスペクトルは非常に広いといえる．

　2008年度のイギリスの医学物理雑誌の最優秀論文に"A study on spectral CT-in which X-rays of differing energies enable quantitative material-specific imaging"が選ばれている．1970年前後のCTが発明されてから40年経った現在もCTの継続的な開発が行われ，現在では動画を取得したり，論文賞でも述べられているように高精度化が追及され続けている．最近の達成されて

いる画像は目を見張るものがある．治療に関しても，最近 10 年程は X 線治療や新しい粒子線治療など線量を患部に集中させる急激な治療装置の高精度化が達成されている．これらの発展は絶え間なく継続されている．この発展を支える学問こそ医学物理学といえる．医学の発展のためには将来ますます必要不可欠の学問分野である．

　一方では，病院内の診断・治療システムの管理を期待されている物理や医学物理の広い知識を持つ病院内での医学物理士が必要とされている．近年は，この分野の医学物理士が非常にクローズアップされ，高度な治療診断機器を使用する治療や診断での誤診，誤治療を防ぐ役割を担っている．

　このように，病院の現場から研究所・製造会社など幅広い職場で必要となっている医学物理学を紹介する本書が，多くの学生に医学物理学の魅力が伝わりこの分野に加わっていただけたら幸いである．

4．大学・院理工系の立場より

東京大学大学院工学系研究科原子力専攻

上坂　充

　放射線医療の安全性・品質の向上には，高度な科学技術の導入が不可欠である．医学物理において，臨床現場への貢献が重要であることは論を待たないが，特に中長期的な放射線医療技術の向上には，医療現場と研究開発との密接な協力が必要となるため，本書では最新の科学技術と研究開発についても詳述している．

　本書は上・下2巻から成り，我が国における放射線医療に関する医理工連携に参画する医学者，医学物理士，理工学者に広く分担執筆いただいた．内容の多くは，平成15年度より活動している「化学放射線治療科学研究会」，またそれとリンクして活動した日本原子力学会における研究開発型医学物理特別専門委員会・研究専門委員会，東京大学 GCOE（Global Center of Excellence）「世界を先導する原子力研究教育」プログラム，茨城県「小型電子ライナックの医療応用研究会」における，講演の内容がベースとなっている．

　まず第1章では，我が国における医学物理の現状を医学物理士の定義，制度，教育，業務について述べた．続く第2章で，IMRT，IGRT，動体追跡治療等，放射線治療の最前線のシステムを紹介し，次に理工学の章を置いた．第3章ピンポイントビーム源では，線形加速器，サイクロトロン，シンクロトロンの基礎を説明し，最新の医療用加速器開発やピンポイントビームの医療応用を解説して，ここまでを上巻とした．

　下巻では，理工学の章として，第4章治療，第5章診断，第6章治療における放射線生物作用，第7章放射線薬品送達システム，第8章生体シミュレータを置いた．さらに社会との関わりの観点から，第9章安全工学，第10章社会受容性とビジネス化を盛り込んだ．

　放射線医療と医学物理の発展には，理工学系の若い世代，学生諸君の参画

が不可欠である．臨床現場と研究開発の双方の最新状況を詳述した本書が貢献できることを期待している．

　なお，本書は多くの著者の共著より構成されており，共著者も医学，理学，工学の分野に渡っている．用語の使い方も，分野での通称がある．同じ事項を指しながら，呼称が異なるケースがやや生じる．例えば，線形加速器 (Linear Accelerator，略して Linac) は，リニアック，ライナック，あるいは Linac と称される．このような場合，それぞれの分野での通称を尊重して敢えて統一しなかった．また，Bragg とブラッグのように，著者によって英語，日本語が使われている場合も敢えて統一しなかった．索引でも併記している．読みにくい面もあるかと思うが，医学物理という横断型の学術分野の事情とご理解いただきたい．

目　　次

第 1 章　我が国における医学物理

1.1　はじめに··· 1
　1.1.1　医学物理学とは······························ 1
　1.1.2　医学物理士とは······························ 2
　　文　　献······································· 5
1.2　医学物理士認定制度······························· 6
　1.2.1　認定制度の開始······························ 6
　1.2.2　認定資格の変遷······························ 6
　1.2.3　現行の認定資格······························ 7
　　文　　献······································ 15
1.3　教　　育·· 15
　1.3.1　日本の医学物理教育の経緯···················· 15
　1.3.2　医学物理教育の現状と方向性·················· 20
　1.3.3　関連学会・団体の活動························ 21
　1.3.4　まとめ······································ 23
　　文　　献······································ 24
1.4　医学物理業務···································· 25
　1.4.1　臨床業務···································· 25
　1.4.2　教育と研究·································· 28
　1.4.3　アメリカにおける医学物理業務················ 29
　1.4.4　まとめ······································ 29
1.5　海外の状況······································ 30
　1.5.1　放射線治療の安全に関する勧告とガイドライン·· 30
　1.5.2　海外の医学物理士認定制度···················· 31
　1.5.3　医学物理士教育制度·························· 34

1.5.4　水吸収線量の国家標準・・・・・・・・・・・・・・・・・・・・・・・・・・・・・ 35
　1.5.5　第三者機関による物理的品質管理・・・・・・・・・・・・・・・・・・・ 36
　1.5.6　その他の世界の動向・・・・・・・・・・・・・・・・・・・・・・・・・・・・・・ 38
　　文　　献・・・ 38

第2章　放射線治療の最前線

2.1　IMRT：強度変調放射線治療・・・・・・・・・・・・・・・・・・・・・・・・・・・ 41
　2.1.1　IMRTの原理・・・・・・・・・・・・・・・・・・・・・・・・・・・・・・・・・・・・ 41
　2.1.2　保険収載（IMRT）・・・・・・・・・・・・・・・・・・・・・・・・・・・・・・・ 43
　2.1.3　QA/QCの必要性・・・・・・・・・・・・・・・・・・・・・・・・・・・・・・・・ 44
　2.1.4　IMRTの臨床・・・・・・・・・・・・・・・・・・・・・・・・・・・・・・・・・・・ 45
　　文　　献・・・ 46
2.2　IGRT：画像誘導放射線治療の歴史的流れ・・・・・・・・・・・・・・・・ 47
　2.2.1　はじめに・・・・・・・・・・・・・・・・・・・・・・・・・・・・・・・・・・・・・・・ 47
　2.2.2　回転横断撮影とセットになった原体照射・・・・・・・・・・・・・・ 50
　2.2.3　CT-Linacオンラインシステム・・・・・・・・・・・・・・・・・・・・・・ 51
　2.2.4　超高圧CT（MVCT）・・・・・・・・・・・・・・・・・・・・・・・・・・・・・ 53
　2.2.5　kV-CTを用いたIGRT・・・・・・・・・・・・・・・・・・・・・・・・・・・・ 55
　2.2.6　IGRTの更なる発展と品質保証・品質管理
　　　　（QA/QC）の重要性・・・・・・・・・・・・・・・・・・・・・・・・・・・・・ 59
　　文　　献・・・ 59
2.3　動体追跡放射線治療・・・・・・・・・・・・・・・・・・・・・・・・・・・・・・・・・ 60
　2.3.1　はじめに・・・・・・・・・・・・・・・・・・・・・・・・・・・・・・・・・・・・・・・ 60
　2.3.2　放射線治療計画装置と肺定位照射・・・・・・・・・・・・・・・・・・・ 61
　2.3.3　動体追跡装置の概要・・・・・・・・・・・・・・・・・・・・・・・・・・・・・ 62
　2.3.4　迎撃照射と追跡照射・・・・・・・・・・・・・・・・・・・・・・・・・・・・・ 64
　2.3.5　動体追跡装置開発の経緯・・・・・・・・・・・・・・・・・・・・・・・・・ 65
　2.3.6　動体追跡装置の臨床使用・・・・・・・・・・・・・・・・・・・・・・・・・ 66
　2.3.7　動体追跡装置によって測定されたデータを用いた研究成果・・ 67

2.3.8　次世代動体追跡装置の開発･････････････････････････ 67
　　2.3.9　動体追跡装置の現状と将来展望･･･････････････････ 68
　　文　　献･･･ 68
2.4　体幹部定位放射線治療･･････････････････････････････････ 69
　　2.4.1　はじめに･･ 69
　　2.4.2　定位放射線治療とは･･････････････････････････････ 70
　　2.4.3　保険適応について････････････････････････････････ 73
　　2.4.4　体幹部定位照射技術の注意点･･････････････････････ 74
　　2.4.5　体幹部定位放射線治療の効果･･････････････････････ 75
　　2.4.6　考察･･ 79
　　文　　献･･ 82
2.5　ガンマナイフ･･ 83
　　2.5.1　ガンマナイフの歴史･･････････････････････････････ 83
　　2.5.2　ガンマナイフの構造･･････････････････････････････ 84
　　2.5.3　ガンマナイフの治療計画（ガンマプラン）･････････ 86
　　2.5.4　ガンマナイフによる照射･･････････････････････････ 87
　　2.5.5　新しいガンマナイフパーフェクション（Perfexion）の紹介･･ 87
　　2.5.6　SRSの際の容積効果（volume effect）
　　　　　と有害事象発生について･･････････････････････････ 89
　　2.5.7　適応疾患とその治療効果･･････････････････････････ 91
　　2.5.8　まとめ･･ 94
　　文　　献･･ 94
2.6　サイバーナイフ･･････････････････････････････････････ 95
　　2.6.1　定位放射線照射（stereotactic irradiation : STI）･････ 95
　　2.6.2　適応疾患･･ 95
　　2.6.3　サイバーナイフ･･････････････････････････････････ 96
　　文　　献･･･ 102
2.7　トモセラピー･･･････････････････････････････････････ 102
　　2.7.1　トモセラピーの概要･････････････････････････････ 102

目次

- 2.7.2 ヘリカルトモセラピー 103
- 2.7.4 カウチ 107
- 2.7.5 MVCT 108
- 2.7.6 プランニングシステム 109
- 文　献 110
- 2.8 高精度・動体追尾画像誘導放射線治療装置 111
  - 2.8.1 はじめに 111
  - 2.8.2 本システムの概要 112
  - 2.8.3 X線ヘッド 115
  - 2.8.4 Cバンド電子加速管 115
  - 2.8.5 電子リニアック・システム 118
  - 2.8.6 動体追尾照射の機構 118
  - 2.8.7 結論 119
  - 文　献 120
- 2.9 粒子線治療 120
  - 2.9.1 陽子線・炭素線治療 120
  - 2.9.2 粒子線の物理的特徴 126
  - 2.9.3 治療照射システム 129
  - 2.9.4 ビーム進行方向への拡大 134
  - 2.9.5 体内飛程の微調整 135
  - 2.9.6 腫瘍最深部形状の整形 135
  - 2.9.7 照射野形状の整形 135
  - 2.9.8 線量モニタ 136
  - 2.9.9 患者位置決め 136
  - 2.9.10 治療計画 137
  - 2.9.11 重粒子線照射に特有な生物効果 139
  - 2.9.12 おわりに 142
  - 文　献 143
- 2.10 BNCT：ホウ素中性子捕捉療法 145

2.10.1　ホウ素中性子捕捉療法の原理と特徴・・・・・・・・・・・・・・・・・・・・・ 145
2.10.2　歴史と現状・・・ 147
2.10.3　中性子捕捉療法における望ましい照射条件・・・・・・・・・・・・・ 148
2.10.4　中性子照射の方法と吸収線量測定評価の概要・・・・・・・・・・ 151
2.10.5　原子炉と加速器を用いた中性子照射システム・・・・・・・・・・ 153
2.10.6　今後の展望など・・・・・・・・・・・・・・・・・・・・・・・・・・・・・・・・・・・・・・・ 155
　　文　　　献・・ 156
2.11　小線源・・ 158
2.11.1　はじめに・・・ 158
2.11.2　小線源治療の原理・・・・・・・・・・・・・・・・・・・・・・・・・・・・・・・・・・・・ 159
2.11.3　使用される核種・・・・・・・・・・・・・・・・・・・・・・・・・・・・・・・・・・・・・・・ 160
2.11.4　高線量率小線源治療・・・・・・・・・・・・・・・・・・・・・・・・・・・・・・・・・・ 160
2.11.5　低線量率小線源治療（I-125 永久挿入治療を中心に）・・・・ 164
2.11.6　現在の線量計算アルゴリズムとその限界・・・・・・・・・・・・・・・ 167
2.11.7　おわりに・・・ 168
　　文　　　献・・ 168

第3章　ピンポイントビーム源

3.1　加速器の原理と構造・・・ 171
3.1.1　リニアック
　　　　（線形加速器，Linear Accelerator 略して linac）・・・・・・・・・ 171
3.1.2　サイクロトロン・・・ 181
3.1.3　シンクロトロン・・・ 189
　　文　　　献・・ 191
3.2　ピンポイントX線源・・ 191
3.2.1　放射線治療用リニアックの現状と歴史・・・・・・・・・・・・・・・・・・ 191
3.2.2　リニアックの小型化技術・・・・・・・・・・・・・・・・・・・・・・・・・・・・・・・ 198
3.2.3　6MeV ピンポイントX線がん治療システム・・・・・・・・・・・・・ 201
3.2.4　レーザープラズマ加速器の研究・・・・・・・・・・・・・・・・・・・・・・・・ 203

　　　　文　　献··· 204
3.3　FFAG加速器の医療応用································· 205
　3.3.1　固定磁場強収束型加速器（FFAG）················· 205
　3.3.2　陽子FFAG加速器の医療への応用···················· 208
　3.3.3　電子FFAG加速器の医療応用························ 216
　3.3.4　まとめ··· 218
　　　　文　　献··· 218
3.4　レーザー駆動超小型粒子線がん治療器···················· 219
　3.4.1　はじめに··· 219
　3.4.2　レーザー駆動陽子線の特徴·························· 221
　3.4.3　レーザー駆動陽子線の研究開発の現状················ 222
　3.4.4　超小型陽子線発生装置の研究・開発課題·············· 224
　3.4.5　がん治療用超小型レーザー駆動陽子線治療器を目指して··· 227
　3.4.6　まとめ··· 228
　　　　文　　献··· 229
3.5　自由電子レーザー······································· 230
　3.5.1　レーザーの種類と発振波長·························· 230
　3.5.2　自由電子レーザーの発振原理························ 231
　3.5.3　医学生物学分野での自由電子レーザー応用研究········ 235
　　　　文　　献··· 238
3.6　重イオンマイクロビームを用いた細胞1個の狙い撃ち照射···· 239
　3.6.1　はじめに··· 239
　3.6.2　マイクロビーム細胞局部照射実験の歴史·············· 242
　3.6.3　粒子線マイクロビームによる単一細胞照射の実現······ 243
　3.6.4　原子力機構TIARAの重イオンマイクロビーム
　　　　　細胞照射システム··································· 245
　3.6.5　おわりに··· 250
　　　　文　　献··· 250

第1章 我が国における医学物理

1.1 はじめに

1.1.1 医学物理学とは

　医学物理学を，米国医学物理士会（The American Association of Physicists in Medicine：AAPM）は，「病気の診断・治療に物理学的思考と手法を持って臨む応用物理の一分野であり，医用工学，生体工学，保健物理と密接に関連している．」と定義し[1]，日本医学物理学会は，「医学物理学とは物理工学の知識・成果を医学に応用・活用する学術分野である．」と定義している[2]．実際，米国の物理学会では，医学物理のセッションがあり応用物理の一分野として認識されている．我が国では，今まで純粋にこの領域の研究者は多くなく，基礎物理の研究者間での医学物理に対する認識も少なかった．しかし，臨床現場での医学物理の必要性から社会機運が高まり，関係者間の働きかけにより日本物理学会でも医学物理のセッションが設けられるようになった．

　医学物理の分野には，呼応する放射線医学の場合と同様に，診断領域，核医学領域，放射線治療領域があり，さらには保健物理の領域がある．診断物理では，単純X線撮影，CT，MRIなどを取り扱い，核医学物理ではシンチグラフィー，PET（Positron Emission Tomography）のような放射性同元素を用いた診断方法の物理を主に取り扱う．放射線治療では，がんの治療において大きな役割を果たす放射線治療全般の外部照射，小線源治療，内用療法を取り扱うが，これらの領域のなかで，最も多くの専門家を必要としているのが，放射線治療領域である．新しい技術の開発，装置の精度管理などは3領域に共通しているが，放射線治療においては，医師が腫瘍部分へ処方する放射線の照射位置と放射線の吸収線量に関する精度を担保することが重要な目的の一つとなっている．

放射線治療の先進国である米国には約 5000 人の医学物理士がいるが，約 3/4 が臨床に従事し，約 3/4 が放射線治療に従事している（図 1.1, 1.2）．また，大学の放射線腫瘍学講座に放射線腫瘍学の医師の教授と医学物理学の物理士の教授がいることが，医学物理学が放射線治療に欠かせない学問であることを示している．

1.1.2 医学物理士とは

医学物理学を臨床現場で実行する職種を医学物理士 Medical Physicist と称する．基礎物理学とは異なり，研究や教育だけでなく，病気の診断や治療に直接関与して，被検者や患者に責任を持つ「臨床」という活躍の場が存在するとのが医学物理学の特異な点である．ここでは，己の業務の結果が人の命を預かるという責任が生じる．もちろん，医学物理士にも，医師に臨床家と同時に，基礎研究者，教職がいるように種々立場がある．しかし，病院での臨床業務主体，研究教育施設などでの研究主体，大学での教育主体などのいずれの医学物理士も，より良い医療の実現と言う共通の目標を目指している．さらに，医学物理学は，放射線や物理学だけに特化したものではなく，機械工学，計算機科学，といった多角的分野の集合体の学問分野であり，こ

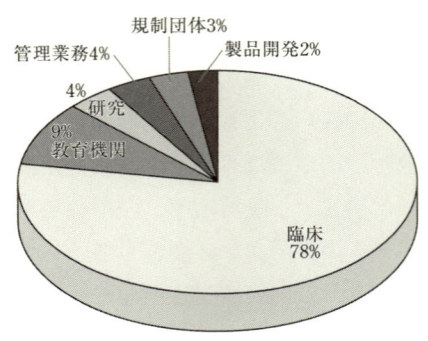

図 1.1 米国で医学物理士が従事している領域
[出典：2004 AAPM Survey]

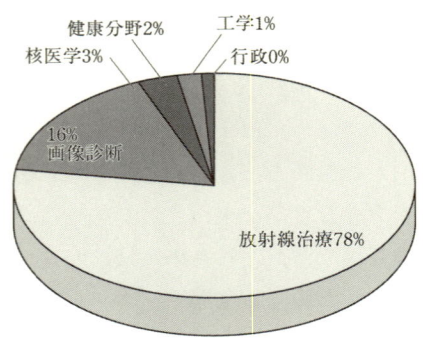

図 1.2 米国で医学物理士が従事している分野
[出典：2004 AAPM Survey]

れらの領域の人材の参入も必要である．

　米国医学物理士会は，医学物理士の業務を，「診断領域では，放射線安全と画像，例えば，マンモグラフィー，CT，MRI，超音波などの改善を保証し，画像診断の有用性に貢献する．治療領域では，放射線腫瘍医と共同して，治療計画の立案，装置と操作法の担保により，患者に処方通りの放射線が照射されるのを保証し，例えば，前立腺の小線源治療，定位照射などの放射線治療の発展に寄与する．」ことであると述べている[1]．

　また，日本医学物理学会では，医学物理士を以下のように定義している[2]．

　医学物理士とは，放射線を用いた医療が適切に実施されるよう，医学物理学の専門家としての観点から貢献する医療職である．

　診断分野においては，医師と連携をとり，診断的有用性と安全性のバランスを保ち，診療放射線技師と協力し，装置の精度管理を実施する．また，放射線診断に関する医学物理学的研究開発を行う．

　治療分野においては，医師と連携を取り，治療計画の最適化を行い，診療放射線技師および放射線治療品質管理士と協力し，治療装置の精度管理を行う．また，放射線治療に関する医学物理学的研究開発を行う．さらに，患者体内での吸収線量に関する位置的精度と量的精度が臨床上必要な範囲に収まっていることを確認し，医師の処方通り治療が行われていることを担保する．

　ここまでに述べたとおり放射線医療分野における医学物理には，さまざまな分野が存在するが，現状の日本においては治療分野が注目されているため，以下本項では治療分野について述べる．

　日本医学物理学会は放射線治療に関して以下を挙げている．

・治療分野における医学物理士の業務

　治療分野における医学物理士業務として以下が挙げられる．医師や診療放射線技師，放射線治療品質管理士の業務との重複もあるが，医学物理学の学術的観点から関与するという点において異なる．

(4)　第1章　我が国における医学物理

(ア) 治療計画における照射線量分布の最適化[1]および評価
(イ) 治療装置・関連機器の受け入れ試験（アクセプタンステスト）・コミッショニングの計画，実施，評価
(ウ) 治療装置・関連機器の品質管理・保証の計画，実施，評価
(エ) 治療精度の検証，評価
(オ) 放射線治療の発展に貢献する研究開発
(カ) 医学物理学に関する教育
(キ) 患者への放射線治療に関する医学物理的質問に対する説明

　我が国ではこれまで，臨床の場に医学物理の専門家が少なかったが，その主因は，医学物理士の社会的認知の遅れなどであった．直接臨床に携わることが難しかったため，医学物理業務の一部を診療放射線技師などが肩代わりして行っており，医学物理士は，大学や研究機関あるいは企業などでの研究，教育などに携わるのみであった．医学物理士の本分である臨床現場のポストが殆ど存在しないことより，魅力ある資格と認識されず，認定医学物理士数が増加しないという状態が長く続いた．

　しかし，現代の放射線治療は高度化しており，以前のように診療の片手間に医学物理業務を行うことは質，量ともに不可能となっている．現在の放射線診療は，診療放射線技師だけでは安全な遂行が困難な場合があり，それは過去数年に誤照射事故が頻発したことからも明らかである．国際原子力機構（IAEA）と世界保健機関（WHO）では，医療被曝のうちでも，線量の大きな放射線治療には放射線物理学の有資格専門家による品質管理をとくに勧告しており，医師や診療放射線技師の品質管理を認めていない[3]．欧米では，理工系専攻の修士，博士号を持ち医療の訓練を受けた者のみが，医学物理士の認定資格要件として認められている．今後は，医学物理の教育を修了した医学物理士が臨床の現場に入り，医師と対等の立場で放射線診療を保証する事が必要と考える．

---

[1] より具体的には，医師が指示する処方線量を実現するために，マージン設定，照射方向および各門の重み付けなどの，技術的な方法について最適化を実施する．

放射線治療は手術，薬物療法と並ぶ，がんの3大治療法の一つであり，機能・形態の温存にすぐれ，低侵襲で，世界のがん患者の半数，米国では65％以上が受けている治療である．ところが我が国ではいまだ25％の患者に利用されているに過ぎない．日本人の死因の1位はがんであり，日本人の半数ががんに罹患する時代が間もなく到来，がん医療体制の充実は国家的な急務である．

　そのなかで，平成19年にがん対策基本法が制定され，がん医療のなかでも，特に整備が必要な放射線治療，化学療法，緩和医療の体制整備がはじまった．それに呼応して公募された文部科学省「がんプロフェッショナル養成プラン」によりこれらの専門家の教育体制の整備も開始された．「がんプロ」で注目すべきことは，放射線腫瘍医の養成と共に，医学物理士及び放射線治療品質管理士の養成が挙げられたことである．今まで，粒子線医療における医学物理士養成の取組みはあったものの，国家施策として，医学物理士および放射線治療品質管理士を取り上げて，その養成を全国規模で行うことははじめてであった．これらの動きにより，医学物理の資格が今までより魅力的なものとして，若い物理学などの人材に受け入れられつつある．今まで，医療技術系の大学院の一部としての医学物理のカリキュラムはあったが，医学物理の専門家養成に特化したコースは皆無であり，「がんプロ」を契機に，医学物理の専門家の養成が本格化したことは，今後の放射線治療の質の担保にとって極めて重要と考える．

文　献

1) American Association of Physicists in Medicine (AAPM), Public & Media http://www.aapm.org/publicgeneral/default.asp
2) 日本医学物理学会が考える医学物理・医学物理士について http://www.jsmp.org/documents/medical.pdf
3) International Atomic Energy Agency, Our Work, Applied Radiation Biology and Radiotherapy http://www-naweb.iaea.org/nahu/arbr/default.shtm

1.2 医学物理士認定制度

1.2.1 認定制度の開始
　我が国における医学物理士の認定制度は 1987 年に開始されている[1]．それ以前から，臨床医学に携わる物理学者の重要性は認識されていたが，医学物理士の地位や役割，診療放射線技師との関係などが明確にされておらず，医学物理士の育成と活躍の場が制限されていた．そのような情勢を前進させるものとして，日本医学放射線学会の事業の一環として医学物理士認定制度が公式に発足し，それに基づく第 1 回医学物理士認定試験が 1987 年 8 月に，第 2 回が 1988 年 8 月に施行され，それぞれ 70 名，18 名の計 88 名が認定された．

　当初から，医学物理士認定制度の目的は，医学物理士を認定することにより医学物理士の質の向上と維持を図り，医学および医療の発展に貢献するとともに，医学物理士の地位を確立することであった．

　その後，1992 年，1993 年，1996 年，2000 年と幾度かの小改訂が行われ，医学物理士認定が継続して行われたが，臨床の活躍現場が少なかったことなどから，医学物理士数は 100 人以下に留まっていた．

1.2.2 認定資格の変遷
　この間，わが国の臨床における医学物理業務の一部を担ってきたのは診療放射線技師で，こうした診療放射線技師の中で特に物理学的素養を持っている者は医学物理士として認定すべきであるという議論が高まった．また，公的資格を目指すには医学物理士の絶対数を増加させる必要があったことなどから，2002 年の認定規約改正において一定の要件を満たす診療放射線技師に医学物理士の受験資格を与えることとなった．

　この改訂により診療放射線技師として 5 年以上の臨床経験があれば受験資格が与えられ，多くの技術系人材が認定試験を受験できるようになった．また，認定試験と認定が分離され，臨床経験がなくても認定試験を受験できる

ようになり，試験合格後 2 年の臨床経験を経た後で，業績単位があれば，医学物理士としての認定を受けることができるようになった．これにより，保健学科の修士課程の学生が卒業前に認定試験を受験できるようになり，卒業後に臨床経験年数が満たされたなら，医学物理士になることができる

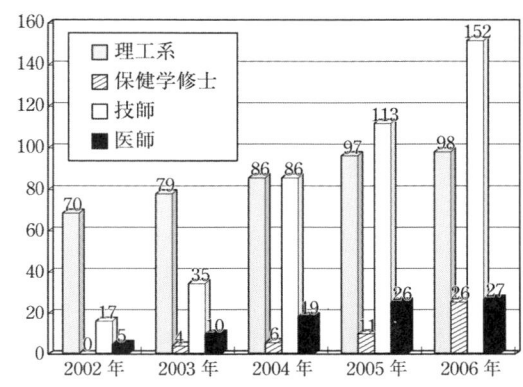

図 1.3　日本の医学物理士数

ようになった．認定試験と認定を分離することにより，修士課程の学生にも門戸が開かれたのである．

この改定によって，診療放射線技師の有資格者の医学物理士は増えたが（図 1.3），診療放射線技師が主たる業務と並行して医学物理業務を行う弊害が増加してしまった．また，医学物理の十分な教育を受けていないものが医学物理業務に責任を持たざるを得ない機会も増し，時間的あるいは精神的にも過重労働を強いる結果になった．

しかし，世界的な高精度放射線治療の広がりのなか，日本の放射線治療の遅れが問題となり始め，品質管理の専任者の重要性が認識され始めた．2008年の診療報酬改定で，定位照射，強度変調放射線治療の請求の要件に，専ら精度管理に従事する技術者が必要と認められたことから，専任の医学物理士を臨床の医療現場に配置することが今までより容易になってきた．

これらに合わせ，日本医学放射線学会医学物理士委員会では，医学物理教育カリキュラムを制定し，医学物理大学院教育課程卒業を基本的要件とした医学物理士認定試験制度の再整備を開始した．

1.2.3　現行の認定資格

これらの医学物理の資格への認識の高まりのなか，医学物理士認定機構は，

第1章 我が国における医学物理

日本医学放射線学会と日本医学物理学会の代表者が設立者となり，財団法人として2009年3月に設立された[1]．その目的は，認定者数の増加に伴い，医学物理士認定事業を対外的には見え易くすることであったが，その背景には，医学放射線学会の専門医制度に関する医師の8割条項も関係していた．さらに，2008年12月に新たな公益法人制度が開始され，法人を設立することが今までより容易になったことも関係していた．

それまで，医学物理士認定事業は日本医学放射線学会が行い，その実務は医学物理士委員会が担ってきたが，その委員を中心に医学物理士認定機構が発足した．認定機構には，認定委員会，試験委員会，教育委員会，企画調整委員会4つの委員会が組織され，これまでの認定事業にはなかった施設認定が加わり，認定委員会がこの事業を行うことになった．

認定業務の認定機構への移行に合わせ，今後求められる医学物理士像を想定し，医学物理の学識を重視する認定基準への変更が行われた．基本的には，今後卒業予定の者は修士以上の学識を原則としている．

医学物理士認定制度細則の原文を以下に示す[2]．

医学物理士認定機構
医学物理士認定制度細則

昭和62年3月1日施行
第1回改正 昭和62年4月25日
第2回改正 平成4年3月1日
第3回改正 平成5年3月1日
第4回改正 平成5年4月1日
第5回改正 平成8年4月1日
第6回改正 平成12年11月20日
第7回改正 平成14年12月25日
第8回改正 平成21年3月2日

（目　的）

第1条　医学物理士認定制度細則は，医学物理士を認定することにより，放射線医学の物理的・技術的課題に携わりその遂行に先導的役割を担う者の質の向上と維持

を図り，もって医学および医療の発展に貢献するとともに，ここに認定する医学物理士の専門的地位を確立することを目的とする．

(医学物理士の認定と名称)

第2条　医学物理士認定機構（以下，機構という）は，第3条に規定する資格を有し，機構の実施する医学物理士認定試験（以下，認定試験という）に合格し，その後第4条の規定に従って認定を申請した者に対して「医学物理士」の認定証を授与する．

　　2　医学物理士の認定は，医学物理系修士課程修了後別に定める医学経験期間を経た者又はそれと同等と認められる学識経験者を対象として行うもので，放射線診療の場において，物理工学面から医学および医療の発展に貢献しうる素養を有することを，機構が公認するものである．

(認定試験の受験資格)

第3条　日本医学物理学会の正会員で，次の各号のうちの1条件を満たす者に受験資格を与える．

(1) 機構認定の医学物理学大学院教育課程（レジデントカリキュラムを含む）に在籍1年以上の者．

(2) 理工学系修士（取得見込みを含む）以上の学歴を有し，医学物理に関する業績を有する者．

(3) 放射線技術系の修士以上の学歴を有し，医学物理に関する業績を有する者．

(4) 放射線技術系の学士を有し，医学物理に関する業績を有する者で医学物理における経験年数7年以上の者．

(5) 放射線技術系の学歴（当該教育課程を修了した場合に限る）を有するが学士を有せず，かつ医学物理に関する業績を有する者で医学物理における経験年数8年以上の者．

(6) 学歴によらず医学物理学分野の業績を有し，医学物理の発展に寄与する者と機構が特に認めた者．

　　2　前項第2号から第6号の業績は医学物理士認定機構医学物理士業績評価実施要綱に従った過去2年間の業績評価の合計とし，前項第2号および第3号においては5点以上，前項第4号，第5号および第6号においては10点以上が必要

（10） 第1章　我が国における医学物理

とされるものとする．

  3　本則第3条第1項各号に加え，次の各号のうちの1条件を満たす者に受験資格を与える．

(1) 平成22年度までに理工学修士号を取得し，医学における経験年数1年以上の者
(2) 平成23年度までに理工学博士号を取得し，医学における経験年数1年以上の者
(3) 平成24年度までに理工学士を取得し，医学における経験年数3年以上の者
(4) 平成22年度までの放射線技術系もしくは放射線医学物理系の修士号取得者（取得見込みを含む）
(5) 平成23年度までの放射線技術系もしくは放射線医学物理系の博士号取得者（取得見込みを含む）
(6) 平成24年度までに放射線技術系の学士号を取得し，医学における経験年数2年以上の者
(7) 平成22年度までに診療放射線技師の免許を所持し，医学における経験年数5年以上の者
(8) 平成22年度までに医師・歯科医師免許を所持し，医学における経験年数1年以上の者
(9) 医師・歯科医師以外の医歯学博士を平成22年度までに取得した者で，医学における経験年数1年以上の者

（認定の申請資格）

第4条　認定試験に合格した日本医学放射線学会もしくは日本医学物理学会（以下，各学会という）の正会員で過去2年間に機構の医学物理士業績評価実施要綱に従った業績評価の合計が30単位以上（ただし，毎年の論文等単位が5点以上，毎年の学術集会等が単位10点以上）であり，次の各号のうちの1条件を満たす者で合格後5年以内の者に認定の申請資格を与える．

(1) 機構認定の医学物理教育課程の学歴を有する者に関わる条件．

  次の各号のうちの1条件を満たす者．

   1.　修士課程，博士前期課程を修了した者で，医学物理教育機関認定実施要項で定める基準に対応して定めた医学物理に関わる経験年数以上の者．この経験年数は1及び2年の2種類とする．

1.2 医学物理士認定制度

  2. 修士課程または博士前期課程を修了後，博士課程または博士後期課程に 2 年以上在籍する者．ただし，博士課程を前期・後期一貫で設定している場合においては，在籍 4 年以上の者とする．
  3. 機構認定の医学物理レジデントカリキュラム修了者（修了見込みを含む）．
(2) 理工学系，放射線技術系の修士以上の学歴を有する者に関わる条件．
  1. 修士課程，博士前期課程を修了し，医学物理に関わる経験が 3 年以上の者．
  2. 博士後期課程または博士課程に在籍もしくは修了し，医学物理に関わる経験が 1 年以上の者．
(3) その他の学歴を有する者に関わる条件．
  1. 放射線技術系の学士を有し，医学物理に関する業績を有する者で医学物理における経験年数 9 年以上の者．
  2. 放射線技術系の学歴（当該教育課程を修了した場合に限る）を有するが学士を有せず，かつ医学物理に関する業績を有する者で医学物理における経験年数 10 年以上の者
  3. 学歴に依らず医学物理学分野を先導する実績を有し，医学物理士の資格を与える事が医学物理の発展に寄与すると機構が特に認めた者．
(4) 年度に関わる特別条件
  1. 平成 22 年度までに理工農薬学修士号を取得し，医学における経験年数 3 年以上の者
  2. 平成 23 年度までに理工農薬学博士号を取得し，医学における経験年数 3 年以上の者
  3. 平成 24 年度までに理工農薬学士を取得し，医学における経験年数 5 年以上の者
  4. 平成 22 年度までの放射線技術系もしくは放射線医学物理系の修士号取得者で，医学における経験年数 2 年以上の者
  5. 平成 23 年度までの放射線技術系もしくは放射線医学物理系の博士号取得者で，医学における経験年数 2 年以上の者
  6. 平成 24 年度までに放射線技術系の学士号を取得し，医学における経験年数 4 年以上の者

第1章 我が国における医学物理

7. 平成 22 年度までに診療放射線技師の免許を所持し，医学における経験年数 7 年以上の者
8. 平成 22 年度までに医師・歯科医師免許を所持し，医学における経験年数 3 年以上の者
9. 農薬学系博士および医師・歯科医師以外の医歯学博士を平成 22 年度までに取得した者で，医学における経験年数 3 年以上の者

（認定試験の受験および資格申請の手続き）

第 5 条　認定試験を受けようとする者は，所定の書類に，所定の受験手数料を添えて，所定の期日までに，医学物理士認定機構代表理事（以下，代表理事という）に提出しなければならない．

2　認定を申請する者は，所定の書類に，所定の認定手数料を添えて，代表理事に提出しなければならない．

（認定試験の実施）

第 6 条　認定試験は，毎年 1 回以上実施するものとする．

2　認定試験は，医学物理士として必要な解剖学，生理学，病理学，放射線診断学，核医学，放射線治療学，放射線生物学，放射線基礎物理学，放射線防護，放射線診断物理学，核医学物理学，放射線治療物理学，放射線測定，情報処理，放射線関連法規および勧告について行う．

3　試験の期日その他試験の実施について必要な事項は，機構ホームページ，日本医学放射線学会雑誌および日本医学物理学会機関誌に公示するものとする．

（試験委員会の業務）

第 7 条　医学物理士認定機構定款で規定された試験委員会は，次の各号の業務を行う．

(1) 認定試験実施等の公示に関すること．
(2) 認定試験業務に関すること．
(3) 試験問題の公表に関すること．

（認定委員会の業務）

第 8 条　医学物理士認定機構定款で規定された認定委員会は，次の各号の業務を行う．

(1) 認定試験受験者の受験資格の審査に関すること．
(2) 認定証の作製，交付に関すること．

(3) 認定証の再交付に関すること．
(4) 医学物理士認定の取消しおよびこれの公表に関すること．
(5) 医学物理士の業績評価に関すること．
(6) その他医学物理士の認定に関すること．

(医学物理士認定の取消し)

第 9 条　医学物理士として認定された者が，次の各号の一に該当するに至った時は，理事長は認定を取消すことができる．
(1) 　裁判所において失踪宣告を受けたとき．
(2) 　第 5 条において，提出した書類の記載事項に事実と重大な相違があり，医学物理士としての資格に欠けるものありと認められるとき．
(3) 　両学会とも退会したとき．
(4) 　医学物理士としての体面を汚すような行為のあったとき．
(5) 　次条に規定する業績評価を満足しないとき．

(医学物理士の業績評価)

第 10 条　機構は，医学物理士の質の向上と維持をはかるため，認定から 5 年ごとに定期的な業績評価を行う．
　　2　業績評価は，別に定める機構の医学物理士更新単位取得制度細則および機構の医学物理士業績評価実施要綱による．
　　3　少なくとも両学会のどちらかの学会の会員でなければ，定期的な業績評価を受けることができない．
　　4　業績評価の期間は，3 月 1 日から 2 月末日までの過去 5 年を単位とする．

(名誉医学物理士)

第 11 条　機構は，医学物理士の資格を有し，かつ満 70 才以上の年齢に達した者のうち，長期間にわたり医学物理士としての業務に携わり，また業績が充分であると認められた者に対し，名誉医学物理士の称号を授与する．
　　2　名誉医学物理士の称号を授与する者を推薦する者は，所定の書類に，所定の期日までに機構に提出しなければならない．自薦の場合も同様とする．
　　3　名誉医学物理士の称号に対しては第 9 条第 3 号の規定を適用せず，前条第 1 項に規定される定期の業績評価を要しない．ただし，両学会とも退会した場合，

(14)　第1章　我が国における医学物理

　　　　医学物理士の文字を含む名称を用いることができないものとする．

（細則の改正）

第12条　この細則の改正は，理事会の議決を得て発効する．

第13条　この細則の施行についての実施要綱などは，理事会の議決を経て別に定める．

附　則

（実施期日等）

第 1 条　この細則は平成21年3月2日から実施する．

第 2 条　第2条 本則第4条本文のただし書きは平成23年度から適用する．

第 3 条　第3条 平成20年度業績評価は機構の業務とする．

（経過措置）

第 4 条　業績評価の時期および認定証の有効期間については，次の各号の特例を適用する．

1. 平成16年度以前に医学物理士と認定された者は，更新期間5年を適用し，平成20年度に業績評価を行い平成21年3月1日から5年間有効の認定証を交付する．
2. 平成17年度および18年度に医学物理士と認定された者は，更新期間2年を適用し，平成20年度に業績評価を行い平成21年3月1日から2年間有効の認定証を交付する．
3. 平成19年度に医学物理士と認定された者は，更新期間2年を適用し，平成21年度に業績評価を行い平成22年3月1日から2年間有効の認定証を交付する．
4. 平成20年度に医学物理士と認定された者は，更新期間2年を適用し，平成22年度に業績評価を行い平成22年3月1日から2年間有効の認定証を交付する．

（永年資格）

第 5 条　これまでに，学会より医学物理士の永年資格を認定された者に，名誉医学物理士の称号を授与する．

　　2　前項に規定され名誉医学物理士の称号の授与を辞退し，第10条第1項に規定される定期の業績評価を受ける場合，医学物理士の認定証を交付する．

　医学物理士に求められる最も重要な基礎的素養は，その名称が表している如く物理的素養である．医学物理士の質を担保し，求められる医学物理士像

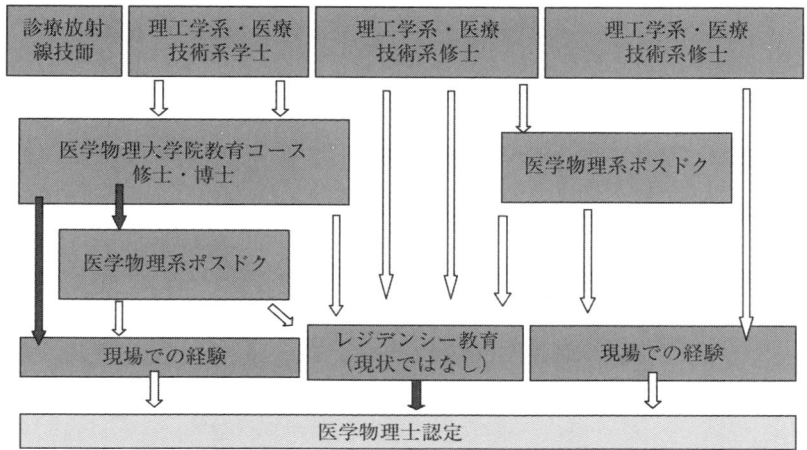

図1.4 日本における医学物理士への道（詳細は医学物理士認定機構のホームページを参照のこと）

の基準を満足する条件を教育のガイドラインに定め，教育システムのガイドラインを順次改訂していく予定である．我が国における医学物理士への道の概要を図1.4に示した．

文　献

1) 医学物理士認定機構　http://www.jbmp.org/
2) 医学物理士認定機構，医学物理士認定制度細則
   http://www.jbmp.org/contents/regulations_rules.html

1.3　教　育

以降の1.3節から1.5節においては，現在，我が国での医学物理が放射線治療に関して注目されていることから，主に治療分野について述べる．

1.3.1　日本の医学物理教育の経緯

放射線治療分野における急激な技術進歩に伴い，「1.4　医学物理業務」の章で述べられる内容を臨床現場で実践する者が求められるようになった．欧米（特に米国）では，直ちにこの業務を専門に行う職種として理工系修士

出身者を対象とした医学物理士を新たな職種として立ち上げ，教育システムの整備を進め，これが現状の世界標準となっている．しかし日本は，この世界標準から離れ，独自の方向性を進んだ．そのきっかけが，1990年代に始まった診療放射線技師の養成課程の4年生大学化にあると言えるだろう．それまで3年制の専門学校または短期大学のみだったものが，4年生教育を皮切りに，大学院修士課程，博士課程が設立された．その後2003年より，当時医学物理士認定を行っていた日本医学放射線学会は，それまで理工系出身者に限定していた認定条件を，一定の要件を満たす診療放射線技師や医師にも与えるよう規定の改定を行った．その結果，認定医学物理士の総数は急激に増加したが，認定者の大半が診療放射線技師となり，日本の医学物理士は診療放射線技師のスキルアップとしての認識が強まった．

現状の日本では医学物理士認定機構[1]が認定する医学物理士の他に，放射線治療品質管理機構[2]が認定する品質管理士[2]という認定資格も存在する．品質管理士は，日本医学放射線学会認定の医学物理士，もしくは日本放射線治療専門放射線技師認定機構が認定する放射線治療専門放射線技師のうち，一定以上の経験を有する者に申請条件が与えられ，書類審査と講習および試験により資格が与えられる．日本では2000年前後に放射線治療における医療事故が頻発したために，その対策として品質管理業務に特化した放射線治療品質管理士という認定資格が生まれた．医学物理士と放射線治療品質管理士の業務として定義されている内容を表1.1にまとめた[3,4]．品質管理士が，放射線治療の品質管理業務に特化した業務内容であるのに対し，医学物理士は研究開発，教育，患者への治療の技術的な説明といった項目が含まれており，病院スタッフという側面だけでなく，教員や研究職といった側面を持つ．医学物理学会のホームページで掲載されている「日本医学物理学会が考える医学物理・医学物理士について」[3]においては，「医学物理士の業務には，医師や診療放射線技師，放射線治療品質管理士の業務との重複もあるが，医学物理学の学術的観点から関与するという点において異なる」と明記されている．しかし，放射線治療品質管理士も医学物理士同様，その大半が診療放射線技師である．

表 1.1 医学物理士と品質管理士の業務内容比較

医学物理士 3) より引用	品質管理士 4) より引用
・治療計画の立案・評価 ・治療装置・関連機器の導入・コミッショニングの計画，実施，評価 ・治療装置・関連機器の QA／QC の計画，実施，評価 ・治療精度の検証，評価 ・放射線治療の発展に貢献する研究開発 ・医学物理学に関する教育 ・患者への治療技術に関する説明	・放射線治療装置の QA プログラムの立案と実行 ・放射線治療計画装置の QA プログラムの立案と実行 ・治療計画システムに入力するデータ作成と指示と，すべてのコンピュータ線 ・量測定計画のチェック ・実行するべきテスト，許容度とテスト頻度を含む治療計画の施設 QA プログラムの決定 ・QA プログラムにより判明する矛盾や問題を理解して適切に対応する． ・治療装置・治療計画装置の QA プログラムの様々な側面で他の放射線治療品質管理に携わる者と協力 ・機器導入に当たって放射線治療装置，計画装置の品質管理面からのプログラムの策定 ・機器故障後の修理終了後の品質管理の立案と実行 など

　放射線治療技術の高度化に伴い医学物理業務の重要性に人々の関心が高まっているにも関わらず，最近の日本における医学物理士の状況に関する報告[5]によれば，アンケートに回答した353施設中の半数が医学物理士・品質管理士のいずれかが在籍していると答えているにも関わらず，品質管理業務専任者はわずか 17 名という結果という結果となっている．品質管理というものは，元来，専任者が行うべきであり，兼任では十分に品質管理業務を遂行することはできない．現状の日本で必要なのは，放射線治療の現場で品質管理業務を行う専門職を整備し，そのための教育を行うことである．がん患者が増加しつつある日本の現状を考えれば，医学物理業務をきちんと独力で実践できる人材の養成は今後の課題であるといえよう．

　米国のような医学物理先進国と異なり，診療放射線技師からのルートがメインである日本にとって，医学物理士教育を語るのは容易ではない．日本

第1章 我が国における医学物理

表1.2 がんプロを契機に日本で
医学物理大学院コース・臨床研修コース（文部科学省がんプロフェッシ

No.	大学	研究科	過程（コース）
1	北海道大学	工学研究科	医学物理士・品質管理士博士課程 医学物理士・品質管理士修士課程
2	札幌医科大学	医学研究科	医学物理士博士課程
3	東北大学	保健学研究科	医学物理修士課程 品質管理士研修（インテンシブ）
4	山形大学	医学研究科	医学物理士博士課程
5	筑波大学 筑波大，千葉大，埼玉大	人間総合科学研究科	医学物理士博士課程 医学物理士修士課程 医学物理士研修（インテンシブ）
6	茨城県立医療大学	保健医療科学研究科	医学物理コース
7	国際医療福祉大学	保健医療学研究科	がん治療放射線技師コース
8	群馬大学	医学系研究科	医学物理士修士課程
9	東京大学	医学研究科	医学物理士博士課程 放射線治療品質管理士博士課程
10	東京工業大学	総合理工学研究科	医学物理士養成コース
11	首都大学東京	人間健康科学科	放射線科学系医学物理コース
12	北里大学	医療系研究科	がん専門放射線技師（含：医学物理士）コース
13	慶應義塾大学	医学部	臨床医学物理研究研修コース
14	順天堂大学 立教大学	医学研究科 理学研究科	博士課程医学物理士コース 医学物理士研修（インテンシブ・臨床） 医学物理士研修（インテンシブ・基礎）
15	金沢大学	保健学研究科	医学物理士博士課程 医学物理士修士課程
16	名古屋大学	医学系研究科	放射線治療技術専門コース
17	京都大学	工学研究科	医学物理士・品質管理士コース
18	大阪大学	医学研究科 保健学専攻	医学物理士修士課程（保健学系コース） 医学物理士修士課程（理工系コース）
19	近畿大学	医学研究科	医学物理士博士課程
20	兵庫医科大学	医学研究科	医学物理士博士課程
21	岡山大学	保健学研究科	医学物理士修士課程 医学物理士研修（インテンシブ）
22	徳島大学	保健科学教育部	医学物理士修士課程
23	九州大学	医学系学府	医学物理士・放射線治療品質管理士コース
24	琉球大学	医学研究科	放射線医学物理学コース

文献8）より引用，一部（Web，備考欄）は省略した．

立ち上がっている医学物理教育の一覧
ョナル養成プラン採択コース；2008年4月〜)

2009年5月10日更新

学位	定員	選考試験	単位数	年限
博士（工学）	2	8月，2月	30	3年
修士（工学）	3	8月，2月	30	2年
博士（医学）	2	10月，1月	30	
修士（保健学）	2			2年
	2			1年
博士（生命環境医科学）	2		30	4年
博士（医科学）	5			4年
修士（医科学）	5			2年
	5			
修士（放射線技術科学）	3	9月	30	2年
修士（保健医療学）	5		30	2年
修士（医学）	若干名	9月	36	2年
博士（医学）	2	毎年秋	30	4年
博士（医学）	2	毎年秋	30	4年
修士（理学，工学）	4		26	2年
博士（保健科学，学術）	5	9月		
修士（放射線学）		9月	30	2年
修士（医科学，医療科学）	5	10月，12月	30	2年
博士（医療科学）	3名程度	1月	30	4年
博士（医学）	5	9月，2月	30	4年
	5			6ヵ月
	5			6ヵ月
博士（保健学）	3	9月	14	3年
修士（保健学）	3	9月	34	2年
修士（医療技術学）	2	9月	30	2年
博士（工学）	2	8月	40	5年
博士（工学）	2	8月	10	3年
修士（医学物理学）	1〜5	8月	32	2年
修士（医学物理学）	1〜5	8月	36	2年
博士（医学物理学）	2	1月，3月	30	4年
博士（医学物理学）	2	2月	30	4年
修士（保健学）	2		30	2年
	5			短期
修士（保健学）	1		30	2年
修士（保健学）	2	9月	30	2年
修士（医学）	1	9月，1月	45	2年

における医学物理教育は，世界的にメインとされている理工系出身者に対するものが決定的に不足している．国際原子力機関（IAEA）のような国際機関においてはリード・カントリーとして多額の資金を拠出しており，日本が医学物理教育においてもリード・カントリーとなることが求められている[6]．

1.3.2　医学物理教育の現状と方向性

厚生労働省の「がん対策基本法」，文部科学省の「がんプロフェッショナル養成プラン」[7]（以下がんプロ）の影響で，医学物理学を専門とするスタッフを雇用する大学や病院が増加し，医学物理士養成コースを設定する大学も増えてきている．がんプロをきっかけとして日本で立ち上がっている医学物理教育の一覧を表 1.2 に示す．2007 年度より開始された文部科学がんプロフェッショナル養成プラン（以下，がんプロ）では，申請資格の一つとして，「大学院医学研究科等において，研究科長を中心とするマネジメント体制の下に，大学病院と有機的に連携し，がん医療に携わる専門の医師，薬剤師，看護師，医学物理士，放射線治療品質管理士等の養成を行うものであること」としている[8]．これは文部科学省が臨床現場における医学物理士の必要性を認知し，その養成を推進していることを意味している．がんプロは，我が国における医学物理士養成の推進を明言した初めての大規模なグラントという意味で大いに評価されるべきものである．

現在，がんプロによって整備されている医学物理士教育コースには以下のものが挙げられる．

(1) 大学院コース

がんプロの教育プログラムとして，医学部保健学科系と理工系の両方で大学院医学物理士養成コース（修士・博士）が設置されている．本来，大学院というのは，学位を取るために研究を行い，論文を書くことが最終的な目標であるため，大学院では職業訓練的なトレーニングをメインとするのではなく，学術的な教育を主に行うべきであり，今後の議論が必要である．

(2) インテンシブコース

すでに医学物理士と認定されている者，これから医学物理士を目指し現場

で業務を行っているものを対象に，再教育の意味合いで実施している教育コースである．物理工学的な基礎を学ぶコースと，実際の臨床業務の講習を受けるコースが存在するが，こちらは大学院コースとは異なり，日々の治療業務に直接的に役立つ知識を身に付けることをメインとすべきであろう．

今後，日本で整備が必要になる教育コースとしては以下のものが挙げられる．

(3) レジデンシーコース

この教育コースは，修士号・博士号既取得者が対象であり，医学物理士の臨床業務に関する研修を受けるための教育コースである．諸外国の状況を見ても，2年間という期間が最も一般的である．海外では，理工系研究者が医学物理士となるための臨床訓練を受けるという位置づけであるが，日本では理工系修士・博士だけでなく，診療放射線技師向けのレジデンシープログラムが必要であると考えられる．研修生（レジデント）は，大学病院などの臨床研修病院における研修医同様，有給のポジションであり，実際の臨床業務を実践することが大前提である．日常業務の合間で研究も行うが，メインはあくまで臨床業務の訓練である．

(4) ポスドクコース

ポスドクとは Post Doctorate の短縮形である．これは，博士号取得者を毎年更新で研究者を雇用し，ある決まった期間，各人それぞれが自主的なテーマをもち，研究活動を進める．現時点での医学物理系ポスドクの殆どは，放射線医学総合研究所[9]のような研究所で研究業務を行っている．ポスドクは研究者を育成するために有効であるため，今後，大学病院などの放射線治療施設でも医学物理のポスドクを受け入れる体制が整備されるべきである．

1.3.3 関連学会・団体の活動

がんプロが開始された 2007 年当時に医学物理士認定を行っていた日本医学放射線学会（現在は医学物理士認定機構[1]が認定を行っている）が医学物理教育カリキュラムガイドラインを示している[10]．これは，AAPM（The American Association of Physicists in Medicine）が発行している教育ガイ

ドライン[11,12]をベースとし，大学院教育課程における講義カリキュラム（文献 10）の表 3 参照）および臨床実習内容，さらに医学物理士臨床研修（レジデンシー）に関するガイドラインを設定している．このような世界基準を満たすようなガイドラインを日本の実情に合わせるため，実際の運用に関しては以下のように段階的な普及を想定している．（以下，日本医学放射線学会が発行した医学物理教育カリキュラムガイドラインからの抜粋[10]）

・医学物理教育カリキュラム整備のための時間的配慮

医学物理教育カリキュラムを構築するにあたり，影響する因子として次の項目がある．

①医学物理士養成のための指導者の不足
②医学物理士養成のための施設・設備の不足

指導者や教育施設の不足は教育カリキュラムの整備と密接に関わっており，教育カリキュラムの段階的な充実が最善と考えられる．そのため，時間スパンを 5 年単位と設定し 10 年間で目標水準を達成するよう計画した．

①初期段階（初年度から 5 年目まで）

前述のような背景のため，カリキュラム内容を厳選し教育することが望まれる．理学あるいは工学部の大学院との連携，医学部間での学科あるいは大学を超えた連携，医療施設との教育連携もカリキュラムを決定する上で重要である．

②中期段階（6 年目から 10 年目まで）

初期段階を経てレジデント教育を受けた医学物理士を指導者に組み入れ，カリキュラム充実を図る．最終的には日本の現状に相応した基準を定め，このカリキュラム基準に適合した施設を医学物理士養成施設として認定する．

③目標到達段階（11 年目以降）

前述のカリキュラム基準は，AAPM Report 79 の推奨とほぼ同等の基準であるが，教育者や設備に関して若干の条件緩和を加えている．この時期には，新たな治療技術に対する対応を含めた基準の見直しを検討する必要があるであろう．

また日本医学物理学会[13)]では，医学物理大学院教育の抱える課題を関係者間で共有し，関連事項を審議する体制を整備することにより，医学物理大学院教育に対する支援体制を構築することを目的とし，医学物理大学院教育分科会を設置した．がんプロの範疇である大学院と大学病院の連携による医学物理士養成については，大学院教育のためのカリキュラムガイドラインを作成中である．

　今後さらに，がんプロをきっかけに，医学物理士養成のための人材が各大学院で採用されるようになり，教える側の人材も徐々に整いつつある．しかし，欧米で進められている（最近では日本以外のアジアでも）医学物理士臨床訓練プログラム（レジデンシーコース）については，実質的な取り組みがないというのが日本の実情である．

　上記の他では，診療報酬により医学物理士が病院経営に貢献できる体制ができつつあり，放射線治療施設における医学物理士の存在感も高まりつつある．

1.3.4　まとめ

　日本で医学物理教育が普及しつつあるとはいえ，未だその教育内容が整備されていないのが現状である．現状の医学物理教育における問題は二つあると考えている．一つは，学生に医学物理学や医学物理士の臨床業務を教える教員の数が大いに不足している点である．もう一つの問題点は，医学物理業務が技師業務の延長線上にあり，技師業務と兼任されている点だと思われる．技師が医学物理士になること自体ではなく，医学物理士となるための専門の教育が行われていないということが問題である．少なくとも放射線治療業界に携わる人々全てが，『医学物理士は，専門の教育を受けた者のみがなるべき職種であり，医学物理士業務は専任の職種が実施すべきものである．』という共通認識を持つべきではないだろうか．医学物理士に必要とされる日本式教育要件を日本医学物理学会と医学物理士認定機構が共同で作成し，それに則した大学院医学物理士養成コースおよびレジデンシーについて医学物理士認定機構が認定を与え，将来的には，この認定教育を終了した者のみが認

定資格を得られるような方向に進む必要があるのではないだろうか．日本の医学物理士が世界と歩調を合わせるためには，教育と認定の明確な基準を設け，日本の医学物理教育と認定制度の曖昧さを徐々に排除していく動きが必要になると考えている．

文　献

1) http://www.jbmp.org/
2) http://www.qcrt.org/
3) 「日本医学物理学会が考える医学物理・医学物理士について」，日本医学物理学会，http://www.jsmp.org/documents/medical.pdf
4) 「放射線治療品質管理士制度」，放射線治療の品質管理に関する委員会，http://www.qcrt.org/seido_02.pdf
5) JASTRO 将来計画委員会：放射線治療における医学物理士・放射線治療品質管理士に関するアンケート調査結果報告，J. Jpn. Soc. Ther. Radiol. Oncol., 20:29-35, 2008
6) 外務省ホームページ http://www.mofa.go.jp/mofaj/gaiko/atom/rca_gai.html
7) http://www.mext.go.jp/a_menu/koutou/kaikaku/gan.htm
8) 文部科学省　がんプロフェッショナル養成プラン　公募要領 http://www.mext.go.jp/a_menu/koutou/kaikaku/gan/07041302/001.pdf
9) http://www.nirs.go.jp
10) 日本医学放射線学会医学物理教育カリキュラムガイドライン
http://www.radiology.jp/uploads/photos/483.pdf
11) Academic program recommendations for graduate degrees in medical physics, A Report of The Education And Training of f Medical Physicists Committee, American Association of Physicists in Medicine (AAPM) Report No. 79, 2002. (Revision of AAPM Report No. 44)
12) Essentials and Guidelines for Hospital-Based Medical Physics Residency Training Programs, Report of the Subcommittee on Residency Training and Promotion, American Association of Physicists in Medicine (AAPM) Report No. 90, 2006.

(Revision of AAPM Report No. 36)

13) 日本医学物理学会ホームページ．http://www.jsmp.org/

1.4 医学物理業務

1.4.1 臨床業務

　医学物理専門スタッフ（医学物理士）が臨床現場で行っている業務は多岐にわたる（表 1.3）．彼らは放射線治療システムの立ち上げや精度の維持管理と性能向上に日々努めなければならないし，一方では研究開発面での貢献も望まれる．また医学物理業務に携わる人材を育成するために教育にも力を注がなければならない．放射線技師や医師と議論するためには，培われてきた放射線医学・技術の知識の習得も必要である．日常的・定期的な業務の他に，マシントラブル等の緊急事態に対し瞬時に対応することも時には要求される．

　医学物理専門スタッフの行う業務のウェイトや，そもそも行うべき業務が医療環境とともに変わることは当然であり，またその仕事を網羅することは，実際には不可能である．本章では，東大病院と北大病院で医学物理専門スタッフが行っている業務を中心に医学物理業務の詳細に触れる．

　大学など医療従事者が多い比較的規模が大きい病院では患者情報の交換・共有，治療方針の議論や確認を行う場（"カンファレンス"と呼ばれる；図1.5）が，ほぼ毎日1～2時間程度行われる．医学物理専門スタッフが行った放射線治療計画の検討もそこで行われるために，他に重要な業務が重ならない限りカンファレンスには必ず参加する．医学物理業務の一環で行った治療システムの更新や新規システムの導入状況の報告，治療初回時全員または高精度セットアップが求められる患者に対する Linac Graphy（LG）−Digital Reconstruction Radiography（DRR）照合作業についての報告を行う．報告を行う前には医学物理ス

表 1.3　医学物理業務の例

・治療装置および支援システムの品質管理
・治療機器のコミッショニング
・品質管理/保証のスケジューリング
・治療計画の作成と検証
・コンピュータ・ネットワーク管理
・カンファレンス，回診への参加
・研究会・講習会への参加，論文の作成

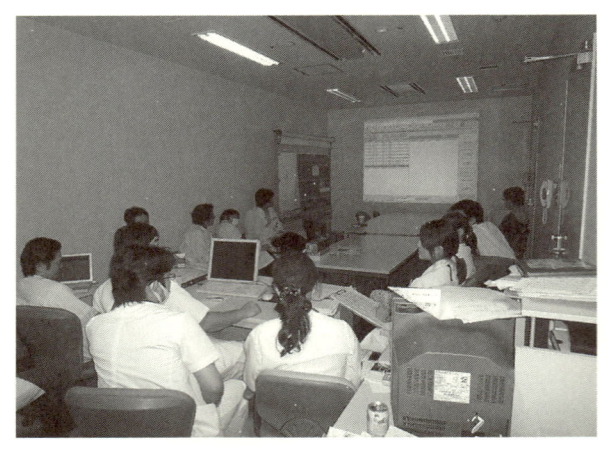

図 1.5 カンファレンス風景

タッフ間で事前ミーティングを行っている．
強度変調放射線治療（Intensity-Modulated Radiation Therapy；IMRT）の治療計画は東大病院，北大病院ともに医学物理専門スタッフが担当する．週2件程度，前立腺がんで3日，頭頸部がんでは1週間ほど掛けて計画を作成する．作成途中から計画の問題点や照射時の注意点を医師とともに議論し，両者の合意の後，治療計画の検証用データの作成に移る．検証では，放射線技師らとともに治療計画で立てられたビームを測定用ファントムに照射したときに得られる線量分布の計測値を検証用データと比較する（検証の詳細は IMRT の節を参照のこと）．結果を検討し許容できない誤差が観測されればその原因の解明と，その原因が治療計画にある場合にはその問題を取り除いた上で再度計画を作り直す．臨床実施に対するこうした判断は医学物理専門スタッフの重要な任務の一つである．検証作業は一つの計画につきに数時間程度で行うことが可能ではあるが，新たに IMRT を立ち上げる場合もしくは新たな部位へ適用する場合には数週間～数ヶ月を要することもある．新規治療法の立ち上げもまた医学物理士としての腕の見せどころである．

　治療計画機の管理や計測器，放射線治療装置出力の維持管理は放射線技師と医学物理専門スタッフが共同で責任を持つ施設が多い．測定風景を図 1.6 に示した．治療計画機に入力する基礎データを測定しモデリングを行う作業やコミッショニングを行うこと，線量計の校正，放射線治療装置の線量校正，ガントリやコリメータの回転中心，マルチリーフコリメータの位置精度，画

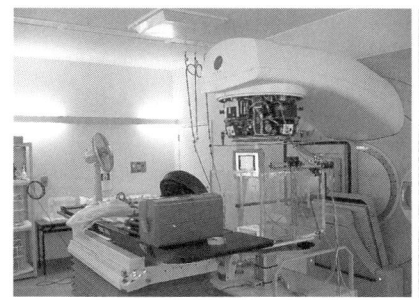

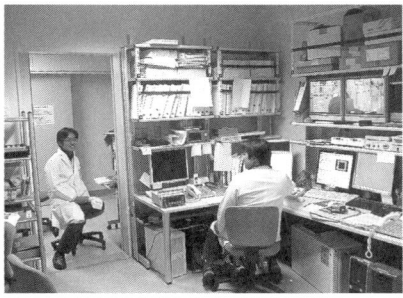

図 1.6 治療装置のデータ測定風景〔水ファントムによる治療ビームのプロファイル計測のセッティングを行い（左図），コントロールルームにて操作する（右図）〕

像誘導放射線治療（Image-guided Radiotherapy：IGRT）装置に付随するシステムや検証に使用する道具・ソフトウェアの管理等のスケジューリングを行い，そのスケジュールを滞りなく実践することが医学物理専門スタッフには求められる．また，カンファレンスで議論に使うためのデータ閲覧を容易にするためのファイル（WEB）サーバーの構築と管理，放射線治療部門のコンピュータ・ネットワーク管理も担う．医学物理スタッフは，その他にも治療システムに関連するベンダーへの対応，施設訪問者・見学者の対応，関連病院へ訪問しIMRTの立ち上げの支援や治療計画補助，放射線治療精度の向上へ向けた研究指導なども行っている．東大病院では技師の不足時にはその手伝いを行うこともある．

北大病院では物理部門・治療技術部門合同カンファレンスを毎月開催しており，臨床，研究の内容について技師サイドとディスカッションする場を設けている．東大病院でも週一度，物理部門・治療技術部門合同の勉強会を開催しているとともに医師，看護師なども含めたスタッフミーティングを毎月開催している．

東大と北大の例をここで示したが，臨床業務だけ見ても医学物理士には大変な数の仕事があることがわかる．それだけに，一度放射線治療の一員として役割を与えられ仕事をこなす能力を高めていくことにより，医学物理スタッフはその施設で欠かせない存在となる．

1.4.2 教育と研究

　医学物理士を我が国の大学教育の中でどのように育成していくべきか，まだその結論が不明瞭な段階にあるが，文部科学省「がんプロフェッショナル養成プラン」により 2008 年度から医学物理教育を取り入れたコースが多くの大学で新たに開設され，今その盛り上がりを見せていることは確かである．医学物理学とは放射線物理学などの基礎物理を土台とした技術を医学の分野に適用・応用する学問であり，したがってその教育の中で基礎物理を身につけることができるサポート体制と医療現場に身を置くことができる環境整備が必要である．東京大学や北海道大学などではこうした要請に応えられるように，医学系研究科と工学系研究科とが手を組むことによって，学部や博士前期課程で基礎物理教育を受けた学生を博士後期課程でより現場に近いところで前節に述べた臨床業務に関するトレーニングを積ませるための講座を提供している．他にも保健学科のある大学では大学院教育を新たに開設し，その中に臨床トレーニングと物理教育を充実させることで医学物理教育を行っているところも多い．

　医学物理士は医療分野での研究開発能力も求められており，臨床業務とともに（もしくはそれに直接関連した）研究課題を持って医学物理業務を行っている．研究は医師や技師，他学部・企業などと共同で行うことがほとんどである．研究の具体的な例は本書で数々紹介されているとおりである．東京大学や北海道大学では動体追跡システムの開発や同室 CT 設置による VMAT（Volumetric Modulated Arc Therapy）治療中での臓器運動の解析，ヨード内用療法の治療計画支援システムの開発，比較的エネルギーの高い X 線や電子線を用いた放射線治療における原子核反応の効果やそれを利用した付随システム構築のためのシミュレーション研究が行われている．学生は研究課題や研究の進展については日々議論を行い，研究を通して論文を書き，国内外の学会への参加することにより，研究開発能力とともにコミュニケーション能力，論文作成能力，プレゼンテーション能力などを身につけることができるようになる．こうした研究を前節で述べた業務の間に行うことは難しく，学生の間に限っては研究活動に主軸をおいた業務配置が望ましいと考えてい

る．

1.4.3 アメリカにおける医学物理業務

　欧米では放射線治療だけでなく診断や核医学，ヘルスケアにおいても医学物理の重要性が認識されて久しい．米国医学物理士会の HP で記載されているように，医学物理士（Medical Physicist）としての業務は医療サービスとコンサルティング，研究開発，教育の3点である．医療サービスとコンサルティングの中には医療装置とその周辺機器の査定およびインストール，その後の品質管理/保証，科学的視点からの助言，医療分野における物理的な諸問題を解決することなどが挙げられる．研究開発と教育に関しては，医療に関連した実験やデータ解析による医学研究チームへの貢献すること，コンピュータアプリケーションの研究開発新しい技術の開発と医療への応用，学会への参加や論文の投稿，大学における将来の物理士・技師・医師への教育その他に全国規模での教育プログラムが用意されていることなどが言及されている．欧米諸国ではしっかりとした教育システムが 20 年以上前から組み立てられており，医学物理学の土台を作っている．

1.4.4 まとめ

　放射線治療に従事する人材の確保と育成が我が国の政策として重要度が増していくことになるのは，間違いない．数年前まで大学教育の中で医学物理教育を明確に謳うカリキュラムが全くなかったことを考えると，社会的なニーズの高まりを感じるし，医学物理士を目指す学生が増えていることからもその認知度が高まっていることがわかる．

　本節で紹介したように医学物理を専門としたスタッフは，臨床現場において，治療装置の精度や性能の維持管理，向上に貢献し，医学物理分野の発展において，研究開発面で貢献し，医学物理士の人材育成や教育に貢献することが要求される．それぞれに携わることができる時間は，その施設の環境に大きく依存することになるかもしれない．言えることはこれら全てが大切であるということだけである．医学物理では研究を臨床に生かしたいと思う気

持ちが大事であるし，臨床の大切さをしっかりと踏まえた上でこそ研究開発の大切さを正しく認識することができるのも事実である．その中での教育の大切さは言うに及ばない．大学のカリキュラムの中で医学物理士教育を受けた真の意味での医学物理士が育成されようとしているが，一方，その受け皿の1つとなるべき民間病院や日本企業の医学物理士採用に対する温度差がまだまだ大きいように思う．企業に関して言えば，これが日本で新しく導入されている治療装置や計画機，検証支援ツールのほとんど全てが海外製であることと全く関連がないとは言えないように思う．医療施設における医学物理士採用に向けた今後の動きとともに，日本の医学物理の発展に向けた日本企業の新たなスタンスと展開を期待してやまない．

1.5 海外の状況

1.5.1 放射線治療の安全に関する勧告とガイドライン

放射線治療の安全管理に関する勧告や各種指針を発行している国際的機関としては，国際放射線防護委員会（ICRP）と国際放射線単位測定委員会（ICRU），ならびに，日本を含む世界150カ国が加盟している国際原子力機関（IAEA）が挙げられる．ICRPの活動は，放射線防護に関する勧告と指針を提供することである．ICRUの設立当初の目的は，がんの放射線治療法を開発するために放射線の単位を定めることであったが，近年においては広く，医学，産業，宇宙環境分野に対応し，これらの分野における放射線測定，被ばく量評価に関する活動を行っている．現在のICRUは，放射線および放射能の量と単位，放射線診断，放射線治療，放射線生物学，および産業活動における測定，測定の際に必要な物理的データ等に関して勧告を策定することである．ICRUからは，課題毎の報告書や定期刊行物がICRU報告書（ICRU Report）として刊行され，国際機関，各国政府，学界，および産業界における放射線・放射能測定の基準，ガイド等に取り入れられている．ICRPとICRUは，IAEAのような国際機関とは異なり，NGO（非政府組織）であって，その委員は国家，団体，信条，その他何らかの組織の代表として指名さ

れるのではなく，その人個人の科学的資質，学識，能力に基づいて選任される．IAEA の放射線防護に関する活動は，ICRP 勧告の実務的適用について，より具体的な指針を示すものである．上記以外で特に放射線治療の物理的品質管理に関していえば，米国医学物理士会（AAPM）と欧州放射線腫瘍学会（ESTRO）が大きな影響力を持っている．

1996 年 IAEA が「電離放射線に対する防護と放射線源の安全のための国際基本安全基準（Basic Safety Standards：以下「BSS」）」[1]を発表した．これを受け，2006 年には IAEA から，放射線治療における安全基準[2]に関するレポートが発表された．このレポートでは，BSS で示された個々の要求に対して，我々がどのように対応すべきか示しているが，より臨床現場向きのレポートが 2008 年に IAEA から発表された[3]．

これら放射線治療に関するガイドラインには，放射線治療部門に必要な人員構成，設備などに関する基準が明記されている．放射線治療に必要な人員として Qualified Medical Physicist（独りで医学物理士の臨床業務を実践でき，しかるべき団体から認定を受けた医学物理士）を明記している．そのほか，北米の放射線治療関連団体が共同で発行している Blue Book（正式には Radiation Oncology in Integrated Cancer Management, Report of the Inter-Society Council for Radiation Oncology）でも同様の基準を設けている[4]．

1.5.2　海外の医学物理士認定制度

近年の放射線治療における技術革新は目覚ましく，次々と高度な治療技術や治療装置が開発され，臨床現場で使用されるようになってきている．日本以外の先進諸国においては，放射線治療現場で高度放射線治療を支える「Medical Physicist[2]」と呼ばれる職種が配置されているのが通例である．放射線治療先進国といわれる米国では，放射線治療医と Medical Physicist 両方の承認を得て放射線治療を実施しなくてはならない．そして，病院経営上も

---

[2] この Medical Physicist を直訳すれば，「医療物理学者」や「医学物理学者」となるが，日本放射線腫瘍学会（JASTRO）が発行している放射線治療用語集によると，「医学物理士」となっている[7]．

Medical Physicist が大いに貢献できる診療報酬システムになっているため，全ての放射線治療施設に Medical Physicist が在籍することが，当然のこととなっている．

米国における Medical Physicist になるための方法を図 1.7 に示す[5]．米国では，CAMPEP（Commission on accreditation of medical physics educational program：医学物理教育プログラム認定委員会）[6]の認定による大学院教育とレジデンシーが行われているが，2012 年から，CAMPEP 認定教育修了（大学院教育とレジデンシーのいずれか）が米国で医学物理士認定を行う ABR（American Board of Radiology）の認定における絶対条件となり，2014 年からはCAMPEP認定のレジデンシープログラム修了が絶対条件となる[7]．表 1.4 に CMAPEP 認定レジデンシープログラム一覧をまとめた（2011 年 11 月時点）．

一方，現状の日本では，医学物理士の存在なしに放射線治療を行っても違法とはならない．さらに，米国のように医学物理士が病院経営へ大きく貢献する診療報酬システムがないため，病院経営側からすれば，医学物理士が臨床現場で必要かどうかの議論の前に，医学物理士を雇用する理由が見当たらないというのが実情かもしれない．世界基準で考えれば，日本の放射線治療で圧倒的に不足している職種は，この医学物理士（≒Medical Physicist）である．

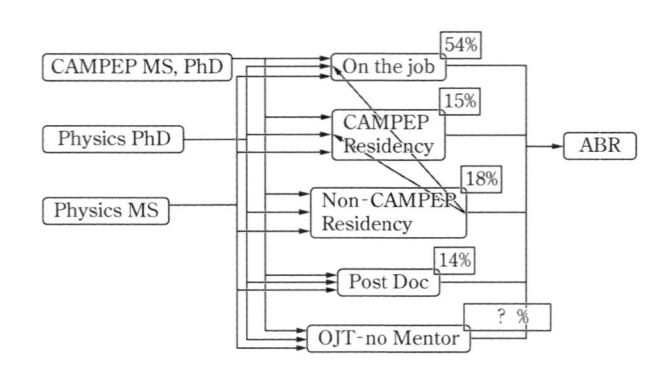

図 1.7 米国で医学物理士になるための方法とその割合[5]

表1.4 CAMPMP認定レジデンシープログラム一覧

施設名	認定取得年
治療部門	
British Columbia Cancer Agency	2011
Cancer Care Manitoba	2009
Cancer Institute of New Jersey, UMDNJ-Robert Wood Johnson Medical School	2010
Central Arkansas Radiation Therapy Institute (CARTI)	2011
Cross Cancer Institute - University of Alberta	2005
Duke University Medical Center	2009
Geisinger Health System	2010
Harvard University	2011
Henry Ford Health System	2011
Ireland Radiation Oncology Physics	2009
Johns Hopkins University	2011
Kansas City Cancer Center	2009
Karmanos Cancer Center, Gershenson Radiation Oncology Center	2010
London Regional Cancer Program	2006
M. D. Anderson Cancer Center Orlando	2008
Mayo Clinic	2003
McGill University	2000
Medical College of Wisconsin	2010
Medical University of South Carolina	2011
Memorial Sloan Kettering	2010
Montefiore Medical Center	2010
Northwest Medical Physics Center	2010
Rush University Medical Center	2009
Scott and White Clinic	2009
Stanford University	2007
Stony Brook University Medical Center	2009
The Ottawa Hospital Cancer Center	2007
Thomas Jefferson University Hospital-Bodine Center for Cancer Treatment	2008
Tom Baker Cancer Centre	2005
University of California-Irvine Medical Ctr	2008
University of California-San Diego	2010
University of California at San Francisco	2009
University of Chicago Medical Center	2004
University of Florida	2000
University of Iowa	2007
University of Kentucky Medical Center	2011
University of Louisville School of Medicine	2003
University of Michigan	2009
University of Minnesota Medical School	2000
University of Nebraska Medical Center	2008
University of Pennsylvania	2009
University of Texas HSC at San Antonio	2010
University of Texas M. D. Anderson Cancer Center	2006
University of Texas Southwestern Medical Center	2009
University of Toronto	2008
University of Virginia	2010
University of Wisconsin	2004
Vanderbilt University School of Medicine	2010
Virginia Commonwealth University	2007
診断部門	
Cross Cancer Institute-University of Alberta	2005
Henry Ford Health System	2009
Mayo Clinic	2010
Stony Brook University Medical Center	2009
University of Texas M. D. Anderson Cancer Center	2002
Upstate Medical Physics	2010

1.5.3 医学物理士教育制度

米国においては，AAPM を始めとする関係団体が CAMPEP を立ち上げ，大学院教育プログラムとレジデンシープログラムの認定を行っており，一定水準以上の医学物理士がコンスタントに輩出されるシステムが確立している．これら大学院やレジデンシーの教育コースに関するガイドラインが米国医学物理士会（AAPM）より発行されている[9,10]．基本的な教育内容はこのガイドラインに沿ったものとなっているが，具体的な内容については，教育施設ごとに異なり，施設ごとの特徴を打ち出している[11]．そもそも ABR による医学物理士認定試験の条件が「医学物理，工学，物理学に関連した分野」の修士または博士であることもあり，医学物理士は基本的に研究経験を有する理工系出身者であり，日本のように診療放射線技師出身者と理工系出身者のようにバックグランドが大きく異なる者を対象としていないので，医学物理教育の整備は比較的シンプルになると考えられる．

ヨーロッパにおいては，国ごとに医学物理士となるために必要な要件が異なっており，非常に興味深い[12]．図 1.8 にヨーロッパ各国における医学物理士となるために必要な年数を示す．タイでは IAEA の支援により 2007年8月より IAEA RCA[3]の支援を受け，国内4施設でレジデンシープログラ

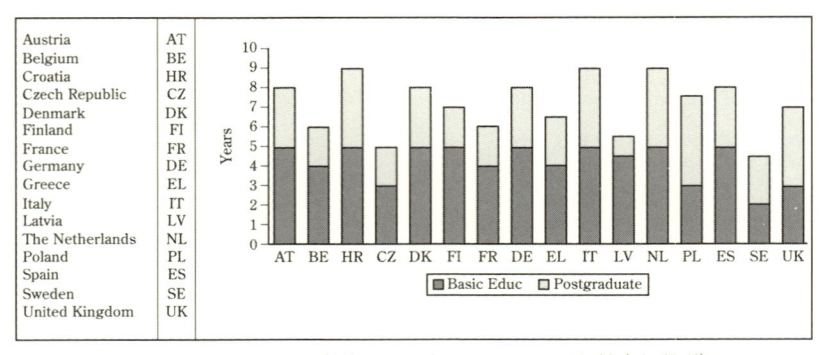

図1.8 ヨーロッパで医学物理士になるために必要な教育年数[12]

---

[3] RCA とは，「原子力科学技術に関する研究，開発および訓練のための地域協力協定」（Regional Cooperative Agreement for Research, Development and Training Related to Nuclear Science and Technology の略[13]．

ムを開始し，2009 年には 10 名のレジデンシー修了者が輩出されている[14]．日本は，IAEA のような国際機関において，リード・カントリーとして技術供与すべき立場であるにもかかわらず，医学物理教育については大学院教育がようやく整備されてきたところであり，まだレジデンシー教育は始まっていない．国際的貢献をする上でも，早急にレジデンシー教育を日本でも実現させるべきであろう．

1.5.4 水吸収線量の国家標準

吸収線量の測定方法については，各施設間でのばらつきを最小限に留めるため，国家標準のもとに統一された同じ方法（標準測定法）で行うための「標準測定法」が定められている[15〜17]．標準測定法により測定した吸収線量を用いて，リニアックの出力調整を行うため，放射線治療の品質管理上，最も重要な測定であると言って過言ではない．標準測定で使用する検出器としては，校正施設にて定期的に校正を受けたファーマー型電離箱と電位計の組合せを用いる．測定により得られた電位計の読み値（電離箱で集められた電荷量）から，水吸収線量を得るための定数である N_{DW}[Gy/C]は水吸収線量校正定数と呼ばれる．そして，この標準測定における測定精度は，国家標準（産業技術総合研究所：以下，産総研[18]）へのトレーサビリティ[4]に加え，国際的なトレーサビリティが求められる．我が国では N_{DW} を直接校正するのではなく，産総研が所有しているコバルト 60 ガンマ線による国家標準（一次標準）に対して校正定数を持った標準センターの標準線量計（二次標準）により，コバルト 60 ガンマ線の照射線量が確定した校正位置にて，コバルト校正定数 N_c[C/kg/C]の校正を行い，数値計算により得た N_c を N_{DW} に変換するための係数（校正定数比：k_{DX}）により N_{DW} を算出している．この数値計算で問題となるのは，k_{DX} の計算誤差である．照射線量ではなく水吸収線量によって直接 N_{DW} を校正することで最終的に得られる吸収線量の精

---

[4] トレーサビリティとは，計測器が，より高位の測定標準によって次々と校正され，国家標準・国際標準につながる経路が確立されていること．

度が向上する．我が国においても，一次標準線量計としてカロリーメータを用い標準の水吸収線量を用いる方向で進んでいる．

1.5.5 第三者機関による物理的品質管理

放射線治療の物理的品質管理において，施設自身での品質管理業務の他に，第三者機関による調査（audit）を受けることは品質管理上，非常に重要である．特に臨床試験においては，そのグループ（施設）から発表された治療成績などの信頼性を示す一要因となる．

以下に，世界の物理的調査3大ネットワークを示す．

①IAEA/WHO[19]：1967年に活動開始．世界中を網羅している．最近では主に途上国での調査が多い．2001年までに1200施設を調査．

②ESTRO Quality Assurance Network for radiotherapy（EQUAL）[20]：1998年に活動開始．主に欧州の調査を行う．2002年9月までに450施設を調査．

③RPC（Radiological Physics Center）[21]：北米を中心とした活動．1968年よりNCIの出資により設立．NCIが出資する臨床試験参加施設への調査を行う．1300施設が参加．ユーザーからの希望に対しては，同じビルの隣の部署であるRDS（Radiation Dosimetry Services）が対応し，有料でRPCと同様の郵送調査を実施．我々の郵送調査はRDSに依頼している．

上記の機関では，すべてLiFのTLD（Thermo Luminescence Dosimeter）による郵送調査を行っている[22]．得られた結果は，上記ネットワーク間でクロスチェックを実施している（図1.9）．平均が1.002で標準偏差は1.1%となっている．

IAEAの報告によれば，世界の放射線治療施設の60%が第三者機関による調査を受けおり，図1.10（口絵参照）は2003年時点での世界TLDネットワークの現状を示している[22]．赤（濃）く塗られた国は，IAEA/WHOのTLDネットワークに加入しており，青色（中間）の国はRPCのようなIAEA以外の機関に加盟している．問題は，黄色（薄）の国である．2003年の時

点で日本は南極と同じ色となっていた．しかし，我が国においても 2008 年から医用原子力技術研究振興財団によるガラス線量計による郵送調査が開始されており[23]，これを IAEA が認識し，地図上の日本が青に変わっている．

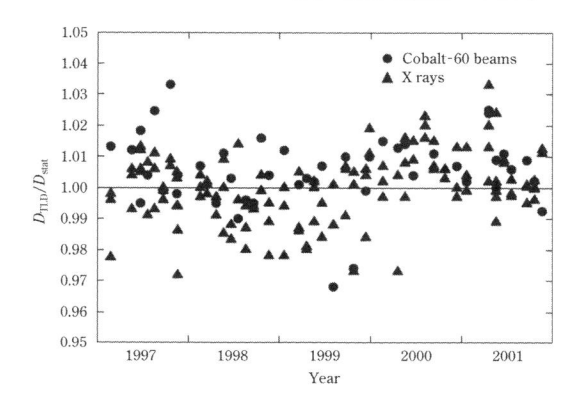

図 1.9 IAEA/WHO とその他の TLD ネットワークの比較結果（縦軸は IAEA での解析結果/施設が申告した吸収線量）[22]

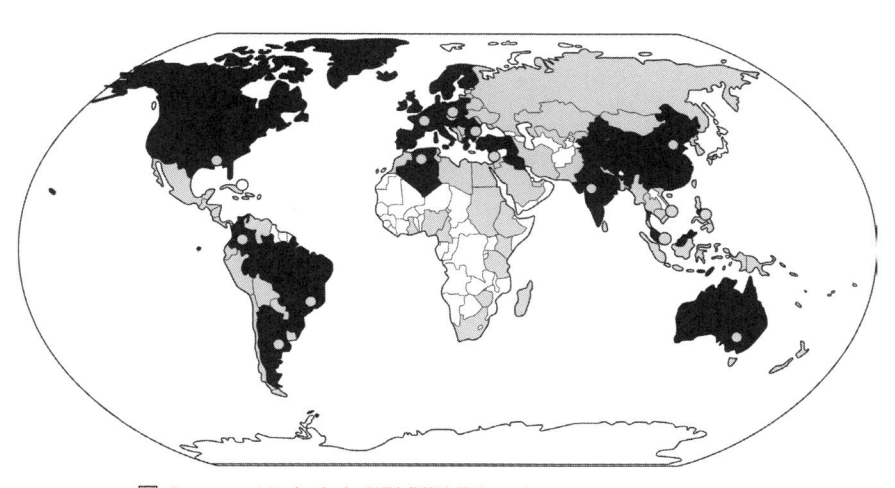

図 1.10 TLD サービスの状況を示した世界地図（2003 年の時点で日本は南極と同じ色になっているという信じられない状態を示している）[22]（口絵参照）

1.5.6 その他の世界の動向

　放射線治療先進国といわれる米国では，放射線治療医と医学物理士の承認を得なくして放射線治療を実施してはならない．そして，病経営上も医学物理士が大いに貢献できる診療報酬システムになっているため，全ての放射線治療施設に医学物理士が在籍することが，当然のこととなっている．米国では，医師が病院を通さず患者へ直接診療費を請求することができるが（provider status），2009年には，ASCRO（the American Society of Clinical Radiation Oncology）[24]というNPO団体が設立され，医学物理士も医師同様に provider status 獲得できるよう各種政治活動を行っている．米国で診療報酬に大きく医学物理士が絡んだのも，AAPMなどの関連学会・団体による活動の結果である．例えばTG-40のような装置のQA項目に多くの項目を含めたのも，病院における医学物理士の必要性を訴えるための政治活動の一面があるということを考慮すべきである．しかし，現状の日本では，医学物理士が国家資格ではなく，さらに病院経営に貢献できる診療報酬システムの整備も不十分である．日本における医学物理士普及の鍵はここにあると言っても過言ではないだろう．

文　献

1) International Basic Safety Standards for Protection against Ionizing Radiation and for the Safety of Radiation Sources, Safety Series No. 115, IAEA, Vienna, 1996

2) SAFETY REPORTS SERIES No. 38, Applying radiation safety standards in radiotherapy, International Atomic Energy Agency, 2006

3) "Setting up a radiotherapy programme: clinical, medical physics, radiation protection and safety aspects", International Atomic Energy Agency, 2008

4) Radiation Oncology in Integrated Cancer Management, Report of the Inter-Society Council for Radiation Oncology, December, 1991 (Sometimes called the Blue Book), http://www.radiology.jp/uploads/photos/483.pdf

5) Alternative Clinical Training Pathways for Medical Physicists, Report of AAPM Task Group 133, http://www.aapm.org/pubs/reports/RPT_133.pdf

6) http://www.campep.org/
7) http://www.theabr.org/
8) 日本放射線腫瘍学会（JASTRO）用語・略語集 http://www.jastro.or.jp/glossary/
9) Academic program recommendations for graduate degrees in medical physics, A Report of The Education And Training of f Medical Physicists Committee, American Association of Physicists in Medicine （AAPM）Report No. 79, 2002. （Revision of AAPM Report No. 44）
10) Essentials and Guidelines for Hospital-Based Medical Physics Residency Training Programs, Report of the Subcommittee on Residency Training and Promotion, American Association of Physicists in Medicine （AAPM）Report No. 90, 2006. （Revision of AAPM Report No. 36）
11) 小澤修一：医学物理士臨床訓練プログラムの要件，医学物理，30（Sup2）:69-71, 2010
12) Eudaldo T.: The present status of Medical Physics Education and Training in Europe: An EFOMP survey, Physica. Medica., 24:3-20, 2008
13) 外務省ホームページ http://www.mofa.go.jp/mofaj/gaiko/atom/rca_gai.html
14) IAEA: Clinical training of radiation oncology medical physicists: Developed through the RCA project: RAS6038: IAEA Training Course Series 37, "Clinical Training of Medical Physicists Specializing in Radiation Oncology". International Atomic Energy Agency, 2009
15) 日本医学物理学会：外部放射線治療における吸収線量の標準測定法―標準測定法 01, 2002
16) Almond P.R. et al.: AAPM's TG-51 protocol for clinical reference dosimetry of high-energy photon and electron beams, Medical Physics, 26:1847-1870, 1999.
17) TECHNICAL REPORTS SERIES No. 398 "Absorbed Dose Determination in External Beam Radiotherapy. An International Code of Practice for Dosimetry Based on Standards of Absorbed Dose to Water", International Atomic Energy Agency, 2000
18) http://www.aist.go.jp/
19) International Atomic Energy Agency, Our Work, Applied Radiation Biology and

Radiotherapy http://www-naweb.iaea.org/nahu/arbr/default.shtm
20) http://www.equalestro.com/en/
21) http://rpc.mdanderson.org/rpc/
22) Izewska J., Svensson H., Ibbott G.: Worldwide Quality Assurance Networks for Radiotherapy Dosimetry, Standards and Cords of Practice in Medical Radiation Dosimetry, 2:139, International Atomic Energy Agency, 2003
23) 財団法人　医用原子力技術研究振興財団 http://www.jastro.antm.or.jp/
24) ASCRO (the American Society of Clinical Radiation Oncology) http://www.ascro.org/

第2章　放射線治療の最前線

2.1　IMRT：強度変調放射線治療

2.1.1　IMRTの原理

　従来のX線シミュレータを用いた治療計画法では，例えば前立腺がんに対して直交4門照射などの単純な照射野しか設定できなかった〔図2.1(a)〕．これにより，病変（ターゲット）周囲の危険臓器にも線量が広く照射されるため，危険臓器の副作用が問題であった．1980年代以降，コンピュータ技術の急速な発展に伴い，放射線治療は目覚しい進歩を遂げた．体内の三次元的な解剖が把握できるCT画像を基に，多分割絞り（multileaf collimator：MLC）を用いてターゲットの形状に合わせた照射野を形成できる三次元原体放射線治療（three-dimensional conformal radiation therapy：3D-CRT）[1]が発達し，ターゲットの形状に合わせたビームを形作ることが可能となった．近年では，MLCを同一照射野内で動かすことで放射線強度を空間的および時間的に不均一となるよう変化させることができる強度変調放射線治療（intensity modulated radiation therapy：IMRT）[2〜11]が開発され

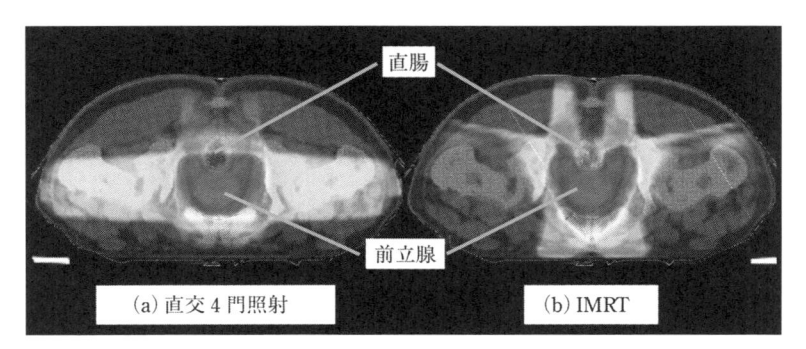

図2.1　前立腺がんに対する従来の(a)直交4門照射と(b)IMRTとの線量分布の違い
　　　（特に直腸における線量低減の様子は両者で大きく異なる）

た．強弱をつけた放射線を多方向から照射することで，ターゲットの形に合わせた放射線を照射することができ，危険臓器への線量も 3D-CRT よりも低減させることが可能となった〔図 2.1 (b)〕．IMRT 技術を駆使した X 線照射は，主に MLC を搭載したライナックを用いて行われる．MLC は計画されたビーム強度を実現するためにコンピュータ制御により動作する．その動作方法には 2 種類あり，ビームの ON-OFF を繰り返しながら MLC 照射野の形状を変えていく Step-and-Shoot (Segmental MLC) 法 [6,12,13] とビームを出し続けながら MLC 照射野が連続的に変化していく Sliding Window (Dynamic MLC) 法 [7,8,11,14] がある．他にはバイナリコリメータ (MIMiC, NOMOS) によるスリット照射野を用い Slice-by-slice で回転照射を行う方法，その発展形で Helical 回転照射を行うTomotherapy (High Art) 等により実際の IMRT照射が実現される [9,15]．また Cyberknife は，工業用ロボットアームに搭載した小型ライナックを用いて，6 軸制御のアームを駆使して細い線束を多方向からターゲットに集中されることにより IMRT を実現している．

　従来の放射線治療計画法（フォワードプラン）は，危険臓器への線量をで

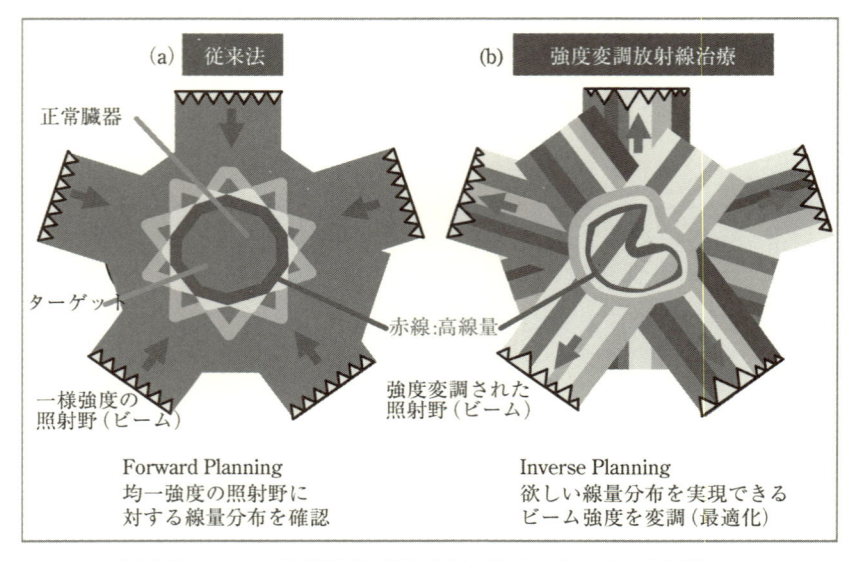

図 2.2　IMRT の治療計画の概念と従来法との違い　（口絵参照）

きるだけ避けつつターゲットへ線量を集中させることができる照射野配置を試行錯誤的に探していく方法であるのに対し〔図2.2 (a)〕, IMRT の放射線治療計画法（インバースプラン）ではターゲットと危険臓器の幾何学的関係から理想とする線量分布を線量体積ヒストグラム上で仮定し, その分布を形成しうる各ビームの照射野内線量強度をコンピュータに最適化させるインバースプラン方式〔図 2.2 (b)〕を採用している. インバースプランではビームフルエンスの最適化を行うがその概念を提唱したのが Brahme[4] である.

2.1.2 保険収載（IMRT）

IMRT は先進医療を経て 2008 年 4 月から保険収載され, 前立腺がん, 頭頸部がん, 中枢神経がんで, そして 2010 年 4 月からは全ての固形がんでの保険診療が認められている. いずれも先進医療時代に最も治療が行われた疾患であり, 臨床的にも IMRT の適用があると認められた. ただし, IMRT は万能ではなく, その技術的あるいは臨床的安全性はこれらを支える人材および検証方法により左右される危険性があるため, 以下の基準が設けられた.

(1) 実施のための施設基準
- 放射線治療を専ら担当する常勤の医師が 2 名以上（1 名は経験を 5 年以上）
- 放射線治療を専ら担当する常勤の診療放射線技師（経験を 5 年以上）
- 機器の精度管理, 照射計画の検証, 照射計画補助作業等を専ら担当する者が 1 名以上
- 強度変調放射線治療（IMRT）を年間 10 例以上実施

(2) 実施に必要な機器設備
- 直線加速器
- 治療計画用 CT 装置
- インバースプランニングが可能な三次元放射線治療計画装置
- 患者の動きや臓器の体内移動を制限する装置
- 平面上の照射強度を変化させることができる装置

・微小容量電離箱線量計または半導体線量計(ダイヤモンド線量計)
・水ファントムまたは水等価固体ファントム
・二次元以上で相対的な線量分布を測定比較できる機器

2.1.3 QA/QC の必要性

　IMRT では実際の照射前に物理ファントムと線量計を用いて物理的線量を検証することが義務づけられている(少なくとも治療初期の段階では必ず実施する).治療計画で得られた線量分布と実測で得られた線量分布を比較検証する場合,線量測定の際の誤差要因や線量計算アルゴリズムの不完全さ等,誤差を誘発する要素が含まれており,それぞれの違いを十分に理解ないし念頭に置いた上で,真の吸収線量を見失うことなく検証が行われなければならない(図 2.3).また,IMRT は臨床利用を最終目的としているため,物理

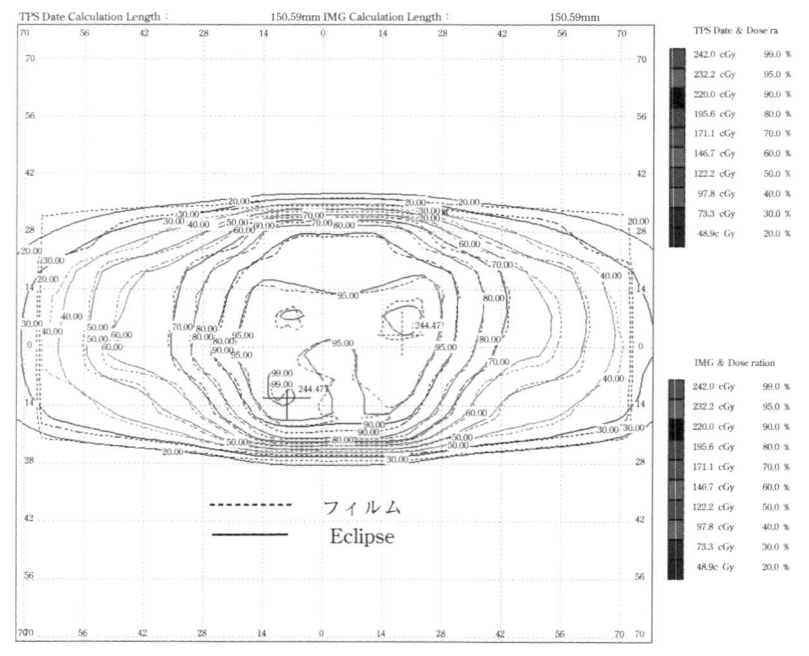

図 2.3　治療計画装置(Eclipse, Varian Medical Systems)で得られた線量分布と実測(フィルム)で得られた線量分布の比較

線量検証の判断基準は単に物理的な指標だけで行うのではなく，臨床的な判断により検証結果を解釈することも必要である．IMRT の品質管理および品質保証に関するガイドラインも学会等から発表されており参考にするとよい[16, 17]．

2.1.4 IMRT の臨床

　IMRT では 3DCRT に比べて危険臓器に対する線量を劇的に減少させることができる．これにより，ターゲットに対する線量増加を可能とし，前立腺がんでは 70〜80 Gy，頭頸部では 70 Gy 程度で治療が行われる場合が多い．また IMRT は原発部位と所属リンパ節などの予防照射領域に対して異なる線量を同時に照射することも可能であり，特に頭頸部がんに対して実施される場合が多い．

　ただ，IMRT の非常に高い線量集中性は，患者セットアップに対しても高い精度を要求する結果となり，固定具の使用は必須で，同時に頻回の位置照合が行われることが望ましいとされている．また，呼吸性移動を伴うターゲットに対して IMRT を行う場合，呼吸性移動と MLC の動きの相互作用による強度分布の不均衡が懸念されており[18, 19]，慎重に行われるべきとされている（図 2.4）．

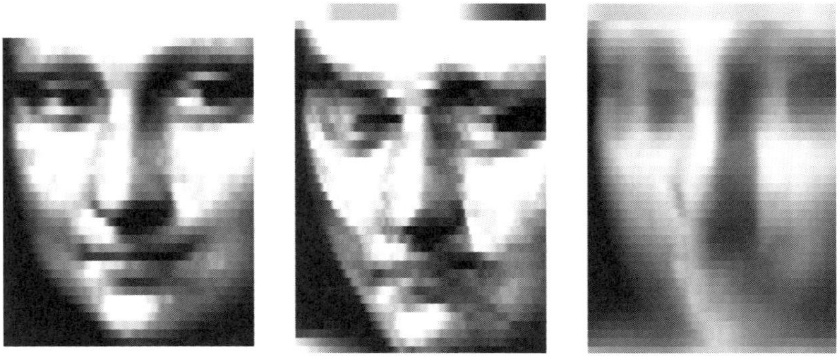

図 2.4 強度分布のシミュレーション〔（左）：呼吸性移動を無視した強度分布．商用の治療計画装置では，この強度分布を基に線量計算が行われている．（中央）：MLC の走行方向と垂直に 30 mm の呼吸性移動を考慮した強度分布．（右）：中央のパラメータを変更したシミュレーションを 30 回行った際の平均強度分布．結局，左図がぼけた強度分布となった．データは京都大学，中村先生提供〕

文献

1) Takahashi S.: Conformation radiotherapy-rotation techniques as applied to radiography and radiotherapy of cancer, Acta. Radiol., 242 (suppl) :1-142, 1965
2) Webb S.: Optimization by simulated annealing of three-dimensional treatment planning for radiation fields defined by a multileaf collimator, Phys. Med. Biol., 36:1201-1226, 1991
3) Webb S.: Optimization by simulated annealing of three-dimensional, conformal treatment planning for radiation fields by a multileaf collimator: II. Inclusion of two-dimensional modulation of the x-ray intensity, Phys. Med. Biol., 37:1689-1704, 1991
4) Brahme A.: Optimization of stationary and moving beam radiation therapy techniques, Radiother. Oncol., 12:129-140, 1988
5) Bortfeld T., Burkelbach J., Boeseche R., Schlegel W.: Methods of image reconstruction from projections applied to conformation radiotherapy, Phys. Med. Biol., 35:1423-1434, 1990
6) Bortfeld T. R., Kahler D. L., Waldron T. J., Boyer A. L.: X-ray field compensation with multileaf collimators, Int. J. Radiat. Oncol. Biol. Phys., 28:723-730, 1994
7) Convery D. J., Rosenbllom M. E.: The generation of intensity-modulated fileds for conformal radiotherapy by dynamic collimation, Phys. Med. Biol., 37:1359-1374, 1992
8) Svensson R., Kallman P., Brahme A.: An analytical solution for the dynamic control of multileaf collimators, Phys. Med. Biol., 39:37-61, 1994
9) Mackie T. R., Holmes T., Swerdloff S., Rechwerdt P., Deasy J. O., Yang J., Paliwal B., Kinsella T.: Tomotherapy: a new concept for the delivery of dynamic conformal radiotherapy, Med. Phys., 20:1709-1719, 1993
10) Yu C. X., Symons M. J., Du M. N., Martinez A. A., Wong J. W.: A method for implementing dynamic photon beam intensity modulation using independent jaw and multileaf collimator, Phys. Med. Biol., 40:769-787, 1995
11) Stein J., Bortfeld T., Dorchel B., Schlegel W.: Dynamic x-ray compensation for

conformal radiotherapy by means of miltileaf collimation, Radiother. Oncol., 32:163-173, 1994

12) Verhey L., Xia P., Akazawa P.: Clinically practical intensity modulation for complex head and neck lesions using multiple static MLC fileds, Int. J. Radiat. Oncol. Biol. Phys., 39:237, 1997

13) Boyer A. L., Geis P., Grant W., et al.: Modulated beam conformal therapy for head and neck tumors, Int. J. Radiat. Oncol. Biol. Phys., 39 (1) :227-236, 1997

14) Spirou S. V., Chui C. S.: Generation of arbitrary intensity profiles by dynamic jaws or multileaf collimators, Med. Phys., 21 (7) :1031-1041, 1994

15) Carol M. P., et al.: An automatic 3D treatment planning and implementatin system fr optimal conformal therapy, Three-Dimensional Treatment Planning (Liege: Minet), pp173-187, 1993

16) 日本放射線腫瘍学会 QA 委員会編:多分割コリメータによる強度変調放射線治療の機器的精度確保に関するガイドライン(Ver.1), JASTRO 16 (3) :192-203, 2004

17) 日本放射線腫瘍学会, 日本医学放射線学会, 高精度外部放射線治療研究会 編集:強度変調放射線治療(IMRT)ガイドライン, 2008

18) Bortfeld T., Jiang S. B., Rietzel E.: Effects of motion on the total dose distribution, Semin. Radiat. Oncol., 14 (1) :41-51, 2004

19) Chui C. S., Yorke E., Hong L.: The effects of intra-fraction organ motion on the delivery of intensity-modulated field with a multileaf collimator, Med. Phys., 30 (7) :1736-1746, 2003

2.2 IGRT:画像誘導放射線治療の歴史的流れ

2.2.1 はじめに

　放射線治療の大きな利点の一つが機能や形態の温存であり,患者の QOL (Quality of Life)を維持するのにおおいに役立っている.従来はともするとがんの治療のためには患者の日常生活上の苦痛は無視する傾向にあった.今日,癌の治療の成績の向上に伴って,いかに患者の QOL を保ったまま治癒

できるかが大きな問題となっており，これまで以上に放射線治療に期待が寄せられている．理想的には，がん病巣にのみ放射線を完全に集中し且つ周囲の正常臓器の被曝が皆無であれば，投与放射線量を無限大とすることができ，病巣の局所制御率は100％で，副作用の発生は皆無となる．

　放射線治療が組織・臓器の障害を伴わないとすれば，患者の QOL の維持に関しては最も優れた治療法といえるだろう．しかし，現実には放射線治療には多かれ少なかれ必ず副作用が伴う．機能・形態保存療法としての放射線治療の最大の課題は周囲の正常組織や臓器に障害を与えることなく，がん病巣を死滅させることであろう．

　放射線治療に伴う障害が問題となるのは，すでに照射されている部位に再発してきて再照射が必要な場合，初回照射であるが腫瘍の制御に高線量を必要とする場合，あるいは耐用線量の低い臓器が隣接する場合などである．喉頭がんの放射線治療は機能・形態温存療法の代表例であるが，従来の位置決め法を用いても 80％以上の局所制御率を得られ，障害もほとんど問題にならない．一方，肺がん，直腸がん，胆管系腫瘍をはじめとする疾患は感受性も中等度以下で，周囲には危険部位が存在し，腫瘍の線量への線量の集中と臓器障害とはつねに紙一重である．照射部位でのがんの再発についても同様である．

　周囲の正常組織の線量を可及的に減らすために，患者の体内で吸収される線量の予測が必要であり，このためコンピュータによる治療計画装置が開発されることになった．治療計画に不可欠な情報は，患者の体輪郭をはじめ，腫瘍や放射線障害が問題となる危険臓器の位置と範囲，骨や肺などの体内密度分布である．これらの情報を取得するのに CT（Computed Tomography, コンピュータ断層撮影）など画像取得装置が用いられている．取得した画像データを元にコンピュータを用いて複雑な物理的な線量分布を計算し，マルチリーフコリメータ（MLC）を用いて腫瘍巣に放射線を集中させて治療する，強度変調放射線治療（Intensity Modulated Radiation Therapy：IMRT）などが近年，行われてきている．このような高精度放射線治療においては，これまで以上に患者の位置決めが重要となってくる．

2.2 IGRT：画像誘導放射線治療の歴史的流れ

患者のセットアップは CT 等で体内密度分布を取得する際に皮膚に CT の中心を表す目印をつけて，この目印を指標にして治療の中心（アイソセンタ）と身体の位置を合わせているが，皮膚のたるみ，関節の位置の違い，体重の変化による体型の変化，尿・便の量や移動，呼吸などによる体内での臓器の移動，など様々な理由で治療計画をした時と実際の照射時には皮膚につけた印と腫瘍の位置にずれが生ずる．図 2.5 に治療計画時と実際の照射時の腫瘍の位置が大きくずれている症例（膀胱がん）を示しており，治療計画時と実際の治療時のずれを補正する必要があることがわかる．

近年，治療直前に寝台上で撮影された患者の画像を用いて位置決めの精度を格段に向上させる，画像誘導放射線治療（Image Guided Radiation Therapy：IGRT）が普及し始めている．これまでの一般的な放射線治療に見られた計画用 CT 装置から治療機に患者を移す際の位置のずれ（患者のセットアップエラー）や臓器の移動などに修正をかけるために，患者を治療機のベットから降ろすことなく，治療機上で画像を取得する方法が開発された．画像誘導とはエックス線，CT や PET，MRI，SPECT，超音波などあらゆる画像取得装置から得られた画像上の目印（マーカー）や臓器の位置等を読み

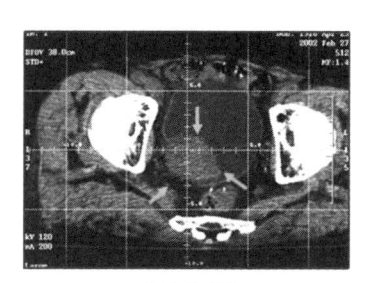

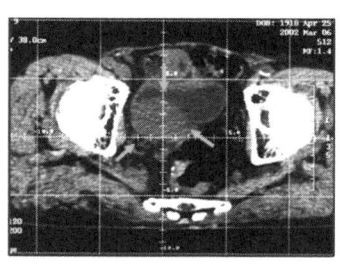

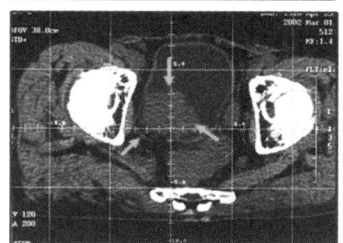

図 2.5 治療計画時と実際の照射時の腫瘍の位置が大きくずれている症例（膀胱がん）

込んで，患者の位置を正しい場所に誘導することである．IGRT の技術を利用することにより，治療直前の患者の骨構造や体内正常臓器，そして標的臓器自体の情報を利用するため，セットアップのあやふやさのために必要となるマージンを減少させられるので，その分正常組織への投与線量を軽減でき，標的臓器に高い線量を処方することが可能となる．

このような放射線治療における画像利用の原点は，高橋信次らにおける回転横断撮影とセットになった原体照射である．本稿では IGRT の歴史的発展を，主として，東京大学医学部附属病院放射線科での経験をもとに概説する．

2.2.2 回転横断撮影とセットになった原体照射

回転横断撮影は 1945 年以降高橋らによって開発されたもので，人体の周囲を X 線管とフィルムを同期して回転させながら撮影する方法で，後年の CT の原型となったものである．回転横断撮影の優れている点は，臥位式で撮影されることや，身体の頭頂部から体幹部まで幅広い撮影ができ，補正をすれば治療計画に応用できることである（図 2.6）．しかしながら，フィルムで撮影されているから，電子演算への応用に限界があった．このフィルム増感紙部分がシンチレーション検出器等に変わることによって，コンピュータ断層撮影（CT）に発展した．

狙撃回転横断撮影法は，回転横断写真を対軸方向に積み重ねて三次元的に元の像を復元するという方法であるが，この原理を放射線治療に応用して，1960 年に高橋らは新しい運動照射法「原体照射法：conformation radiotherapy」を報告した[1]．この基本的概念は，回転照射の際に，病巣の形状に沿うように放射線のビームを照射し，周囲の正常組織への照射をできる限り避けようとする考え方であり，具体的には，線束方向から見て病巣形状に合わせるように照射口の形状を調整しながら照射する方法である．高橋らは照準した部位が正しく病巣に当たっているかを確認するため，この回転照射装置に回転横断撮影が可能となるフィルムカセッテを取り付けて，実際の臨床に供してきた．

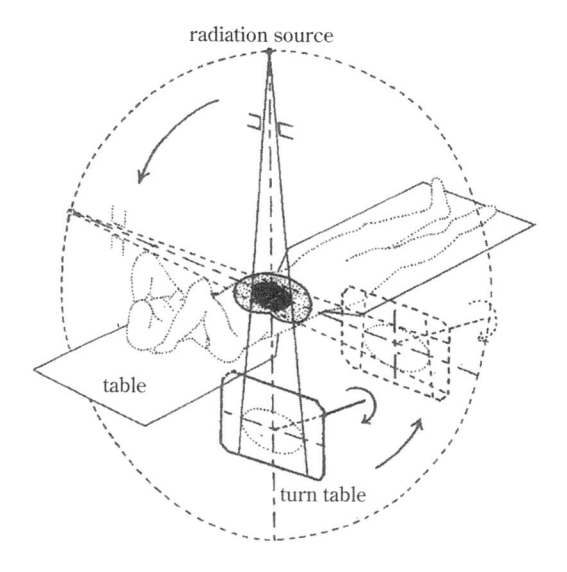

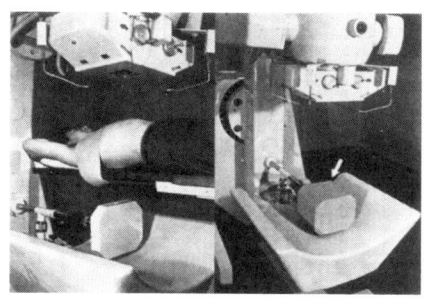

2.2 IGRT：画像誘導放射線治療の歴史的流れ　（ 51 ）

図 2.6 線巣横断撮影の原理図〔放射線治療の回転照射において，線源が患者の回りを回転し，それに合わせて対側のフィルムカセッテ台（turn table）が同期して回転し高線量域を撮像する．〕[1)]

2.2.3　CT-Linac オンラインシステム

　IGRT の原点は，1983 年以降東大病院で行った「CT-一体型ライナック」である．この装置はライナック治療室内の，ライナックと対向した位置に治療計画用 CT 装置を設置して，共通の寝台を使用したものである（図 2.7）．ライナックとはオンラインで結ばれるため，セットアップの自動化が可能で

(52)　第 2 章　放射線治療の最前線

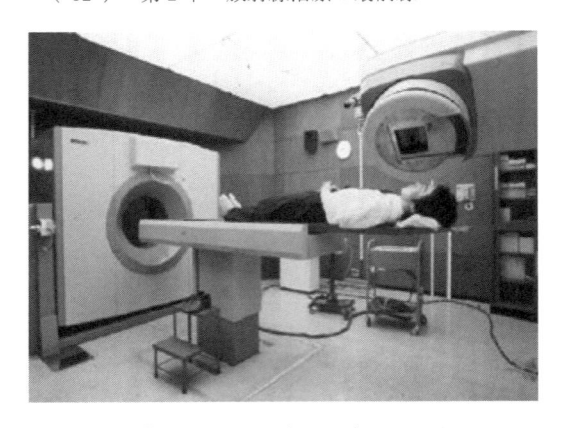

図 2.7　CT-LINAC オンラインシステム

ある．本システムを利用すると，アイソセンタをつぎつぎに変えて照射を行うことが容易に可能である．異なったアイソセンタを中心とする原体照射を組み合わせると凹状の線量分布が得られ，危険臓器が腫瘍巣に隣接する際に効果を発揮する．また，寝台の移動とMLC の運動を連動させた「ダイナミック照射」も実現させた．図 2.8 にダイナミック照射の一例を示す．スムーズな大輪郭の照射が可能である．図 2.9 はダイナミック照射による線量分布の例である．この発想は，現在，トモセラピーで活用されている．

本システムでは，CT 撮影後にアイソセンタを決定すると寝台が 180°回転してライナック側に移動し，自動的にセットアップを完了する．患者は同一の寝台に乗ったままであるため，位置精度は向上する．しかし，寝台の回転に伴う体位のずれが発生するという問題が生じた[2,3]．

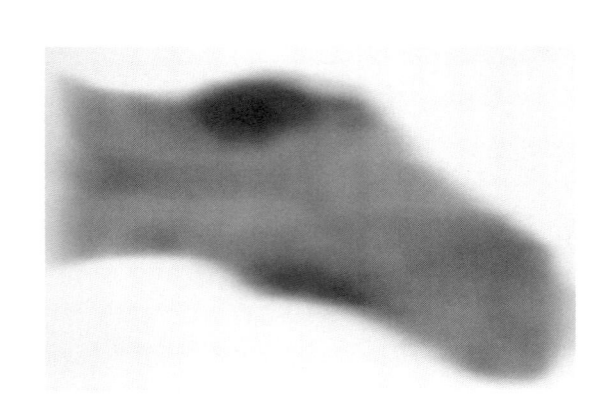

図 2.8　ダイナミック照射の一例（スムーズな大輪郭の照射が可能）

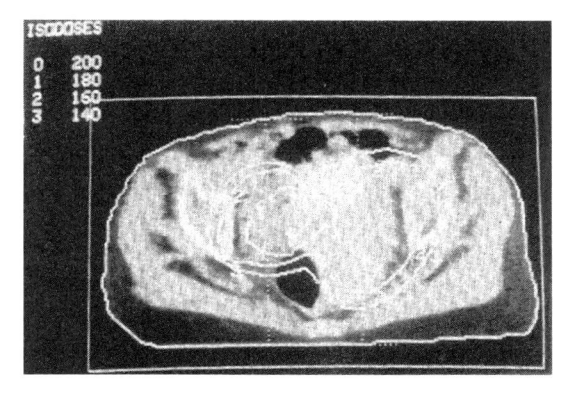

図 2.9 二軸原体照射による子宮頸がん再発例での線量分布

2.2.4 超高圧 CT（MVCT）

　1990 年東京大学医学部放射線科では高精度放射線照射の問題点の解決を図る目的で，治療機の 4MV および 6 MV の超高圧 X 線治療ビームを用いた CT 撮像装置（超高圧 CT）を完成させた．超高圧 X 線を用いた CT 撮影装置に関する研究は 1983 年に Swindell らに，1987 年に Brahme らによって先駆的報告が行われてきた．高精度放射線治療における優位性に関してもこれらの論文において指摘されている．特に Swindell らは英国 Royal Marsden 病院において超高圧 X 線 CT の臨床応用を開始した[4]．

　本装置は既成の治療機と CT 装置が一体となったもので，マルチチャンネルの高エネルギー X 線検出器を患者に対して X 線源と相対向する側に線状に配置し，回転照射を行うことにより，治療ビームによる CT 画像の取得を可能にした（図 2.10）．Swindell らの装置では，加速器のマイクロ波源がマグネトロンであり，線量の安定性に問題があり，CT 撮影毎に校正を行う必要があった．本装置では安定性の高いクライストロンが採用された．また Swindell らは天板の金属部分によるアーチファクトが問題であったが，本装置では天板の CT 撮影用部分を金属フレームをなくしたカーボンファイバ製とした．マルチスライス処理の他，撮像後に患者の位置決めが自動的に行えるように上下，前後，左右の駆動はすべてコンピュータ制御による電動駆動

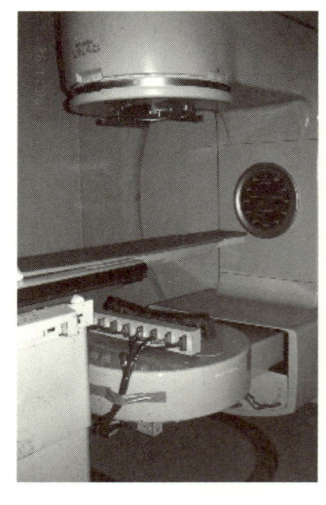

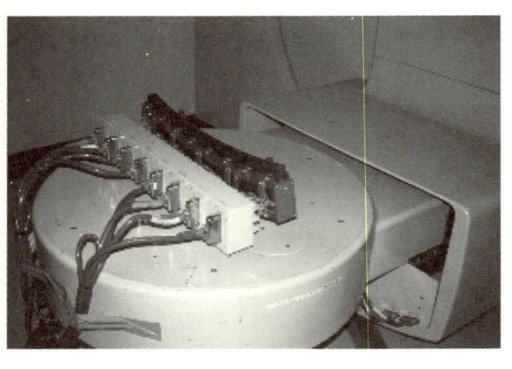

図 2.10 MV-X 線検出器と融合された治療用加速器（MV-CT を治療ビームを用いて行うことにより高精度な位置決めが可能となる）

とした．検出器は高感度，高密度のタングステン酸カドミウムシンチレータにフォトダイオードを組み合わせた素子 120 個からなり，線源から 160 cm の位置に装着されている．超高圧 X 線では患者体内および装置からの散乱線が多く，これを除去することが画質向上には不可欠である．各検出チャンネルにはヘビーメタル（密度 17 g/cm^3）のコリメータを装着して散乱線を防ぐ構造とした．検出器で得られた投影データはマルチチャンネル高速 A/D 変換が可能なデータ収集装置によりディジタル処理された後，画像処理用コンピュータに送られフィルタ関数逆投影法によって画像再構成される．撮影時間は 1 スライスあたり 35 秒，画像再構成時間は約 1 分であった．空間分解能は約 4 mm と劣るが，治療計画および照合に実用可能な画質を有していた．図 2.11 に MVCT を用いて治療位置補正を行った胸部悪性腫瘍の定位放射線治療を示す．通常の CT 画像から治療計画を立て，患者を治療装置でセットアップの後，MVCT で撮影を行う．得られたイメージからセットアップエラーを見積もり，位置補正を行い，再度 MVCT にて撮影，位置補正が行えたことを確認後，治療を行う．MVCT を治療計画用に用いるこ

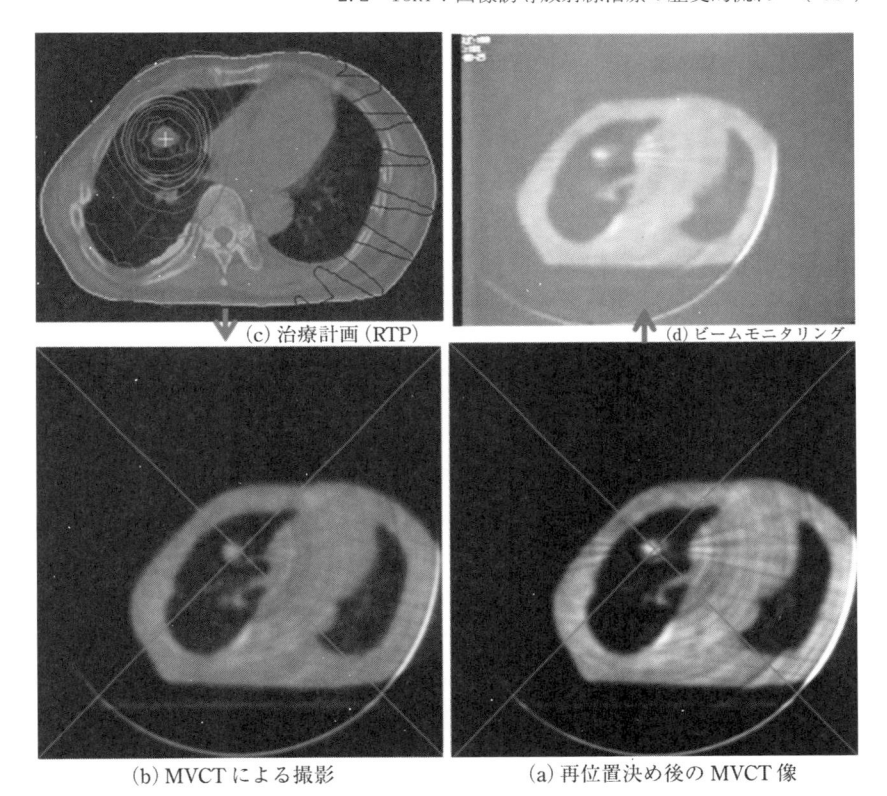

2.2 IGRT：画像誘導放射線治療の歴史的流れ （55）

(c) 治療計画（RTP）　　(d) ビームモニタリング

(b) MVCT による撮影　　(a) 再位置決め後の MVCT 像

図 2.11　超高圧 X 線補正による胸部悪性腫瘍の定位放射線照射〔CT 像による治療計画の後(a)，治療機にセットアップ，MVCT にて撮像(b)．このときに位置のずれが見られる．再位置決めの後 MVCT にて再撮影(c)，位置を確認し，照射．MVCT にてモニタも行う(d)．〕

とにより，CT 寝台から治療機寝台への患者の移動によるずれを解消できるため，セットアップのエラーを大幅に下げることができる[5,6]．

2.2.5　kV-CT を用いた IGRT

近年，治療ビームではなく，放射線診断に用いられる数十～数百 kV の X 線 CT 装置（kV-CT）と治療装置を直交に組み合わせた装置が開発された．そのうちの一つがシナジー（Synergy, Elekta 社）であり，東大病院は全国

に先駆けて導入した（図 2.12）．治療ビーム軸に対して CT 撮像装置が直交に配列されており，動的に管球および検出器の出し入れが可能であるため，治療ビームや寝台とは干渉しない仕組みとなっている．この装置の構造は，上記の同室設置型の MV-CT を kV-CT で置き換えたものと言える．MV-X 線で取得した画像よりも kV-X 線で得られた画像の方がコントラストが非常に高く，体内構造が同定しやすいために高精度の診断が可能となる．このためセットアップのエラーや，肺や肝などの呼吸性移動に代表される臓器移動量，尿量によって変化する膀胱形状の変化に代表される臓器形状の変化などを検出することが可能となり，それ故不正確さを減少させ高精度な治療が可能となる．図 2.13 は東大病院で撮影された肺腫瘍患者の kV コーンビーム CT（CBCT）像である．患者を治療装置にセットアップ後撮像し，位置のずれを測り（a），アイソセンタに腫瘍を合わせこむ（b）．kV コーンビーム CT により照射前（b），照射中（c），照射後（d）において 1 mm 以内のエラーでビームが照射されたことが確認できる．図 2.14 は前立腺がん患者の kV CBCT 画像である．1 人の前立腺がん患者に対して，1 回の治療につ

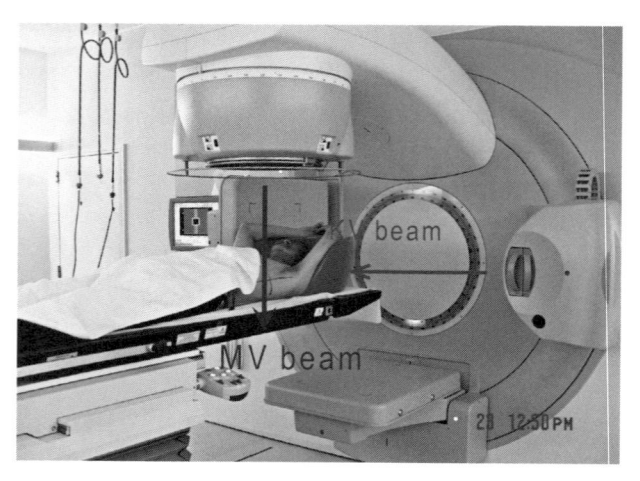

図 2.12　kVCT 装置と治療装置が融合された IGRT 装置（エレクタ社，シナジー）（患者セットアップ後に kVCT にてセットアップ誤差を補正することができ，より高精度放射線治療が可能となる．）

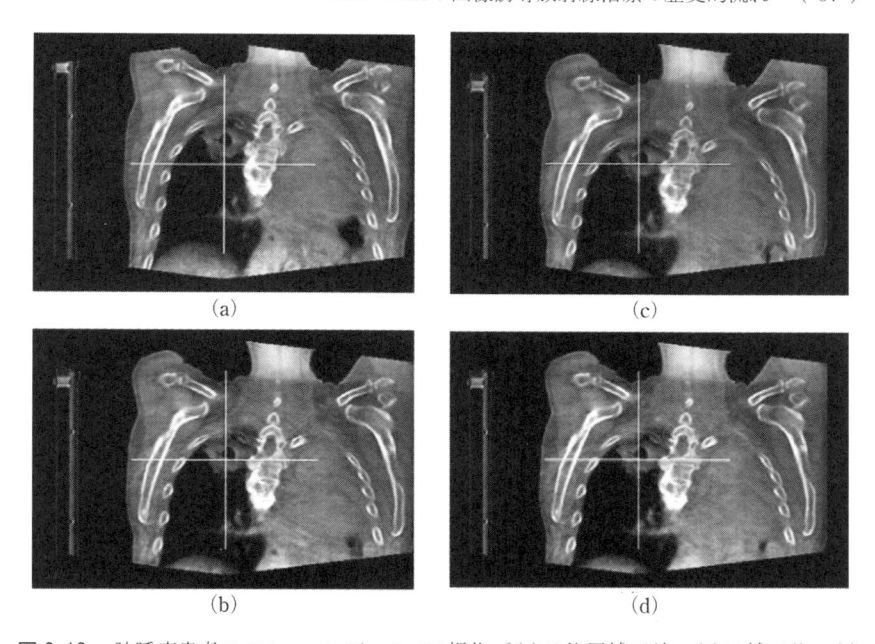

2.2 IGRT：画像誘導放射線治療の歴史的流れ （ 57 ）

図 2.13　肺腫瘍患者の kV コーンビーム CT 撮像〔(a)は位置補正前，(b)は補正後，(c)治療中，(d)治療直後である．十字線はアイソセンタを示す〕

き4回の CBCT 撮影を週1回の頻度で行った．CBCT 撮影のタイミングは，位置合わせ前，位置合わせの直後，治療中，治療直後の計4回である．まず，位置合わせを行うため，患者のセットアップ後に CBCT を撮影し，その CBCT 画像と計画 CT 画像とのずれ分だけ寝台位置を補正した．位置合わせは，計画 CT と CBCT の画像を，骨による自動照合で大まかに合わせた後，前立腺内の石灰化を手動で合わせ込むことによって行った．治療中の位置に対する治療前の位置のずれを，位置合わせの際と同様の方法で求め，全6日間の治療においてずれの平均と標準偏差をとると，左右，腹背，頭尾方向でそれぞれ，0.1 ± 0.2 mm，-0.3 ± 0.4 mm，-0.4 ± 0.6 mm であった．同様に，治療中の位置に対する治療後の位置のずれの平均と標準偏差は，左右，腹背，頭尾方向でそれぞれ，0.2 ± 0.3 mm，-0.8 ± 0.7 mm，-0.3 ± 0.6 mm であった．図 2.12，図 2.13 からわかる通り，IGRT は標的位置の正確

(58)　第 2 章　放射線治療の最前線

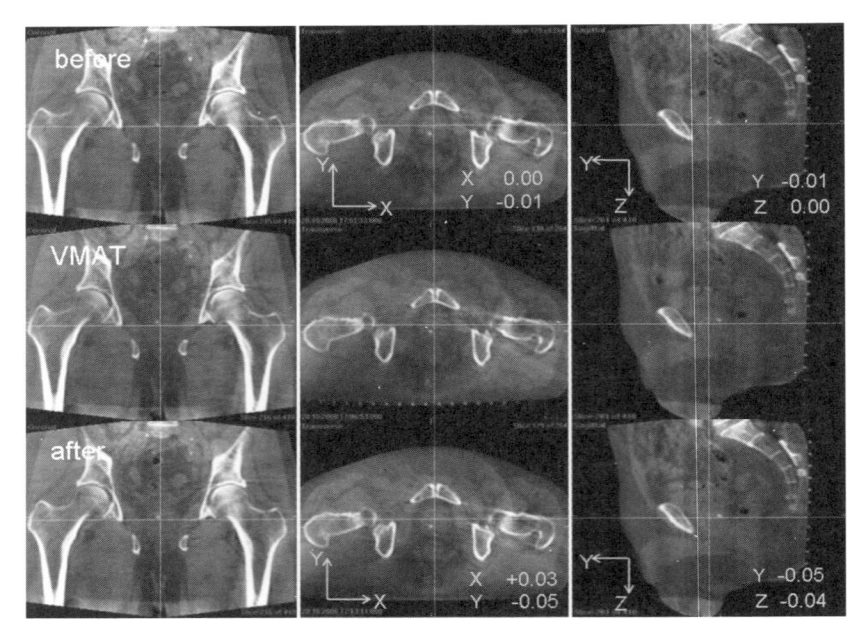

図 2.14　内部に石灰化を含む前立腺がんの患者の CBCT 画像（1 列目：位置合わせの直後，2 列目：治療中，3 列目：治療直後，直交する線はアイソセンタを表す）

な把握や標的範囲を精密にとらえることを可能とする．治療時にセットアップエラーを補正することにより，治療計画とほぼ同様の位置で線量を処方することができるようになった．また，毎回の治療ごとに画像を取得し位置補正が可能であるため，セットアップマージンを減らすことができ，治療計画の際に設定する計画標的体積（planning target volume，PTV）を小さくできる．それにより正常組織への線量減少，標的臓器への線量増加が可能となった．一層 IGRT 技術を利用した IMRT，VMAT によって，それらの向上が一層図れるようになった．

　IGRT の技術は，呼吸性移動臓器に対する四次元放射線治療（4DRT）の初期臨床にも応用されている．マーカーや横隔膜などをリアルタイムに追跡することによって，呼吸移動による標的臓器の移動を考慮したマージン設定ができ，照射体積の減少が可能となる[7,8]．

2.2.6 IGRTの更なる発展と品質保証・品質管理（QA/QC）の重要性

治療期間中にCTを撮影する機会が増えたことにより，照射による腫瘍減少や体重減少などによる正常組織の形状変化が観察されるようになった[9]．IMRT，VMATではPTVの周囲に急峻な線量勾配が形成されるため，PTVや正常組織の形状変化は線量分布が治療計画とは異なることが容易に想像できる．そこで治療時に撮影するCBCTのCT像から電子密度を求める，あるいは計画用CT像を再構成し，治療を再計画するadaptive radiotherapyが提案されている．Adaptive radiotherapyは腫瘍や正常組織の時間経過にそってPTVを再構成し，正常組織への被曝をより抑えていくことが可能となる．

以上のようにIGRTは，新しい放射線治療機器，診断機器の高精度化によって実現できている．放射線治療においてはCBCTと治療ビームのアイソセンタが同一でなければならず，治療装置の高いレベルでの品質保証（quality assurance：QA）品質管理（quality control：QC）が必須である．

また撮像回数の増加によりCBCT等の被曝なども考慮・評価する必要がある．高精度放射線治療では計画した通りに線量を投与できているかを検証しているが，CTの被曝を含めた全放射線量の検証も必要になってくる．

しかしながら放射線腫瘍医や診療放射線技師はもとより，QA/QCをもっぱら担当する医学物理の専門的な知識を有した人材（医学物理士や品質保証管理士等）が，臨床の現場では十分な数にいたっていないのが現状である．今後放射線治療を受ける患者が増えることが見込まれており，人材確保が急務である．

文　献

1) Takahashi S.: Conformation radiotherapy: Rotation techniques as applied to radiography and radiotherapy of cancer, Acta. Radiol., 242（Suppl）:1-142, 1965
2) Aoki Y. et al.: An integrated Radiotherapy Treatment System and its Clinical Application, Radiat. Med., 5:131-141, 1987
3) Nakagawa K. et al.: Dynamic therapy utilizing CT-Linac online system, Proc. 9th ICCR, 541-544, 1987

4) Swindell W. et al.: The design of megavoltage projection imaging systems: some theoretical aspects, Med. Phys., 18:855-866, 1991
5) Nakagawa K. et al.: Real-time beam monitoring in dynamic conformation therapy, Int. J. Radiat. Oncol. Biol. Phys., 30:1233-1238, 1994.
6) Nakagawa, K. et al.: Megavoltage CT-assisted stereotactic radiosurgery for thoracic tumors, Int. J. Radiat. Oncol. Biol. Phys., 48:449-457, 2000
7) Nakagawa K. et al.: Verification of in-treatment tumor position using kilovoltage cone-beam computed tomography: a preliminary study, Int. J. Radiat. Oncol. Biol. Phys., 69:970-973, 2007
8) Nakagawa K., et al.: First clinical cone-beam CT imaging during volumetric modulated arc therapy, Radiother Oncol., 90:422-423, 2009
9) Barker J. L. et al.: Quantification of volumetric and geometric changes occurring during fractionated radiotherapy for head-and-neck cancer using an integrated CT/linear accelerator system, Int. J. Radiat. Oncol. Biol. Phys., 59:960-970, 2004

2.3 動体追跡放射線治療

2.3.1 はじめに

　近年，放射線治療装置の進歩に伴い，高精度な放射線治療が実現可能となってきた．コンピュータの進歩に加えて，技術の進歩に伴う機械的な精度が向上したことにより，マージンを狭めた治療が可能となった．このことは正常組織へのダメージを減らすことに大きく寄与している．特に，脳に対する放射線治療では，腫瘍以外の正常脳を保護することは脳機能を温存することに直結するため，術後の生活の質（QOL：Quality of Life）に大きく貢献している．

　高精度での放射線治療を実現するためには，患者の固定精度が重要であり，頭蓋内腫瘍に対しては，頭蓋そのものを物理的に治療台へ固定することにより，機械的精度を担保している．しかし，この方法では患者への負担が大き

いことから，1回で20 Gy以上の高線量投与を行う定位手術的照射（SRS：Stereotactic Radio Surgery），または少数回で比較的高線量（4〜10 Gy程度）投与を行う定位放射線治療（SRT：Stereotactic Radiotherapy）によって患者の負担を減らす工夫が行われている．

一方，頭蓋外の定位放射線治療として，体幹部定位照射が盛んに行われるようになってきた．体幹部では，頭蓋内のように骨構造による固定を行うことができないため，臓器の動きを考慮した照射を行う必要がある．そのため，臓器の動く範囲をカバーした照射野を用いて広く照射する方法が広く一般的に行われている．また，肺定位照射では，腫瘍の動きの範囲を全て含む方法の他に，呼吸を一時的に止めて（呼気止め）照射を行う方法や，胸部および腹部の動きをモニタして腫瘍の動きを推測し，呼吸に同期した照射を行う方法などが行われている．

前章において，画像誘導放射線治療の重要性が述べられたが，本章では，数ある画像誘導放射線治療装置の中でも，体幹部定位照射，特に，1998年に日本が世界に先駆けて開発した動体追跡放射線治療装置（RTRT：Real-time Tumor-tracking Radiotherapy）を用いた呼吸同期肺定位照射[1,2]について詳しく紹介する．

2.3.2 放射線治療計画装置と肺定位照射

コンピュータの進歩に伴い，放射線治療計画装置にも大きな変化が起こりつつある．コンピュータによる計算速度が向上し，治療計画において，より高度な計算アルゴリズムの使用が可能となってきた．これまでは放射線を1本の線として扱うペンシルビーム法が長年にわたって用いられ，均質な物質中における十分な計算精度と速度を実現していた．また，複雑な照射野を形成するために，鉛のブロックを削ったり，破片を組み合わせて，病巣部にのみ放射線が集中するように工夫が行われた．しかし，従来の方法では，複雑な形状をした照射野に対する適切な放射線照射量（MU：Monitor Unit）が計算できなかったため，正確なMU値を計算するために，Clarkson法が開発された．Clarkson法では，照射野を扇状に分割し，分割した照射野の大きさ

を足し合わせることによって，等価な正方照射野を計算し，ペンシルビーム法を用いて適切な MU 値を導き出している．しかし，肺のような密度が低い場所にある腫瘍に対する計算では，不均質補正ができないため，時には許容できない誤差も含まれる場合があった．そこで，不均質補正が可能なアルゴリズムとして，Superposition 法／Convolution 法が考案され，肺への適切な放射線照射量が計算できるようになりつつある．最近では，コンピュータの CPU がマルチコア化し，並列計算が可能になったことから，モンテカルロ法を用いた治療計画も実用化段階に入りつつある．

しかし，胸部や腹部の動きは必ずしも腫瘍の動きを表しておらず，その推測精度が問題となっている．また，呼気止めによる方法でも，毎回の呼気止め状態における腫瘍の位置が一定でないという報告もあり，治療計画 CT 撮影時の呼気止め状態と著しく異なる場合には，的確な照射が行えないという問題点があった．

呼吸同期照射システムとして，体表マーカーを用いた研究は多数行われているが，体表マーカーの動きと実際の腫瘍の動きは必ずしも一致していないという報告もあり，腫瘍近傍に埋め込まれた体内マーカーの三次元位置を測定し，適切なタイミングで同期照射を行うためのデバイスとして，動体追跡装置が開発された．

2.3.3 動体追跡装置の概要

動体追跡放射線治療装置は，2 対の X 線透視装置と画像処理装置，タイミング制御装置を含む動体追跡装置部分と，動体追跡装置によって発生したゲート信号によって治療ビームを制御可能な治療用高エネルギー X 線照射装置で構成されている（図 2.15 参照）．目印となる直径 1.5～2.0 mm 程度の金マーカーを体内に刺入し，X 線透視装置によって取得された X 線透視画像を解析して，金マーカーの位置を計測する．これを 2 方向から計測することにより，治療室における金マーカーの相対三次元位置を算出することができる（図 2.16 参照）．さらに，1 秒間 30 回の測定を行うことによって，体内の金マーカーをリアルタイムで追跡することが可能となった．

2.3 動体追跡放射線治療 （63）

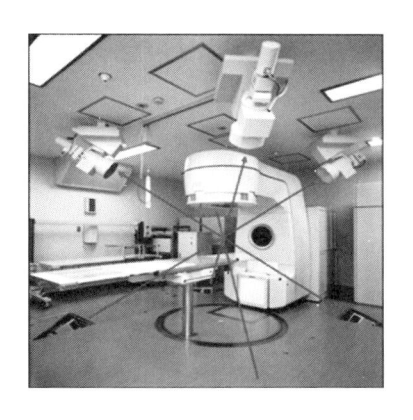

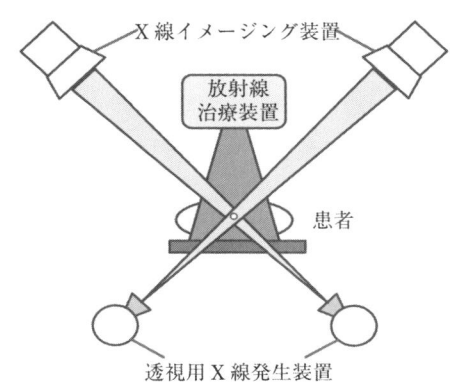

図 2.15 動体追跡放射線治療装置の外観（左）および概念図（右）

　従来，動きのある臓器に対する照射では，動きの範囲を含めたマージンを付加して，広い範囲に照射を行うことにより，腫瘍への十分な線量を確保する方法が用いられてきた．しかし，この方法では，腫瘍周辺の正常組織にも多大な線量が投与されることになるため，特に肺領域においては肺臓炎のリスクを増大させてしまう．肺臓炎のリスクを抑えるためには，腫瘍への指示線量を減らすか，マージンの範囲を狭くするなどの方法が考えられるが，い

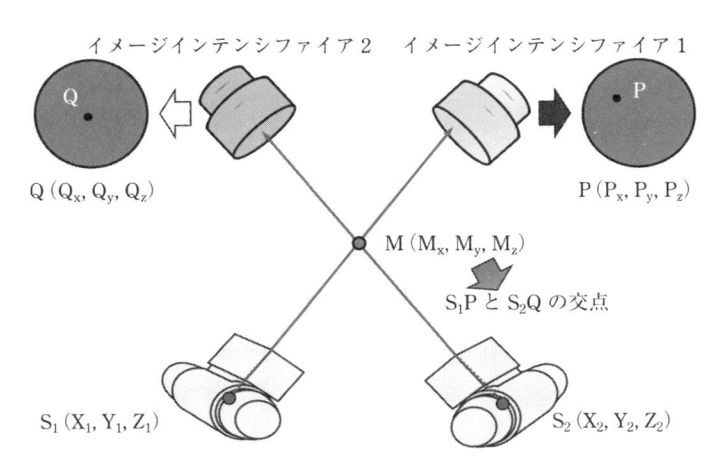

図 2.16 2 方向からの透視で得られる 2 本の直線の交点から三次元座標が計算できる

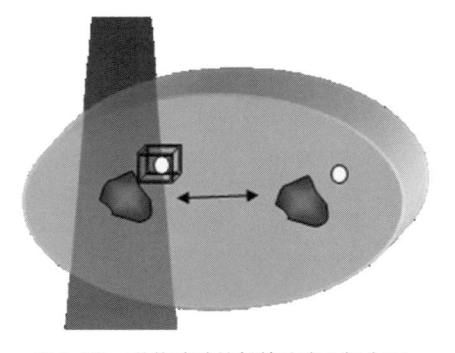

図 2.17 動体追跡放射線治療の概念図

ずれも腫瘍への十分な照射が行えない可能性がある．

そこで，腫瘍の近辺に金マーカーを刺入して動体追跡装置で腫瘍の動きをリアルタイムで計測し，腫瘍が治療計画と同じ位置にある場合のみ照射を行うことにより，腫瘍だけに限局して照射を行うことが可能となった（図 2.17 参照）．この方法により，腫瘍の動きを考慮したマージンを大幅に小さくすることができる．通常，肺がんの場合，腫瘍の周囲 1 cm 程度を治療計画体積（PTV：Planning Target Volume）のマージンとして付加するが，北海道大学病院では，動体追跡装置によるゲーティングを用いて，付加マージン 5 mm で治療を行っている．もし，腫瘍が直径 2 cm 程度だとすると，従来の方法で照射される体積は 33.5 cm^3 であるが，動体追跡装置を用いることによって，14.1 cm^3 となる．腫瘍体積 4.2 cm^3 を考慮すると，正常組織が照射される割合は，34％になるため，過剰に照射される領域を 66％も減少させることができる．このことにより，肺臓炎のリスクは大幅に減少し，かつ腫瘍への線量も確保できる画期的な治療法として世界中で注目されるようになった．

2.3.4 迎撃照射と追跡照射

動体追跡装置を用いた放射線治療法には大きく分けて，迎撃照射法（Gating irradiation）と追尾照射法（Pursuing irradiation）の二つが考えられている．いずれも金マーカーを追跡（Tracking）し，リアルタイムでの三次元位置情報を利用するが，迎撃照射法では，治療計画時に撮影された CT 画像上の金マーカー位置を参考に"待ち伏せ"を行う範囲を決定し，治療計画と同じ条件でのみ照射を行う．"待ち伏せ"を行う範囲外では照射をしないため，照射時間が長くなる，透視による被曝線量が増加するなどのデメリットはあるものの，治療計画で作成された線量分布に限りなく近い照射が行え

ることが最大の特徴であり，臨床上の意義は大きい．

それに対して，追尾照射法では，リアルタイム三次元位置情報を利用して，ライナックガントリやマルチリーフコリメータ（MLC : Multi-leaf Collimator）などをリアルタイムで制御し，腫瘍に対して治療ビームをあたかも追尾しているように照射する方法である．常に治療ビームを照射するため，短時間で照射を終えることができるが，投与される線量はそのときの腫瘍の動きに依存するため，治療計画を立案することが難しく，また，実際に投与された線量を把握することも困難であるため，追尾照射を行うための技術的課題は多く残されている．

2.3.5 動体追跡装置開発の経緯

動体追跡放射線治療装置は，北海道大学の白土らによる科学研究費の研究テーマ「動体追跡照射法」（1997 年度）としてスタートした．研究を開始した当初，動かない部位，特に頭蓋内への定位照射（非常に精度の高い照射）を目的とした，リング固定方式による放射線治療が行われつつあった（図 2.18 参照）．剛性の高いリングフレームを患者の頭蓋に直接ピンで固定し，そのリングフレームを治療台に固定することにより，再現性の高い固定精度を実現している[3]．しかし，いくら高い固定精度を有していても，腫瘍の位置が精度良く認識できなければ，高精度治療を行うことができない．最近の治療計画装置では，高解像度の CT 画像を用いて，サブ mm オーダーで腫瘍の位置決めを行うことが可能であるが，CT 画像を用いた治療計画が行われていなかった時代では，X 線透視画像から，腫瘍の三次元位置を判断

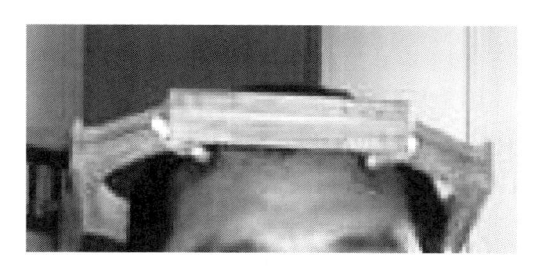

図 2.18　リングフレームによる頭蓋骨への直接固定

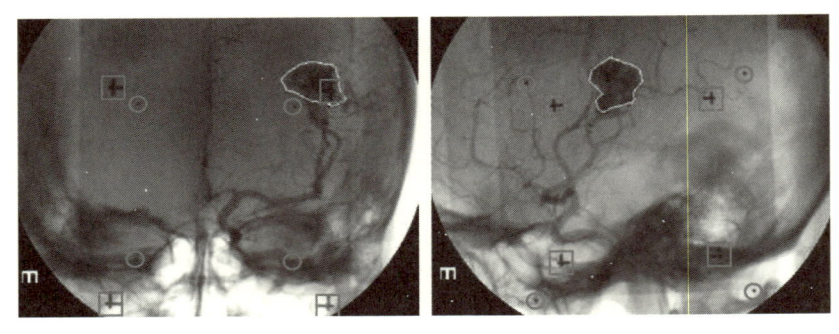

図 2.19　脳定位リング照射治療計画の様子（○は球マーカーの位置を，□は十時マーカーの位置を示す．）

する必要があった．そこで，白土らは，頭蓋骨に固定するリングフレームに4個の金属球が埋め込まれたプレートと，金属の十字マーカーが埋め込まれたプレートを，患者の頭を挟むように配置してX線透視撮影を行うことにより，マーカーとの相対位置から腫瘍の位置を判別する方法を考案した（図2.19参照）．四つの金属球と十時マーカーは1辺10 cmの正方形の頂点に配置されており，患者頭部の前後左右を挟むようにして配置し，2方向からX線透視撮影する．このとき，透視術者は自由に最適な透視角度を決定し，透視画像上に腫瘍の輪郭を決定する．透視画像上の拡大率等を考慮した上で，それぞれのマーカーの座標から，腫瘍輪郭の三次元位置情報を計算する．このとき用いられた手法に，X線透視画像上での金マーカーの位置をパターンマッチングにより算出するという方法を加えることにより，金マーカーの三次元座標をリアルタイム計算するという今日の動体追跡装置の基礎が完成した．

2.3.6　動体追跡装置の臨床使用

動体追跡装置は金マーカーを刺入できる臓器であれば追跡することが可能である．動きのある臓器としては，これまでに肝臓，十二指腸，食道に対して同期照射が行われている[4,5]．また，動きの少ない臓器に対しても，患者の位置あわせに利用されており，三つの金マーカーの情報を利用することに

より，x, y, z 方向のズレの他，各軸に対する回転補正も行うことが可能である[6]．これまでに，前立腺，脊椎などに刺入された金マーカーを用いた患者セットアップが行われている[7]．近年では，頭頸部腫瘍に対する IMRT における患者セットアップ精度向上を目的として，金マーカーを埋め込んだマウスピースを用いた位置あわせも行われている．

実症例では，高齢のために手術不能な患者や，手術を拒否した患者に対して動体追跡放射線治療が数多く行われており，2003 年に報告された治療成績によると，29 例の第 I 期非小細胞肺がんに対して動体追跡放射線治療を施行した 29 例を解析した結果，3 年原病生存率 85% という好成績を残している[8]．また，他治療不能・他がん合併例の限局性肝細胞がんの 18 例の治療成績では，3 年後の局所制御率が 92% となっている[9]．

2.3.7 動体追跡装置によって測定されたデータを用いた研究成果

これまで，北海道大学からは 20 編を超える論文が報告されており，また，北海道大学が測定したデータを用いて，マサチューセッツ工科大学（アメリカ）やアントニ・ヴァン・レイベンフォーク病院（オランダ）から多数の論文が報告されている．主に，臓器の動きや治療期間中における腫瘍体積や位置の変化について報告した事例が多いが，中でも肺のさまざまな場所に埋め込まれた金マーカーの動きから，肺全体の動きを解析した Seppenwoolde らの論文は臨床的にも高い評価を受けており，多くの教科書に紹介されている[10]．

2.3.8 次世代動体追跡装置の開発

平成 19 年度に新エネルギー産業開発機構（NEDO）による健康安心プログラム・基礎研究から臨床研究への橋渡し促進技術開発/橋渡し促進技術開発において，「X 線マイクロビーム加速器による次世代ミニマムリスク型放射線治療システムの研究開発」が採択され，新しい放射線治療装置に搭載するための次世代型動体追跡装置の開発が行われた．

従来の動体追跡装置では，金マーカーを一つしか追跡できなかったため，体厚の大きい患者などでは，透視条件が悪いために，金マーカーを追跡でき

ないことがあった．そこで，複数の金マーカーを追跡可能とすることにより，一つのマーカーが追跡をミスしても，バックアップマーカーによる追跡を同時に行っていれば，補完的にマーカーの追跡ミス確率を減らすことができると考えられる．また，複数のマーカーによる解析を行うことにより，腫瘍の縮小・膨張などの形状変化に関する知見も得られることから，医学研究にも貢献するものと考えられる．

一方，従来の動体追跡装置では長期間の被曝による積算線量が数 Gy に達する可能性もあり，IMRT に適用した場合には，さらなる被曝線量となることが予想される．そこで，X 線イメージング装置に高感度のイメージインテンシファイアを用いることにより，高精度かつ低被曝線量の動体追跡装置を実現した．また，さらなる低被曝線量を実現するため，任意のタイミングで三次元位置計算のための撮像を行えるようにし，金マーカーが治療計画時の位置から近い場合には撮影のフレームレートを増加して詳細に追跡し，治療計画時の位置から離れた場所ではフレームレートを落として極力被曝しないようにするなどの工夫を行っている．

2.3.9 動体追跡装置の現状と将来展望

三菱電機が動体追跡放射線治療装置の販売を開始し，これまでに全国で 9 施設に動体追跡装置が納入された．しかし，三菱電機がライナック製造を中止したため，動体追跡装置の供給が止まり，2009 年 6 月現在に稼働しているのは 6 施設のみである．動体追跡装置を利用した放射線治療はあらゆる呼吸同期システム開発において無視できない存在であり，世界各国からも市場への復活が望まれている．現在，次世代型として開発される動体追跡装置では，X 線治療のみならず，粒子線治療においても体内の動きを伴った照射に対して必須技術になると考えている．

文　献

1) Shirato H., et al.：Lancet, 353：1331-1332, 1999
2) Shirato, H., et al.：Int. J. Radiat. Oncol. Biol. Phys., 48：1187-1195, 2000

3) 白土博樹 他：Japanese Journal of Clinical Radiology, 44, 1999
4) Shirato H., et al.：Int. J. Radiat. Oncol. Biol. Phys., 48：435-442, 2000
5) Shirato H., et al.：Semin. Radiat. Oncol., 14：10-18, 2004
6) Imura M., et al.：Int. J. Radiat. Oncol. Biol. Phys., 63：1442-1447, 2005
7) Kitamura K., et al.：Int. J. Radiat. Oncol. Biol. Phys., 53：1117-1123, 2002
8) Onimaru R., et al.：Int. J. Radiat. Oncol. Biol. Phys., 56：126-135, 2003
9) Kitamura K., et al.：Int. J. Radiat. Oncol. Biol. Phys., 56：221-228, 2003
10) Seppenwoolde Y., et al.：Int. J. Radiat. Oncol. Biol. Phys., 53：822-834, 2002.

2.4 体幹部定位放射線治療

2.4.1 はじめに

　日本ではがん治療といえば手術が脚光を浴び続け，放射線治療は手術の陰の暗い闇に閉ざされて来た．著名人が複雑高度な手術を受けると，「神の手で治してもらいました」などとコメントすることが多いが，神の手ならば触らないで治せるはずである．畏れ多い言葉であり，日本の伝統的な手術中心主義が幻想的・信仰的発想に基づくものであることが，この言葉に象徴されているかもしれない．だが，本当の「神の手」に近いがん治療法が登場した．それがこの定位放射線治療である．定位放射線治療は，「小腫瘍に対して高精度技術を用いて短期で三次元的に集中的大線量を投与する」と定義され，「切らずに触れずに治す」ことが可能となった．頭蓋内では40年以上の歴史があるが，体幹部病変は固定法・呼吸性移動・線量計算の問題点によりまだ15年程度の経験しかない．それにも拘らず，小型の肺がん・肺転移・肝腫瘍を中心に安全性と有効性について定位放射線治療の多くの臨床経験が積まれつつあり，手術と遜色ない成績も報告されている．神の手元には先端放射線治療装置と熟練した放射線治療スタッフが必要である．本稿では，体幹部病変の定位放射線治療を概説し，医学物理士の意義と今後の課題について言及する．

2.4.2 定位放射線治療とは[1]

定位放射線治療は俗にピンポイント照射と称されるが,「①比較的小さい腫瘍(保険診療上は 5 cm 以下)に対して,②治療計画時の照射中心位置を治療中に高精度(保険診療上は三次元の角軸方向に最大 5 mm 以内)に再現し,③体幹部では呼吸性移動などの臓器移動を最小限にし,④三次元的多方向から照射することにより高線量照射容積を小さくし,⑤通常照射法では困難とされるような大線量を短期間で照射する」方法と定義される.線量分布例を図 2.20 に示す.定位放射線治療で投与する線量の生物学的効果は通常照射の約 2 倍に達する.日本では,1 回照射で行われる場合には定位手術的照射(stereotactic radiosurgery:SRS),分割照射法によって行われる場合には定位放射線治療(stereotactic radiotherapy:SRT),これらを合わせて定位放射線照射(stereotactic irradiation:STI)と称される.

放射線治療計画方法の基本となっている International commission of radiation unit and measurements (ICRU) report 62 には,PTV margin(治療計画時と照射時の位置のずれ)=setup margin(SM:体輪郭全体のずれ)+internal margin(IM:体内での臓器移動)と定義されており,これらを如何にして縮小するかが近年の放射線治療技術開発の主要テーマであった.SM に関しては,機械工学と照射補助具の進歩や画像誘導下照射技術の応用(図 2.21)によってより著明に小さくすることが可能となった.一方胸部・腹部の放射線治療で大きな支障となる呼吸性の IM は最大で2〜3 cm にも及び,SM 縮小技術に比較して開発が遅れたが,定位放射線治療では SM とともに IM を縮小することは非常に重要である[2].呼吸性 IM を縮小する方法

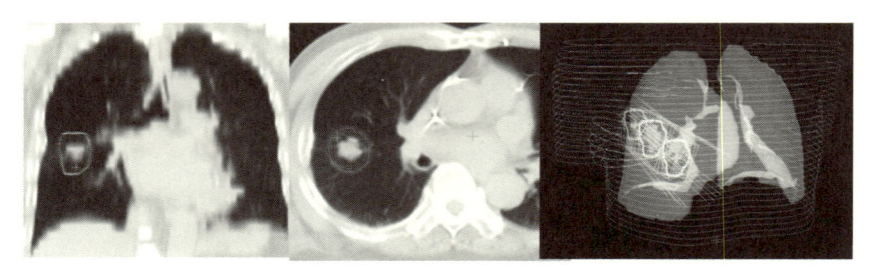

図 2.20 定位照射法による肺がんに対する放射線線量分布

には①浅い呼吸または抑制呼吸法，②呼吸停止法，③呼吸同期法，④動体追尾法などの方法がある．筆者らの施設では，簡易型の胸腹部2点式呼吸換気量モニタを使用した患者参加型自己息止め照射法（図 2.22）を開発・応用している[3]．このように，PTV margin を最小限に縮小して実現されたのが，定位放射線治療である．

(1) 頭部から体幹部へ

臨床応用開始は固定が容易で IM のほとんどない頭部が 1960 年代，固定が困難で IM の大きな体幹部が頭部に約30年遅れて 1990 年代である．定位放射線治療の歴史において，我々は脳外科医に感謝しなければならない．彼らが熱心に行ったγナイフでの多くの経験から，単発性脳転移性病変に対して定位照射が手術に置き換えられるというコンセンサスが得られたことである．ここで脳転移性病変を局所的に制御できるのであれば，同じくらいの大きさの原発病変も同様に制御できると考えるのは自然な発想である．その後

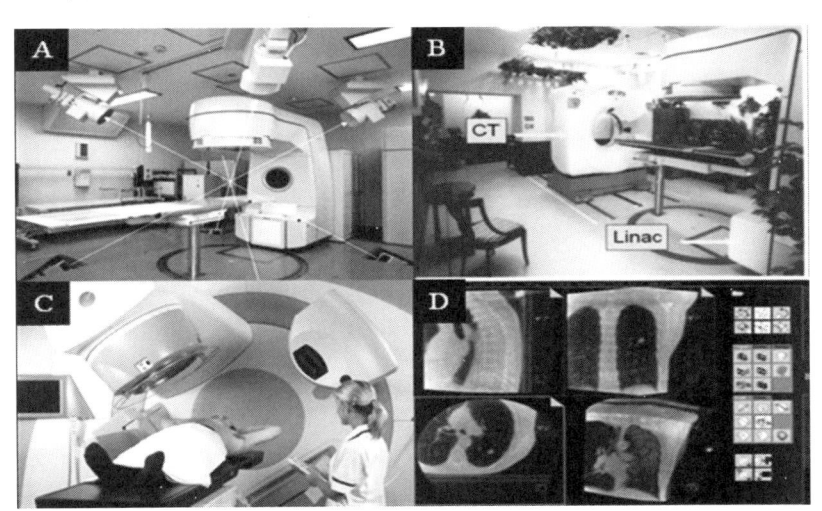

A：3方向から X 線透視をしながら，体内に留置されたマーカを迎撃する装置
B：CT とリニアックが一体化した装置
C：KV-cone beam CT が照射ガントリに装備されたリニアック装置
D：照射用ビームをそのまま CT 画像化（MVCT）したもの

図 2.21　様々な画像誘導放射線治療装置

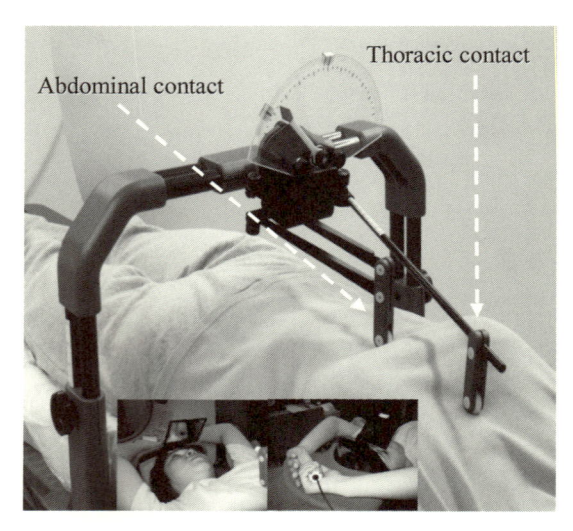

図 2.22 簡易呼吸換気量インジケータ（Abches）を利用した呼吸停止と患者参加型放射線治療（患者は自らの呼吸換気量を確認・調整して自発的な呼吸停止を繰り返し，さらに自らスイッチを押して照射のタイミングを自己決定する．）

発展した体幹部定位照射は，歴史と言っても最初の臨床報告からほんの 15 年程度しかない．初めて体幹部腫瘍に対して定位的に照射して論文に著したのは，1995 年の Blomgren らの報告が最初である[4]．その後，植松らが CT 一体型リニアックを考案して我が国でも体幹部に対する定位照射の臨床応用が始まり[5]，その後の体幹部定位照射に対する報告のほとんどは日本発である．現在では，国際的にも肺がんに対して定位照射が盛んに行われているが，大規模な治療経験は日本からの報告が代表的であり[6]，世界中が日本の治療成績を注目し，参考にしているのが現状である．肺がんは近年増加して男性で死因のトップとなり，CT 検診の普及とともに早期肺がん症例の増加が目立っているが，標準的な治療は I 期でも肺葉切除とリンパ節郭清とされてきた．放射線治療は従来型照射法では局所制御率が線量に依存して 34～68%，5 年粗生存率は 13～35%，5 年源病生存率は 32～39% と，手術成績と比べて明らかに劣っていたが[7]，定位放射線治療は手術に匹敵する根治的治療として大きな期待を集めている．

その他にも定位照射は，根治的治療として肝臓がん[8]，膵がん[9]，前立腺がん[10]，腎がん[11]，転移がん[12,13]，脊髄動静脈奇形[14]，などを対象に，体幹部病変に対して幅広く応用されている．そこで最近明らかとなりつつある成績はわれわれや患者の期待を裏切らないものである．特に肺がんについては，世界中が日本の治療成績を注目し，参考にしているのが現状である．ただし，定位放射線治療成績は，未だ十分な治療経験が積まれたとは言い難い．臨床試験についても，日本では IA 期に対する phase II 試験（Japanse Clinical Oncology Group：JCOG0403）が 2004 年に開始され，2010 年に永田，平岡らにより手術可能群に対する初期治療成績が世界で初めて報告された．IB 期に対しては phase I 試験（JCOG0702）が始まったばかりである．今後これらの臨床試験や米国の臨床試験（RTOG0236）の結果が心待ちにされる．

2.4.3 保険適応について

体幹部定位放射線治療（すなわち直線加速器による定位放射線治療）は平成 16 年度から保険収載され，治療計画から全治療を含んで全体で 63000 点が診療報酬とされている．スタッフや照射機器に関して厳しい施設基準が設定されている．保険適応疾患としては，原発病巣の直径が 5 cm 以内で転移病巣の無い原発性肺がんまたは原発性肝がん，および 3 個以内で他病巣のない転移性肺がんまたは転移性肝がん，および脊髄動静脈奇形に対して行った場合にのみ算定可能であり，数か月間の一連の治療過程に複数回の治療を行った場合であっても，所定点数は 1 回のみ算定する．

体幹部定位放射線治療のスタッフに関する施設基準としては，放射線治療を専ら担当する常勤の医師（放射線治療の経験を 5 年以上有するものに限る．）放射線治療を専ら担当する診療放射線技師（放射線治療の経験を 5 年以上有するものに限る．），および放射線治療に関する機器の精度管理・照射計画の検証・照射計画の補助作業等を専ら担当する者（診療放射線技師，その他の技術者等），がそれぞれ 1 名以上いること，が規定されている．

2.4.4 体幹部定位照射技術の注意点

　本書の主旨は，放射線治療の発展に結びつく医学物理士やその候補者を啓発することである．本稿では，体幹部定位放射線治療の威力と医学物理士の果たすべき重要な役割を伝えることが目的である．したがって，紙面の関係もあり体幹部定位照射技術の詳細については省略するので成書[1]を参照していただきたい．ここでは，知っておきたい体幹部定位照射技術の特に重要な注意点を挙げておく．

- 1回線量の大きな定位照射においては照射時間が長くなるので，intra-fractional internal organ motion や intra-fractional internal setup error が大きくなりがちであることを知っておかなくてはならない．そのために，如何に楽な姿勢を保つこと（腕はできれば下げておきたい），安定した呼吸状態で照射すること，の工夫が重要である．また，呼吸を浅く保つには酸素吸入が有効である．
- 肺は電子密度が低く，腫瘍との境界部では電子平衡の点で線量計算が非常に複雑になり，使用する計算アルゴリズムによって得られる線量分布が大きく異なる（図 2.23）．port margin や処方点の位置により，必要

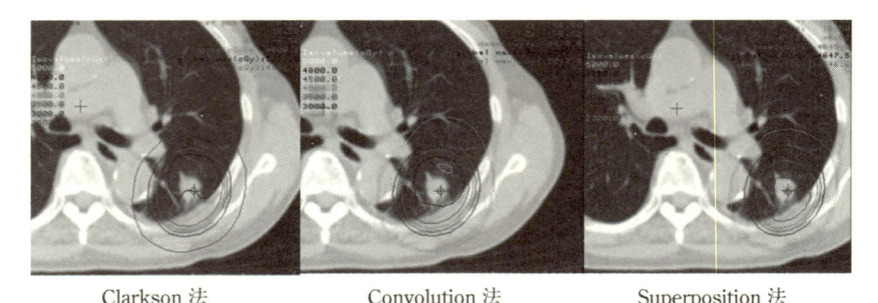

Clarkson 法	Convolution 法	Superposition 法
PVT 内	PVT 内	PVT 内
Average　4855	Average　4872	Average　4353
Max　　　5008	Max　　　5027	Max　　　4647
Min　　　4614	Min　　　4487	Min　　　4353

図 2.23　線量計算アルゴリズムの違いによる指示線量の差〔Clarkson 法にて Isocenter に 48 Gy 投与すると計算した場合の MU と同じにした場合の Convolution 法，Superposition 法による計算線量（cGy）結果〕

とされる monitor 値は大きく異なることを十分知っておく必要がある．
・呼吸移動対策は，呼吸をしながらの tracking, gating, chasing といったいわゆる四次元的治療は複雑かつ不確実な点を含有しているが，呼吸停止法は単純明快であり，安定した精度を持続的に達成することが相対的に容易である[2]．

2.4.5 体幹部定位放射線治療の効果
(1) I 期非小細胞肺がん

現在，体幹部定位放射線治療で最も研究と臨床応用の進んでいる I 期非小細胞肺がんに対する治療成績を示す．筆者らは，全国主要 14 施設での 2004 年以前に定位照射を行った症例のみを集積して多施設研究として報告した．線量分割は，3 Gy×25 回から 35 Gy×1 回まで多岐にわたる（最も多いのは 12 Gy×4 回）が，Biological Effective Dose：BED（$α/β$ 値=10 とする）で 100 Gy 以上（平均 116 Gy）照射した stage I 非小細胞肺がん症例の治療成績を表 2.1 に示す[6]．もともと患者背景として低呼吸機能やその他の合併症により手術不能患者が多いために全体の 5 年粗生存率は IA 期で 59%，

表 2.1 I 期非小細胞肺がんに対する多施設研究による病期別の定位照射治療成績
BED100 Gy 以上の成績．（ ）内は 95% 信頼区間

	IA 期	IB 期
5 年局所無再発率*	89.0%	79.1%
5 年リンパ節無再発率：	90.6%	85.9%
5 年遠隔無再発率：	75.1%	67.7%
生存率		
手術不可能症例		
5 年粗生存率**：	45.9%	28.6%
5 年原病生存率：	76.8%	70.4%
手術可能症例		
5 年粗生存率：	72.1%	61.4%
5 年原病生存率：	76.9%	73.3%

* 病期により差がある傾向（p=0.07）
**病期による有意差（p=0.02）
その他は病期による有意差なし

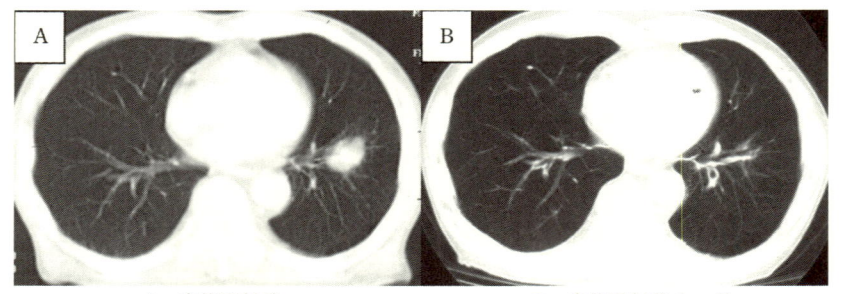

| A 定位照射前 | B 定位照射後 3 ヶ月 |

図 2.24 定位放射線治療による肺がん根治症例（80 歳，男性　T2N0M0　腺がん　72 Gy/10 回/5 日間　照射後 3 ヶ月で腫瘍消失．その後 3 年間無再発健存．）

IB 期で 40％だが，手術可能にもかかわらず手術を拒否した症例のみ抽出すると，5 年粗生存率は IA 期で 76％，IB 期で 68％と良好な成績である．定位放射線治療によって根治した肺がん症例を図 2.24 に示す．

(2) 転移性肺腫瘍

Oligometastases と呼ばれる少数の転移性肺腫瘍に対する定位放射線治療も日常的に行われている．3 cm 程度の肺転移性病変の定位照射による局所制御率は，大きさや原発腫瘍の種類によって異なるが 70～80％と報告されており[12]，同一線量では原発性肺がんに比べてやや局所制御率が低いと言われている．

(3) 肝細胞がん・転移性肝腫瘍

肝細胞がんは，手術の他ラジオ波熱凝固療法・経皮的エタノール注入療法・経動脈塞栓術などの治療手技が豊富なために，定位放射線治療機会は多くないが放射線感受性は高く，症例（図 2.25）のように 5 cm 程度の大きな腫瘍でも制御可能である．Takeda らは合計線量 35～50 Gy/5～7 回分割法で 5 割の症例で腫瘍消失が得られたと報告している[8]．

また転移性肝腫瘍でも投与線量に依存して 60～80％程度の局所制御率が報告されている[13]．

(4) その他

保険適応ではなく，まだ十分な治療経験はないが，原発性の腎がん・前立

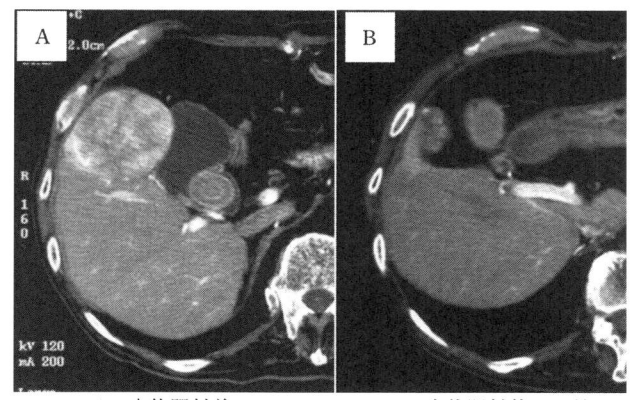

2.4 体幹部定位放射線治療 （77）

| A 定位照射前 | B 定位照射後 3 ヶ月 |

図 2.25　肝細胞癌定位照射例（65 歳，男性　60 Gy/10 回/5 日間　照射後 3 ヶ月で腫瘍消失．その後 2 年間無再発健存．）

腺がん・膵がんなどに定位放射線治療が応用されている．膵がんでは 45 Gy の通常照射後に 1 回 25 Gy の定位照射追加によって 94％の局所制御が得られたと報告している[9]．前立腺がんでは定位照射経験が積まれ[10]，最近では米国で臨床試験が始まっている．腎がんでは，Svedman らが合計線量 8 Gy×4 回から 15 Gy×3 回法によって 93％の局所制御が得られたと報告している[11]．

また，副腎転移や限局性の再発腫瘍に対しても，治療の意義と安全性を症例毎に判断した上で定位放射線治療を行ってきており，良好な局所制御が得られている．

①粒子線治療との比較

定位放射線治療は国際的にも非常に注目を集めているがん治療法であるが，同じ放射線治療として粒子線治療（陽子線治療・炭素線治療）も先端放射線治療として期待を集めている．粒子線治療は，ある一定の深さでエネルギーの多くを放出するブラッグピークを持ちそこより後方には達しないという線量分布状の特徴があり，また生物学的効果も X 線の 1.1～3 倍と言われている．粒子線治療は莫大な資金と広大な土地が必要なために十分な普及はしておらず，保険収載もなされていないが，肺がんに対して盛んに臨床試験が行

表 2.2　標準的な手術成績との比較（5年粗生存率）

病期	米国	国立がんセンタ	全国調査	肺定位照射
T1N0M0	61%	71%	77%	76%
T2N0M0	40%	44%	60%	68%

われている．I 期非小細胞肺がんに対する 5 年局所制御率は陽子線で 60〜80%程度・炭素線で 90%程度であり，5 年原病生存率は陽子線で 60%程度・炭素線で 80%程度と報告されている[15]．患者背景の差により重粒子線治療と定位放射線治療の比較は困難であるが，はっきりした差はないようである．普及度や費用の点で，現状では末梢型の I 期非小細胞肺がんに対しては定位放射線治療を選択するのが一般的であろう．

②手術との比較

最も臨床経験の積まれている I 期非小細胞肺がんの定位放射線治療成績について，手術との比較を示す．

もともと定位放射線治療の対象がほとんど手術不能症例であったため，生存率について手術との比較は困難であった．しかし，日本では世界で最も定位放射線治療が普及しつつあり，大規模多施設データベース中に手術可能・拒否症例が蓄積される中で，I 期非小細胞肺癌に対する定位放射線治療成績は症例数や観察期間が十分でないことに注意が必要であるが，現時点までは手術成績[16〜18]と遜色ない（表 2.2）．一方，死亡率や後遺症発生率についての手術[19]と定位照射[6]の比較を表 2.3 に示す．手術成績はやや古い報告であり，最近では胸腔鏡下手術の採用により安全性も向上していると考えられるが，定位放射線治療が手術に比べて低侵襲で安全な治療であるかは明らかであろう．ただし，定位放射線治療成績の症例数はまだ非常に少ない上に観察期間も十分とは言えず，今後症例の蓄積や後述する臨床試験の結果に注目する必要がある．

表 2.3　死亡率と後遺症発生率

治療法と年齢	死亡率	後遺症発生率
肺葉切除[19]		
全体	2.9%	15%
60 歳未満	1.3%	7%
60〜80 歳	5.5%	14%
80 歳以上	8.1%	20%
定位照射[6]	0.7%	2%

2.4.6 考察
(1) 体幹部定位放射線治療の革命的意義
①臨床的意義

体幹部定位放射線治療は特に肺がんにおいて手術と並びうる治療として大きな希望を患者に与えている．また，ほぼ治療過程自体はほぼ無侵襲に等しい上に治療期間も外来通院で1～2週間と大変短く，患者に与えた臨床的意義は計り知れない．

②政治的意義

体幹部定位放射線治療の臨床経験や機器開発は肺がんを中心にして日本でも最も進んでおり，国際的に日本の放射線治療が注目される大きなきっかけになっている．また，「切らずに治すピンポイント照射」として外科医や内科医に対してのみならず，マスコミを通して一般市民に対しても最先端の根治的放射線治療の意識を高めさせた．一方で肺がんに対する体幹部定位放射線治療は手術に関わる医療費の約半分以下の診療費であるため，医療費の低減に寄与し，官僚の評価も高まった．

さらに，体幹部定位放射線治療の導入に付随して発生した大きな政治的意義の一つに，放射線治療に必要なスタッフや品質管理に関して構造的理解を公的に促したことが挙げられる．体幹部定位放射線治療の保険診療上の施設基準に「専ら放射線治療の精度管理を担当する者」として初めて記載され，品質管理士制度発祥の礎になり，更にがん対策基本法とそれに付随したがんプロフェッショナル養成プランでの重点項目や強度変調放射線治療の施設基準につながっていくことになった．

がん対策基本法の第十四条あるいはがん対策推進基本計画に放射線治療にかかわる医師や医療従事者の育成が書かれている．医学物理士に関する記載では「特に，放射線療法については，近年の放射線療法の高度化等に対応するため，放射線治療計画を立てたり，物理的な精度管理を支援したりする人材の確保が望ましい．」とがん対策推進基本計画に書かれている．明確に医学物理士とは記載されていないが文脈からは医学物理士を指しているものと考えられる．

なお，2008年3月28日発行の厚労省発行の診療報酬疑義解釈では，『＜問い＞強度返照放射線治療と直線加速器による定位放射線治療の施設基準に掲げる「その他の技術者」とは？に対して，＜答＞医学物理士，放射線治療品質管理士等を指す』という明確なQ&Aが示されており，事実上医学物理士と品質管理士が公認された．

(2) 医学物理士として知っておかなくてはならない体幹部定位放射線治療保険収載の過程

体幹部定位放射線治療の保険収載への道程は，当時の日本放射線腫瘍学会の土器屋卓志健保委員長をはじめ，これを目標とした体幹部定位放射線治療研究会（会長：白土博樹先生）とその後進としての高精度放射線外部照射研究会（会長：平岡真寛先生）の発足と発展，高度先進医療としての症例蓄積，メジャーな学会・論文発表など多くの先人たちの精力的な努力の賜である．平成16年度改定における保険収載において最も気を遣ったのは，必要とされるスタッフの施設基準であった．多くの議論と厚労省との交渉の結果に，「放射線治療を専ら担当する常勤の医師（放射線治療の経験を5年以上有するものに限る．）放射線治療を専ら担当する診療放射線技師（放射線治療の経験を5年以上有するものに限る．），および放射線治療に関する機器の精度管理を専ら担当する者（診療放射線技師，医学物理士等）」と決定された．ここに，放射線治療会の積年の願いであった「精度管理」と「医学物理士」を同時に表舞台に引っ張り上げることが叶ったのである．これは日本の放射線治療界にとって一つの革命的進歩と言える出来事であった．

ただ，平成20年度診療報酬改定で新規に設定された放射線治療のための安全機器管理料2の施設基準の疑義解釈（放射線治療品質管理の専従について）は曖昧なままである．定位放射線治療や強度変調放射線治療といった高精度放射線治療だけでなく，すべての放射線治療の品質（精度を含む）管理業務は照射装置のスイッチを押す担当者とは本来別の者でなければ品質管理は機能しない．したがって，施設基準上の「専ら」は専従（50％以上）ではなく，専任（80％以上）でなくてはいけないことを現在も厚労省に説得しているところである．

平成 20 年度診療報酬改定は，がん対策基本法の施行直後ということもあり，放射線治療にとって大きな上げ潮改定であった．その一つが強度変調放射線治療の保険収載であったが，先述のように施設基準で「放射線治療に関する機器の精度管理・照射計画の検証・照射計画の補助作業等を専ら担当する者（診療放射線技師，その他の技術者等）」が記載された．平成 16 年の「精度管理」に加えて「照射計画の検証・照射計画の補助作業」が併記されたことは更なる進歩であったが，以下の点で大きな将来課題を抱えることになった．

①日本放射線腫瘍学会から提案していた「医学物理士・品質管理士」という用語の使用が叶わなかった．

②医学物理士の本来業務と品質管理士の本来業務の区別がされずに「技術者」としてひとまとめにされたこと．

③直線加速器を用いた定位放射線治療の保険上の施設基準に明記されていた「医学物理士」が「その他の技術者」に置換されたこと．

　現在日本放射線腫瘍学会では，これらの問題点の解決に向けて議論を重ねて放射線技師界や厚労省に働きかけていく予定である．

(3) 体幹部定位照射技術における医学物理士の腕の見せ所

　いわゆる一般的な放射線治療の Quality Assurance・Quality Control（QA/QC）以外に，体幹部定位照射においては，呼吸性移動対策・治療計画用 CT 撮像法・線量処方点の位置，CTV 以降の target delineation と port margin の取り方，線量制約の検討などの治療計画への参画，よりクリアランスの大きな照射機器や精度の高い計算アルゴリズムの開発と検証，など現場での高度知的作業と医師支援作業に加えて教育・研究業務があり，医学物理士に寄せられる期待は限りなく大きい．

　しかし一方では，安全機器管理料と放射線治療専任加算の施設基準が一部重複している点，過去に日本診療放射線技師会の関係者らが「医学物理士・品質管理士不要論」を唱えている[20]点など，難題も山積である．これは，いわば突然脚光を浴びて「出る杭は打たれる」状態の医学物理士であるが，杭がなければ強固な構造は保てない．また華やかさに浮かれて危ういバブル

と化した放射線治療の現況を安定的に発展させ，しっかりと手綱を離さないようにすることが医学物理士の役割とも言える．放射線治療における医学物理士を，日本の医療文化として根付かせるには紆余曲折と年月を要するかもしれないが，強い志と先見性に支えられた活動を展開していかなくてはならない．

体幹部定位放射線治療となる早期がんや小型がんは，CTの多用によって患者数の激増が予想されている．画像誘導技術や呼吸移動対策などの体幹部定位照射のための先進技術の普及も予想される．我々は定位放射線治療の安全かつ効果的な供給体制を構築するために努力を続けていかなくてはならない．特に，今後更に高精度化かつ複雑化するであろう放射線治療技術を支える医学物理士の役割は計り知れない．

我々は，定位照射技術により根治的治療として放射線治療が手術を塗り替えていく新時代への幸甚な移行期を生きている．これを経験するだけでなく，外科医が逆にあこがれるような放射線治療技術を創成していく崇高な義務を担った希有な時代になっている．そこでは医学物理士が最も重要な役割を担っていると言っても過言ではない．

文献

1) 大西 洋, 平岡真寛 編集：詳説・体幹部定位放射線治療, 中外医学社, 2006
2) 大西 洋, 荒木 力：医学のあゆみ, 227:739-745, 2008
3) 大西 洋, 萬利乃寛, 青木 真, 他：臨床放射線, 53:411-416, 2008
4) Blomgren H., Lax I., Naslund I., Svanstrom R., et al.: Acta. Oncol., 34:861-870, 1995
5) Uematsu M., Fukui T., Shioda A., et al.: Int. J. Radiat. Oncol. Biol. Phys., 35:587-592, 1996
6) Onishi H., Shirato H., Nagata Y., et al.: J. Thorac. Oncol., Jul;2 (7 Suppl 3):S94-100, 2007
7) Harpole D. H., Herndon J. E., Young W. G., et al.: Cancer, 76:787-796, 1995
8) Takeda A., Takahashi M., Kunieda E., et al.: Hepatol. Res., 38:60-69, 2008

9) Schellenberg D., Goodman K. A., Lee F., et al.: Int. J. Radiat. Onocol. Biol. Phys., 72:678-686, 2008
10) Madsen B. L., His R. A., Pham H. T., et al.: Int. J. Radiat. Onocol. Biol. Phys., 67:1099-1105, 2007
11) Svedman C., Sandstrom P., Pisa P., et al.: Acta. Oncol., 45:870-875, 2006
12) Millano M. T., Katz A. W., Muhs A. G., et al.: Cancer, 112:650-658, 2008
13) Wulf J., Haedinger U., Oppitz U., et al.: Int. J. Radiat. Oncol. Biol. Phys., 60:186-196, 2004
14) Sinclair J., Chang S. D., Gibbs I. C., et al.: Neurosurgery, 58:1081-1089, 2006
15) Miyamato T., Baba M., Sugane T., et al.: J. Thorac. Oncol., 2:916-926, 2007
16) Mountain C. F.: Semin. Surg. Oncol., 18:106-115, 2000
17) Naruke T., Tsuchiua R., Kondo H., et al.: Ann. Thorac. Surg., 71:1759-1764, 2001
18) Asamura H., Goya T., Koshiishi Y., et al.: A Japanese Lung Cancer Registry study: prognosis of 13,010 resected lung cancers, J. Thorac. Oncol., 3:46-52, 2007
19) Deslauriers J., Ginsberg R. J., Dubois P., et al.: Can. J. Surg., 32:335-339, 1989
20) 日本放射線技師会雑誌, 55:1369, 1370, 1404-1405, 2008

2.5 ガンマナイフ

2.5.1 ガンマナイフの歴史

　スウェーデンの脳神経外科医であったレクセルは，1951年に，定位的手法（stereotactic technique）を用いて1回に高線量の放射線を正確に頭蓋内の標的に照射することにより，開頭術を行うことなく，標的部のみの破壊を行う方法を"Radiosurgery"と定義している．

　この"Stereotactic radiosurgery（SRS：定位手術的照射）"の基本原理は
①頭蓋内に三次元的に小さなtarget volumeを正確に設定し，

②設定した target volume のみに正確に原則として 1 回で大線量を照射し，
③周囲の正常組織に照射される線量を臨床上問題となる障害を起こさない程度に抑える．

ことである．

　レクセルは，この治療法を実現する照射装置としてガンマナイフを開発し，1968 年にその最初のユニットが Sophia-hemmet 病院（ストックホルム）に設置された[1]．このユニットは多数のコバルト線源を用い，そこから出る γ 線を細いビームにして一点に集中させることにより，辺縁における線量勾配が急峻である小さな高線量域を作ることが可能となっている．当初は三叉神経痛やがん性疼痛などといった通常の脳外科的治療によってコントロールできない機能的障害を治療する目的で用いられた．この治療によって破壊された部位の辺縁が非常にきれいであり，あたかもナイフでカットしたようであったため，この装置はガンマ「ナイフ」と呼ばれるようになった．その後このユニットは改良を加えられ，また，CT, MRI といった画像診断の発達もあり，現在では小さな脳動静脈奇形（AVM : arterio-venous malformation）や脳腫瘍の治療に広く用いられるようになっている．今日このガンマナイフを用いた定位手術的照射は，開頭術にともなう合併症を心配することなく治療できる方法として，また，今までの通常の脳外科的治療を施行できない部位（脳幹部など）の病巣や，手術にて摘出不能であった残存腫瘍，全身状態や高齢などにより手術適応のない症例などに対して，その治療効果を発揮している．我が国においては，1990 年に最初のガンマナイフが東大病院に導入され，その後，ライナックやサイバーナイフなどを用いた定位的放射線治療とともに，急速に普及し，国内だけでも 50 台以上が設置されている．

2.5.2　ガンマナイフの構造

　ガンマナイフの外観は図 2.26 (a)，内部構造は図 2.27 (a)のようであり，照射ユニット，コリメータヘルメット，治療テーブルよりなっている．
　照射ユニットの中には 201 個のコバルト線源が 5 列に円周状に配置され，コリメータにより照射ユニットの中心を焦点として一点に集中するようにな

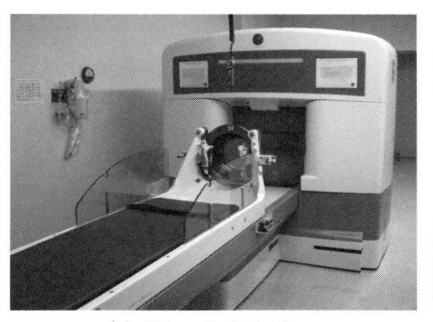

2.5 ガンマナイフ （85）

(a) ガンマナイフ 4C

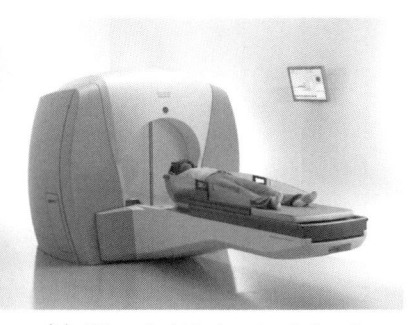

(b) ガンマナイフパーフェクション

図 2.26　ガンマナイフの外観（エレクタ社提供）

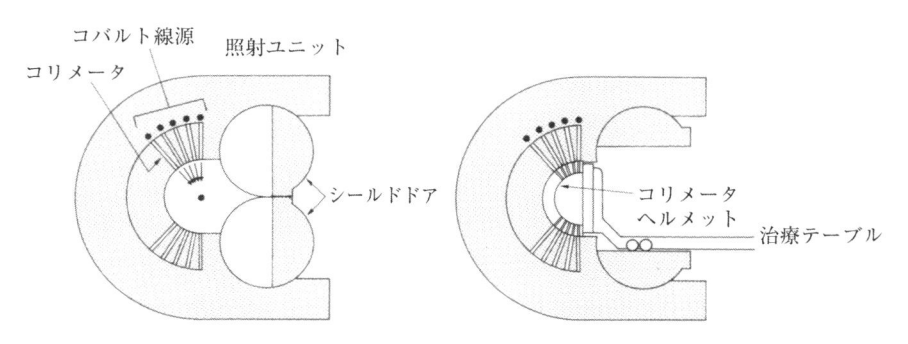

コバルト線源
コリメータ
照射ユニット
シールドドア
コリメータ
ヘルメット
治療テーブル

(a) ガンマナイフ 4C

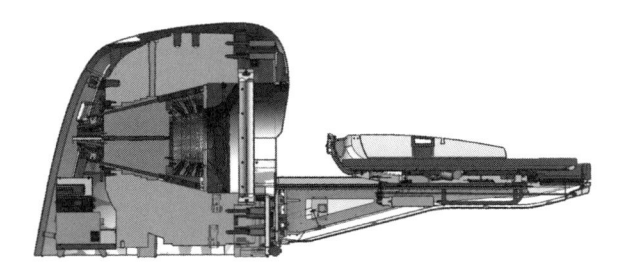

(b) ガンマナイフパーフェクション

図 2.27　ガンマナイフの構造（断面図）（エレクタ社提供）

(86) 第2章 放射線治療の最前線

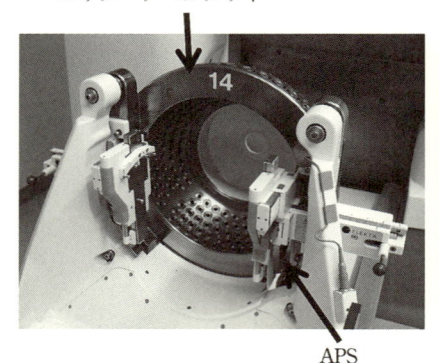

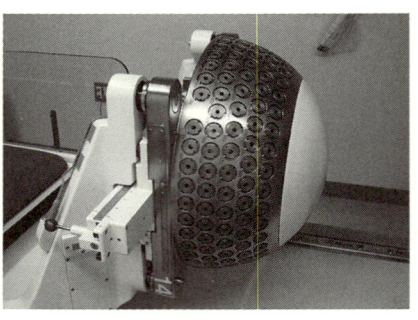

図 2.28　コリメータヘルメットと APS

っている．線源から焦点までの距離は 40 cm である〔図 2.27（a）〕．

　最終的なビームのコリメーションはコリメータヘルメット〔図 2.28〕によって行われる．このヘルメットのコリメータが照射ユニット内のコリメータと一致して，201 本のビームが焦点に位置するターゲットに対して照射されることになる〔図 2.27（a）右〕．このヘルメットにはコリメータの大きさにより 4 mm，8 mm，14 mm，18 mm 径の 4 種類がある．またそれぞれのコリメータは取り外しができ，開口のないプラグに取り替えて遮蔽することも可能となっている．

2.5.3　ガンマナイフの治療計画（ガンマプラン）

　高い照射位置精度を確保するために，患者の頭部に定位フレームを装着する．4 本のピンを用いて，頭蓋骨にしっかりと固定されるように取り付ける．その後，位置情報取得用のフレームを装着した上で，MRI，CT や血管造影検査を行い，治療計画用の画像を取得する．その画像をガンマプランという専用の治療計画システムに転送して治療計画を行う．一つの焦点に対する照射（ショット）によって，頭尾方向にややつぶれた球形の高線量領域の照射が可能である．ターゲットの大きさや形状に合わせて，必要に応じて複数のショットを組み合わせ，ショットの位置，使用するコリメータの大きさ，シ

ョット数，それぞれのショット間の重みなどをかえていくことによって試行錯誤を繰り返し，最適な線量分布が得られるようにする．線量の勾配は最大線量の30%から70%付近において急峻となっているため，この部分でターゲットを過不足なく囲むように治療計画を行う．通常は40〜50%の等線量曲線でターゲットを囲むようにする場合が多い．治療計画の評価には線量容積ヒストグラム（dose volume histogram：DVH）も用いられる．

2.5.4 ガンマナイフによる照射

　ガンマプランによって作成された治療計画データをガンマナイフのシステムに転送し，計画されたショットを順に照射していく．各ショットの照射毎に，照射位置がコリメータヘルメットの中心に来るように位置合わせを行う．以前はマニュアルで3軸方向の座標スケールの目盛りを合わせることにより，位置合わせを行う必要があったが，現在の東大病院のガンマナイフには自動位置決め装置（APS：automatic positioning system）が装備されており（図2.28），各ショットの位置合わせは自動的に行われるようになっており，省力化が図られている．照射開始のボタンを押すと，シールドドアが開き，治療テーブルが照射ユニットの中に入って行く．ヘルメットのコリメータが照射ユニット内のコリメータと一致した時点で照射が開始される．照射時間は，処方線量やショットの数，コバルト線源減衰の程度にもよるが，計10分から2時間程度である．全ての照射が終了した後に，定位フレームを取り外し，治療は終了となる．1日のみの治療であり，東大病院では2泊3日の入院で行っている．

2.5.5　新しいガンマナイフパーフェクション（**Perfexion**）の紹介

　最新型のガンマナイフであるパーフェクション〔図2.26（b）〕が，2008年5月に薬事承認され，日本への導入が開始された．これは，3種類のサイズ（4，8，16 mm）のコリメータを内蔵しており，192個のコバルト線源からのビームに対するコリメータサイズを，治療計画に従って自動的に変えることが可能となっている〔図2.27（b）〕[2]．そのため，コリメータヘルメ

（ 88 ）　第 2 章　放射線治療の最前線

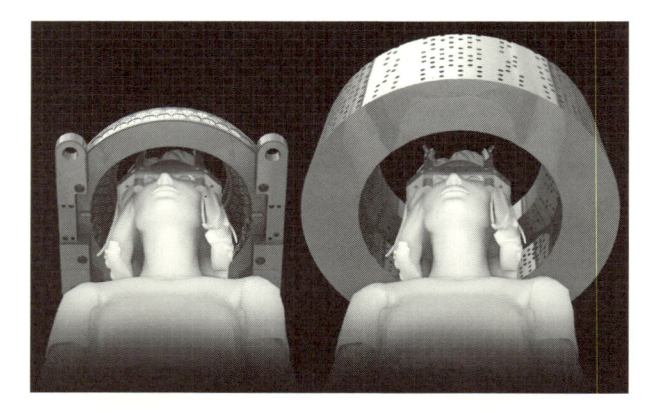

図 2.29　治療可能領域の拡大（エレクタ社提供）（左：ガンマナイフ C，右：ガンマナイフパーフェクション）

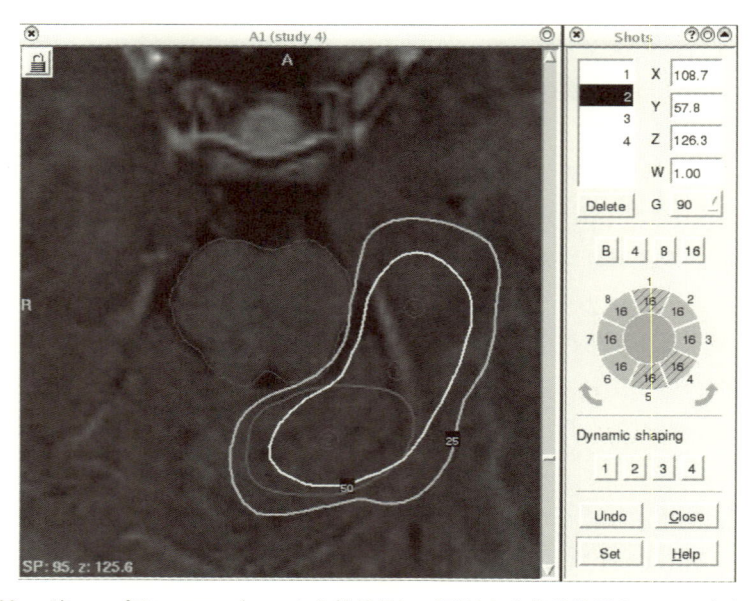

図 2.30　ガンマプラン PFX（エレクタ社提供）（脳幹部を危険臓器として入力することにより，脳幹を通過するセクターが部分的にオフとなり，照射線量を低減することが可能となっている．）

ットを交換する手間がなく，また，内部のクリアランスが拡がることで（図 2.29），定位フレームあるいは頭部がぶつかるリスクも低減し，治療可能範

囲が拡がっている（現行のガンマナイフでは，ターゲットが頭部の端に近い部分に存在している場合や，定位フレームとの位置関係によって照射ができない場合がある）．位置合わせについても，定位フレームだけを移動させるAPSとは異なり寝台ごと移動する機構であり，全て自動で行うことが可能となり，治療時間が短縮されている．治療計画システムも更新されている．内蔵コリメータは八つのセクターごとに独立して設定できるため，異なるサイズあるいはオフのセクターを混在したショットが可能となっており，ターゲットの形状に合わせた高線量域を作成し，危険臓器を避けることがさらに容易となっている（図2.30）．

2.5.6 SRSの際の容積効果（volume effect）と有害事象発生について

　ガンマナイフを用いたSRSでは，1回に大線量の放射線照射が行われるが，この線量は，通常の放射線治療に用いられる線量に比較して，かなり高いものである．このような治療が許される背景には，照射容積が小さい場合には，正常組織の耐容線量が高くなるという，いわゆる"容積効果（volume effect）"がある．SRSで治療される場合には，その治療容積（treatment volume，治療線量以上の線量の照射される容積）の大きさは径3 cm以下であることが多いが，この程度の小さな容積の範囲においても，容積が小さければ高線量の照射が可能であり，容積が大きくなるにしたがって，線量を下げるべきであるという，線量-容積関係が存在していると考えられている．ガンマナイフ治療においては，治療後の画像上の変化の発生率が他の腫瘍症例に比較して高いAVM症例において，主にこの件に関する検討が行われてきた．

　Kjellbergらは，陽子線を用いたAVMの治療（SRS）の結果を1983年に報告している[3]．Radiosurgeryを行った74例中，8例に臨床上問題となる放射線障害が起こっている．それらのデータおよびサルやウサギ，マウスを使った実験のデータをもとに，1%線量容積等効果ラインを設定している．これは照射ビームの径と線量をそれぞれ対数軸にとり，径7 mmで50 Gy，径50 mmで10.5 Gyの点を結んだ直線で，これより低い線量にて治療を行

えば,障害発生率は1％以下になるというものである.このラインが,陽子線だけでなく,リニアックやガンマナイフを用いたSRSの際にも広く参考にされていた.

　Flickingerらは,radiosurgeryの障害を予測するための線量容積効果モデルを提唱している[4].これはロジスティックモデル（logistic model）をもとにしたもので,正常の脳組織は障害発生に関しては,同様に反応すると考え,あるレベルの線量が照射された場合には,ある一定の確率で壊死が起こるとして計算されている.DVHから,あるレベルの線量が照射される容積を求め,その線量レベル毎に障害発生確率を求める.それから逆に,その容積内では障害が起こらない確率をそれぞれの線量レベル毎に求めたものを全て掛け合わせて,全ての脳組織で障害が起こらない確率を計算し,それを1から引いたものを照射された脳組織のどこかで壊死の起こる確率として求めている.このモデルによる3％の障害発生確率を示す線量容積等効果ラインが,Kjellbergらの提唱した1％線量容積等効果ラインとも良く一致していたため,このラインがSRSにおいて線量を決定する際の指針の一つとして用いられている.

　ただし,このモデルでは,正常組織の部位の違いによる照射に対する反応の違いを考慮されておらず,また,実際には,このラインの下側で治療を行った場合でも,3％よりも多い有害事象の発生が認められていた.その後,Flickingerらは,AVMに対するガンマナイフSRSにおいて,画像上の有害事象が31％,症候性が11％に認められ,画像上の変化出現には12 Gy以上が照射された容積（V12）が,症候性の有害事象にはそれと部位（脳幹部か否か）が有意な因子であったと報告している[5].さらに,永続的な症状発現に関して,V12と部位による危険度スコアによる予測モデルを提唱している[6].それによれば,前頭葉部は部位としては最もリスクが低く,脳幹部が最も高くなっている.ただし,この予測は,同じような線量分布で治療を行った場合に適用できるものとしており,注意が必要である.

2.5.7 適応疾患とその治療効果

　もともとガンマナイフは，辺縁における線量勾配が急峻な小さな高線量域を利用した治療として，境界が比較的明瞭である AVM や良性腫瘍を主な対象疾患としてきたが，最近では比較的境界明瞭で球形に近いことが多い転移性脳腫瘍をはじめとした悪性腫瘍に対しても，適応されるようになった．また，上記の容積効果を考慮すると，大きなターゲットに対しては十分な線量を照射できなくなるため，大きさとしては，径 3 cm あるいは容積 10 ml 程度までが，良い適応とされてきた．

　ガンマナイフによる主な適応疾患とその治療成績について以下に概説する[7]．

(1) AVM

　AVM の治療には，通常，辺縁線量として 20～25 Gy が用いられる．異常血管であるナイダスの完全閉塞によるその後の出血（自然経過では年 3%程度のリスク）の予防が治療の目的となる（図 2.31）．その閉塞率は 59～94%程度と報告されており，治療 1～5 年後に認められることが多い．東京大学医学部附属病院での成績でも同程度の閉塞率が得られている[8]．また，SRS 治療後，ナイダスの閉塞が得られる前にも出血のリスクは減少しているが[9]，ナイダス閉塞が得られた後も出血のリスクは完全になくなるわけではなかった[10]．

(2) 聴神経腫瘍

　聴神経腫瘍に対しては，当初 18～20 Gy 程度の辺縁線量による照射が広く行われていたが，聴神経に平行して走行している顔面神経等の有害事象が多かったこともあって，現在では比較的低線量が用いられており，12～14 Gy が多く用いられている．良性腫瘍であるので腫瘍が消失する必要はなく，治療が必要となる腫瘍の増大が認められていない場合には，局所制御されていると考えるが，その率は 85～97%と良好な成績が報告されている．問題となる顔面神経や三叉神経の有害事象は，低めの処方線量を用い，治療計画に MRI 画像を用いて，処方線量域がターゲットの形状に可及的に一致するように多数のアイソセンタを用いるなどの工夫を行って治療することにより，2～3 割程度あった有害事象発生率は数パーセント程度に減少している．ま

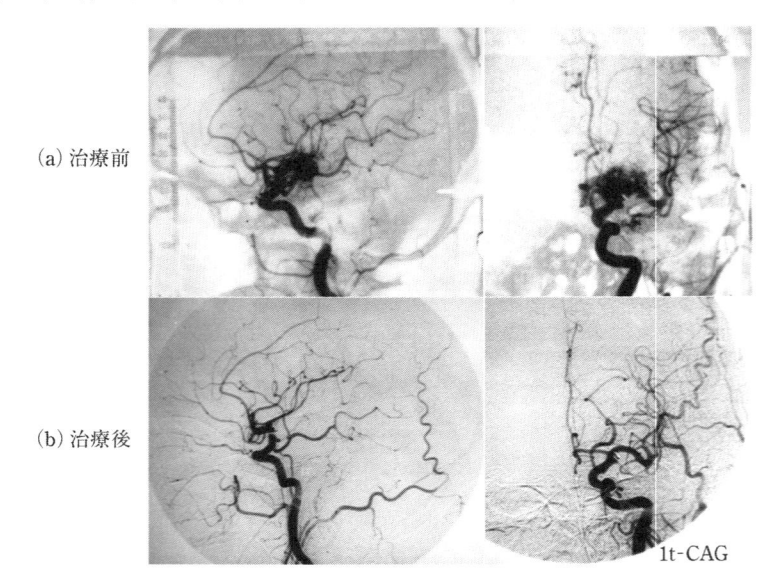

図 2.31　AVM（Arterio-venous malformation）に対するガンマナイフ治療の効果〔治療後，異常血管（ナイダス）が閉塞している〕

た，有用な聴力が残っている場合，5〜8割程度は温存可能となっている．

(3) 髄膜腫

髄膜腫に関しては，辺縁線量 14〜18 Gy 程度が用いられる．上記の聴神経腫瘍と同様の考えにおける局所制御率はやはり 85〜95% と良好である．特に手術による全摘が困難な頭蓋底部の髄膜腫に対しては，良い適応であるとされている．

(4) 下垂体腫瘍

下垂体腫瘍の場合は，すぐ上方に存在している視神経から視交叉への線量を 8〜10 Gy 以下におさえつつ，ホルモン非産生腫瘍の場合は辺縁線量 15〜20 Gy 程度，ホルモン産生腫瘍の場合は辺縁線量 25〜35 Gy 程度の照射が行われる．ホルモン非産生腫瘍の制御率は 95% 以上との報告が多く，クッシング病や成長ホルモン産生腫瘍といったホルモン産生腫瘍におけるホルモン値についての奏効率は，報告によって差があるが，5〜8割程度の奏効率が得られている．

(5) 転移性脳腫瘍

　転移性脳腫瘍は悪性腫瘍であるが，数として数個程度までで，径 3 cm 以内であれば，その他の条件も考慮した上でガンマナイフ治療の良い適応になると考えられる．辺縁線量としては 18〜25 Gy 程度がよく用いられており，局所制御率は 8〜9 割程度と，外科的手術と同程度の制御率が得られている（図 2.32）．短期間で治療が終了し，症状の改善も比較的早期に得られる場合が多いことと，全脳照射のみよりも局所制御率が高い上に，正常脳全体への影響が少なくできることから，QOL の面からもより好ましい治療として広く用いられている[11]．日本においては，現在最も SRS 治療症例数の多い疾患となっている．また，施設によっては，多数の脳転移に対しても全脳照射を行わず，積極的に SRS を用いた治療を施行している．

(6) 神経膠腫

　神経膠腫は，なかでも悪性度の高い腫瘍は周囲の脳に浸潤性に進展していくことが多いため，照射範囲の辺縁における線量勾配が急峻であるガンマナイフ SRS の適応にはもともと向いていない．主として，手術，放射線治療，抗がん剤治療などの初期治療を施行した後の限局した残存腫瘍や再発腫瘍に対して，SRS の応用が試みられているが，その有効性については，まだ評価が定まっていない．

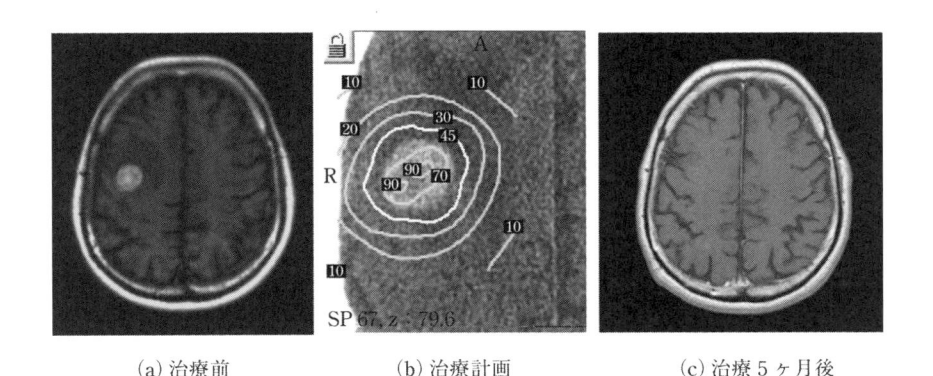

(a) 治療前　　　　　(b) 治療計画　　　　　(c) 治療 5 ヶ月後

図 2.32　転移性脳腫瘍に対するガンマナイフ治療の効果〔治療 5 カ月後，腫瘍は消失している〕

(7) 三叉神経痛

三叉神経痛の緩和を目的として，脳幹前方の三叉神経に対する 4 mm コリメータを用いた最大 80 Gy 程度の SRS が行われている（日本では保険適応外）．6 割程度で疼痛が消失，2 割程度で疼痛軽減が得られている．有害事象としては，顔面のしびれが 1 割程度に認められている．

2.5.8　まとめ

ガンマナイフによる SRS は，従来の脳外科的な治療の一部においては，それにとって代る有効な治療法として確立されたものとなってきた．また，画像診断の発達や治療計画システムの進歩，自動位置合わせ装置の導入などによって最適な治療がより容易に行われるようになってきた．さらには全く新しいタイプのガンマナイフも登場し，今後導入が進んでいくものと思われ，治療可能範囲が拡がることから，頭頸部領域などへの適応範囲の拡大も期待され，今後ますます広く用いられるようになって行くものと思われる．

文　献

1) Leksell L.: J. Neurol. Neurosurg. Psychiatry, 46（9）:797, 1983
2) Lindquist C., Paddick I.: Neurosurgery, 61（3 Suppl）:130, 2007
3) Kjellberg R.N., Hanamura T., Davis K.R., et al.: N. Engl. J. Med., 309（5）:269, 1983
4) Flickinger J.C.: Int. J. Radiat. Oncol. Biol. Phys., 17（4）:879, 1989
5) Flickinger J.C., Kondziolka D., Pollock B.E., et al.: Int. J. Radiat. Oncol. Biol. Phys., 38（3）:485, 1997
6) Flickinger J.C., Kondziolka D., Lunsford L.D., et al.: Int. J. Radiat. Oncol. Biol. Phys., 46（5）:1143, 2000
7) Kondziolka D., Lunsford L.D., Flickinger J.C.: Neurosurgery, 62（Suppl 2）:707, 2008
8) Shin M., Maruyama K., Kurita H., et al.: J. Neurosurg, 101（1）:18, 2004
9) Maruyama K., Kawahara N., Shin M., et al.: N. Engl. J. Med., 352（2）:146,

2005

10) Shin M., Kawahara N., Maruyama K., et al.: J. Neurosurg, 102(5):842, 2005
11) 寺原敦朗, 多湖正夫：乳癌の臨床, 16(6):563, 2001

2.6 サイバーナイフ

2.6.1 定位放射線照射（stereotactic irradiation：STI）

　定位放射線照射とは，きわめて正確な照射位置精度を保ち，精密な外部照射を行う放射線治療である．病変を中心とした狭い領域に対して，大線量の放射線を集中して照射する方法で，多方向から放射線を照射することにより，近接する正常組織への照射線量を減らし，病変部には大線量を与えることができる．集光性の高い照射である[1]．

　この概念は1951年，スウェーデンの脳神経外科医Leksellにより提唱された．通常の放射線治療では，病変と正常組織が混在した状態を想定し，放射線感受性の差を利用して治療するのに対し，定位放射線照射では当初，脳内病変に対して1回の照射で組織を破壊することを目的とした．このため，通常の放射線治療とは根本的に発想が異なるものであった．近年では放射線生物学の理論を取り入れ，分割照射による定位放射線照射も行われるようになってきている．定位放射線照射（stereotactic irradiation：STI）のうち，1回照射で治療が完結する場合を，定位手術的照射（stereotactic radiosurgery：SRS），分割照射の場合を，定位放射線治療（stereotactic radiotherapy：SRT）として区別している．照射精度については，治療期間中を通じて1 mm以内であることが必要とされる．

2.6.2 適応疾患

　定位放射線照射の主な適応疾患は，転移性脳腫瘍，脳動静脈奇形，聴神経腫瘍・髄膜腫などの良性腫瘍，他の悪性腫瘍などである．基本的には大きな腫瘍には適さず，通常は3 cm以下の病変が良い適応となるが，分割照射の導入により，ある程度サイズの大きな病変に対しても対応できるようになっ

（96）　第2章　放射線治療の最前線

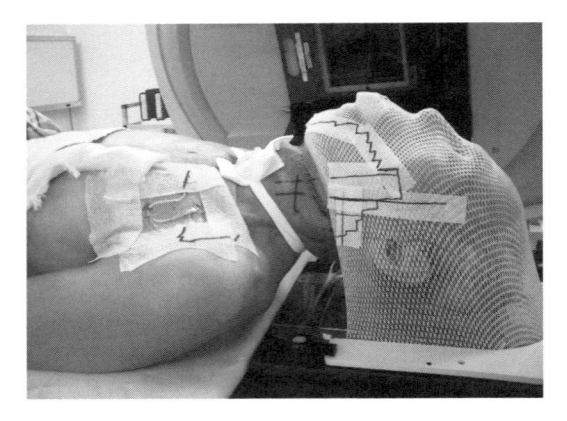

図2.33　頭頸部用固定具（シェル）

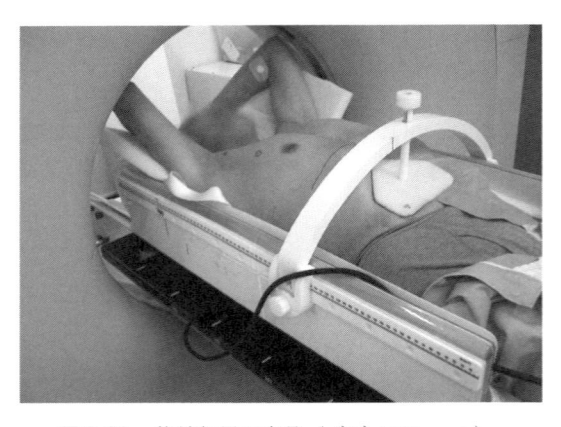

図2.34　体幹部用固定具（ボディフレーム）

てきている．

定位放射線照射はもともと頭蓋内病変に対する治療方法であるが，現在では，肺癌，肝臓がんなどの体幹部腫瘍の治療にも応用され，手術に匹敵する良好な成績が報告されている．2004年4月より体幹部定位放射線治療として保険適応となり，近年急速に普及している．体幹部の腫瘍では，患者の固定が困難，病変に呼吸性移動が伴うなど，頭蓋内病変に比べて高精度な治療を行うには困難な課題があるが，固定具の利用（図 2.33，2.34），四次元放射線治療の導入などさまざまな方法で照射精度を高める工夫がなされている．

2.6.3　サイバーナイフ

　サイバーナイフは，ロボットと高エネルギーX線発生装置を備えた放射線治療装置である（図 2.35）．多方向から，正確に放射線を照射することにより，より良い線量分布を得ることを目的として 1994 年スタンフォード大学の脳神経外科医 Adler 博士により開発された[2]．本邦に 1997 年に導入され，現在では米国を中心に約 100 台導入（本邦：22 台）されている．

(1) 原理

サイバーナイフは，ロボット，高エネルギーX線直線加速器（リニアック），自動位置計測装置（Target Locating System：TLS），三次元治療計画装置（Treatment Planning System：TPS）から成り立つ．次に各パーツについて説明する．

①ロボット

一般に放射線治療装置は，リニアックの回転にガントリシステムが使用され，アイソセンタを中心とする同一平面上の軌道を通り人体へ放射線を照射する（図 2.36）．一方，サイバーナイフでは，より高い空間的自由度を得るために，6 自由度をもつ工業用ロボットが使用されている．6 つの関節をもつことから，患者の治療台（寝台）を回転させることなく，高精度にあらゆる方向から病巣へ照射することが可能となる．ロボットアームは，自動車工場の溶接機器で使用されるものと同様に俊敏な動きに対応しているが，放射線治療機器として人体の周囲を移動することから，安全性のため可動速度は低速とされる．

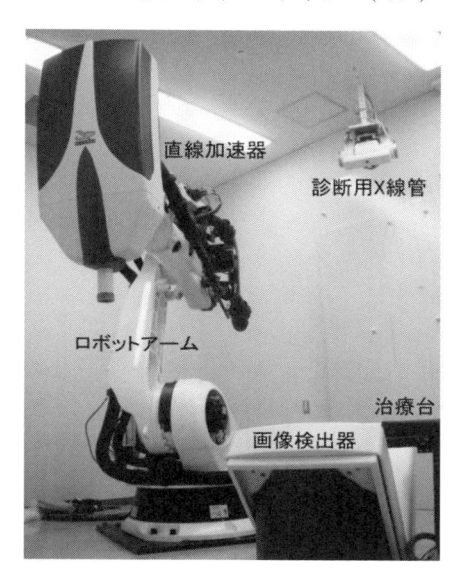

図 2.35　サイバーナイフ

また，従来の放射線治療ではアイソセンタ以外への照射は，機器の構造上不可能であったが，サイバーナイフでは可能である．これにより，病巣に対して接線上に照射することで，凹型状の複雑な形状の病巣に対しても，線量集中性が高く，線量均一性の比較的良い照射が実施できる．通常のサイバーナイフ治療では約 100〜300 方向からの照射が行われるが，複雑な形状では，最大で約 1200 方向からのビームを利用することもできる．

ロボットアームが照射の自由度を向上させるだけでなく，もう一つの特長として照射位置補正をロボットが担っている．患者が照射中に動いた場合，

(98)　第2章　放射線治療の最前線

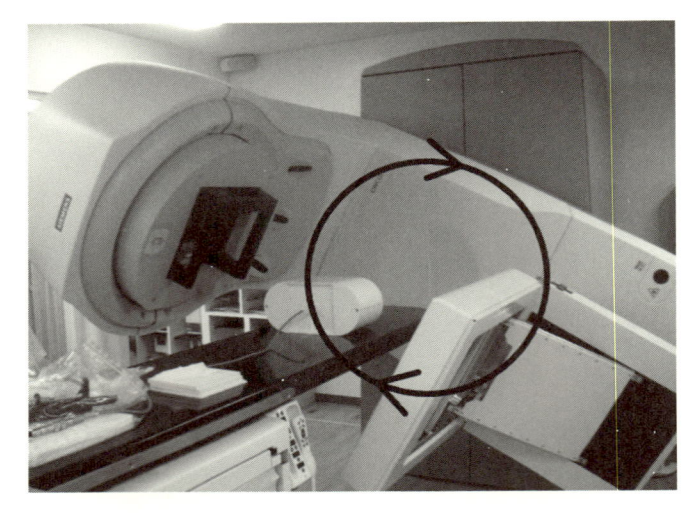

図 2.36　一般の放射線治療装置：回転ガントリシステム

それを自動的に追尾補正し照射可能である．本邦では現在のところ頭頸部領域の病巣に対してその威力を発揮しているが，海外ではこの特長をさらに生かし，肺や膵臓など，呼吸性移動を伴う病巣への治療として，動体追跡照射を用いた四次元放射線治療も行われている[3]．

②リニアック

高エネルギーX線直線加速器は，約 130 kg と軽量な X バンドリニアックを使用している．このためロボットへ搭載できた．エネルギーは 6 MV の X 線で，放射線の照射野を作成する（ビーム形状を整形する）コリメータが直径 5～60 mm まで 12 種類用意されている（図 2.37）．病巣の大きさや形状を考慮して，適切なコリメータサイズを選定する．1 回の治療に複数のコリメータを選択的に使用することもできる．また，通常の放射線治療装置では 2～5 方向という少ない照射方向から均一な照射を目指すため，ビームを平坦化するフラットニングフィルタが搭載されているが，サイバーナイフでは，先に述べた非常に多い照射方向を組み合わせ全体として放射線均一性の高い照射を実施するため，フラットニングフィルタは用いられていない．

③Target Locating System

サイバーナイフの治療台の斜め下方には，2対のX線カメラ系（フラットパネルディテクタ）が装備され，その対角線上の天井には，診断用X線管が設置されている．予め治療計画立案のために撮像したX線CT画像をもとに，診断用X線管に視点を置いた投影画像を再構成する．この投影画像はDRR（Digitally Reconstructed Radiography）画像と呼ばれ，画像処理のVolume renderingによるレイキャスティング法より作成される．治療中あるいは，照射開始直前の患者の透視画像

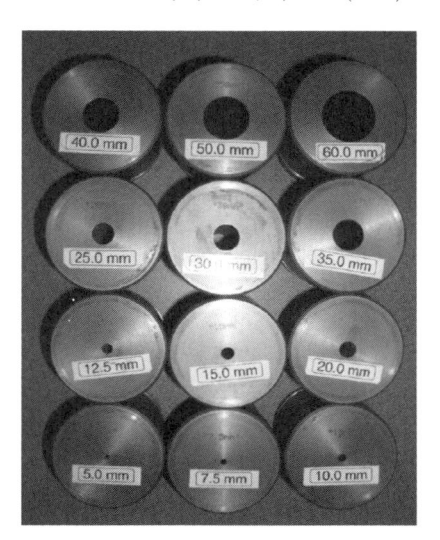

図2.37　各種コリメータ

と，DRR画像とをコンピュータ上でテンプレートマッチング法により比較することで，患者の位置情報を得ることが可能である（図2.38）．

本システムは，治療開始時の患者の位置決定にも使用される．治療中は，1ないし数ビーム毎にX線透視撮影を行い位置を確認し，体動により患者が動いたとしても，1 cm以下の動きであれば，ロボット側で自動的に補正を行い照射を継続する．1 cmを超えた場合は，安全確保のためシステムによ

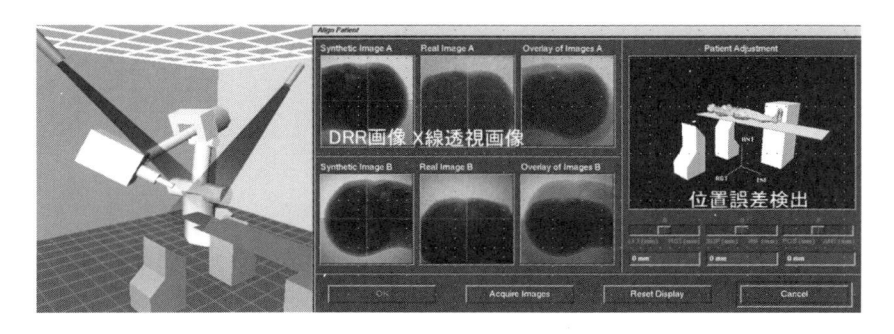

図2.38　位置誤差検出（DRR画像とX線透視画像の比較）

り治療が中断される．TLS を用いることにより，サイバーナイフ治療では，強固な固定具を用いることが不要となった．

海外では，この特長を生かし，頭頸部領域はもちろん全身への応用がなされている．多くの部位へは金属マーカーを病巣部へ埋め込み，病変の移動，形状の変化を把握する必要があるが，脊椎を自動的に識別し追跡照射を行う方法も実用化され，金属マーカー不要で照射を高精度に行うことも可能となった．

④Treatment Planning System

サイバーナイフ治療では，照射方法が特殊であることから，汎用の放射線治療計画装置は使用できない．一般に使用される外部放射線治療計画装置と同様に，体内の線量分布計算には X 線 CT 画像が用いられる．病巣部，正常組織の正確な同定のため，X 線 CT 画像に加えて，MRI 画像等を fusion させることもできる．

治療計画者は，病巣および正常組織形状の同定を行い，適切なコリメータサイズを決定すれば，治療計画装置上で半自動的に最適な線量分布を得ることができる．このとき，治療計画装置内部で線量分布の最適化計算がなされている．次に示すとおり最適化には大きく二つに分かれ，フォワードプランとインバースプランである．

・線量分布の最適化

線量分布の最適化を行う上で，病巣あるいは正常組織を含む決定臓器に対して，線量の制約条件も必要とされる．一つは，フォワードプランと呼ばれるものである．外部放射線治療では，治療計画者がビームの入射方向，ビームのエネルギー，各ビームの重みを変化させ，線量分布，DVH を用いて線量評価を行う．臨床上，病巣への十分な線量投与，正常組織へのできる限り低く抑えた線量を満たすべく，試行錯誤を行うものである．もう一つは，インバースプランと呼ばれるもので，治療計画立案の際に，描いた病巣および正常組織の輪郭情報（解剖情報）を元に，治療計画者は，各臓器へ処方したい線量（最小線量），あるいは正常組織へは抑えるべき最大線量を決定する．コンピュータにより反復計算が行われ，最適な線量分布を作成するためのパ

ラメータが算出される．外部放射線治療では，一般にビーム強度をパラメータとして扱う．

サイバーナイフでは，治療計画者が選定したコリメータサイズをもとに，照射可能なビーム方向から，まず選択的に最適なビーム方向を選び，そのビーム方向からのビーム強度を 2 段階目として最適化する．数学的解法で Simplex linear programming 法が用いられている．これにより，病巣部への最小線量，正常組織への最大線量を考慮した線量分布の最適化が実施される．すなわち，最適化計算に使用されるパラメータは，ビーム方向およびビーム強度の 2 種類となる．また，最終結果として得られた線量分布に対して，手動にて微調整を加えることも可能である．あくまでも数式演算による最適化計算のため，適切なパラメータ設定が必ずしも見つかる保証はない．治療計画作成者は，臨床的知識だけでなく，最適化に関する理解も不可欠である．

(2) 精度管理

放射線治療の基本は，照射位置と照射線量で成り立つ．正確な位置と処方

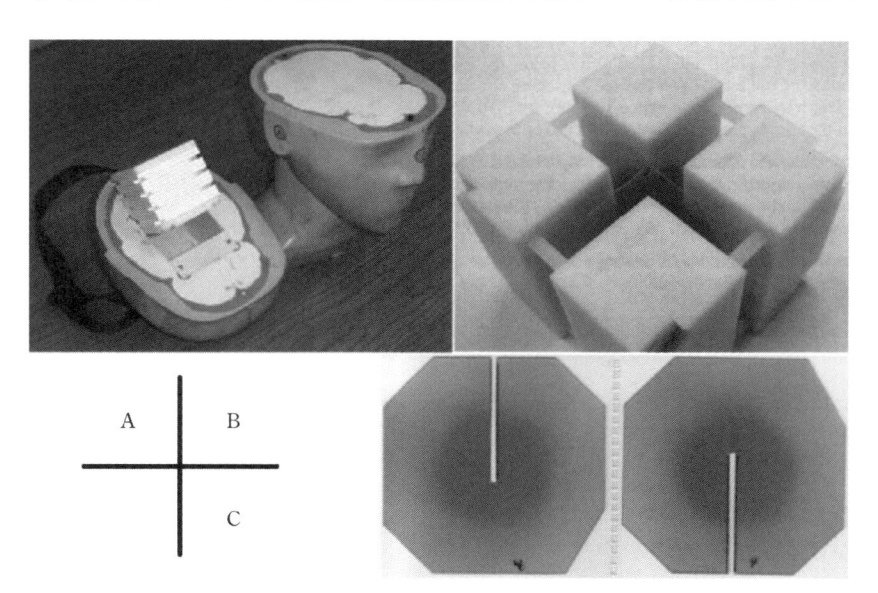

図 2.39 End-To-End 試験（A：頭部人体模型，B：立方体に装填されたフィルム，C：照射後のフィルム）

線量を担保しておく必要がある．サイバーナイフは，ロボット，TLS，線量分布の最適化計算等，一般の放射線治療装置とは異なる構成であり，その精度管理方法も独自のものである．定期的な精度管理の一つとして End-To-End 試験がある．頭部人体模型に 1 辺 64 mm の立方体を装填する．立方体に対して球形の照射をする治療計画を立案する．線量分布の評価にはフィルムを用い[4]，フィルムを格子状に装填することにより空間的な照射領域の解析が可能となる（図 2.39）．照射後のフィルムから照射領域の重心位置を計測し誤差を判定する．サイバーナイフでは日頃の誤差計測の蓄積されたデータから得た誤差情報をソフトウェア上でフィードバック補正することで，照射精度向上を図っている．

文　献

1) Schell M. C., et al.: Stereotactic radiosurgery, AAPM (American Association of Physicists in Medicine) Report No. 54：1-83, 1995
2) Adler J. R., et al.: The Neurotron 1000: A system for frameless stereotactic radiosurgery, Perspectives in Neurological Surgery, 5：127-133, 1994
3) Koong A. C., et al.: Phase II study to assess the efficacy of conventionally fractionated radiotherapy followed by a stereotactic radiosurgery boost in patients with locally advanced pancreatic cancer, Int. J. Radiat. Oncol. Biol. Phys., 63：320-323, 2005
4) Wilcox E. E., et al.: Evaluation of GAFCHROMIC® EBT film for CyberKnife® dosimetry, Med. Phys., 34：1967-1974, 2007

2.7　トモセラピー

2.7.1　トモセラピーの概要

　トモセラピー（tomotherapy）とは強度変調放射線治療（IMRT：intensity modulated radiation therapy）を行う照射法の一つであり，文字通りに訳すと"スライス治療（slice therapy）"を意味する．通常の X 線を用いた放射線

治療と比較してトモセラピーはコンピュータ断層撮影（CT：computed tomography）装置のような薄いスリット状のビームを用いて治療を行う．1990年代中期に，NOMOS Corporation がこのコンセプトを最初に実現した．これは PEACOCK システムと呼ばれるものであり，トモセラピーの中でもシリアルトモセラピー（serial tomotherapy）と呼ばれている[1〜4]．PEACOCK は従来から使用されている線形加速器（LINAC：linear accelerator）に MIMiC と呼ばれるコリメータを取り付けて，薄いスライスのスリットビームを形成して照射を行うシステムである．汎用の LINAC に取り付けるシステムであるので，ガントリの回転角度に制限があり，さらに体軸方向に長い照射を行う場合にアークごとにカウチ（寝台）を移動させなければならず，少しでもカウチの位置がずれた場合に照射野のつなぎ目で誤差が生じるという問題点がある．このようなシリアルトモセラピーの問題点を克服できる照射法として，ヘリカルトモセラピー（helical tomotherapy）が紹介された[5〜7]．本書ではヘリカルトモセラピーを中心に説明を行っていく．

2.7.2 ヘリカルトモセラピー

現在利用できるヘリカルトモセラピーの装置は Hi-Art と呼ばれる装置である[8]．外観を図2.40に示す．座標系は IEC（international electromechanical commission）規格で定義されており，ガントリ左右方向が X 軸，高さ方向が Z 軸，奥行き方向が Y 軸である．ガントリの開口直径は 85 cm である．

図2.41にガントリの模式図を示す．LINAC はスリップリングに取り付けられており，連続で回転できる機構となっている．対側には CT 撮像用のキセノン検出器とビームストッパが配置されている．ターゲットから回転中心までの距離（SAD）は 85 cm である．LINAC の下にはプライマリーコリメータと，約 6 mm 幅の 64 枚の多分割コリメータ（MLC：multileaf collimator）が配置されている．体軸方向（Y 軸方向）の照射野はプライマリーコリメータにより形成され，1〜5 cm の範囲で照射野幅が選択可能である．MLC をすべて開くとガントリ中心で約 40 cm の照射野となり，これが CT の視野（FOV）となる．

(104) 第2章 放射線治療の最前線

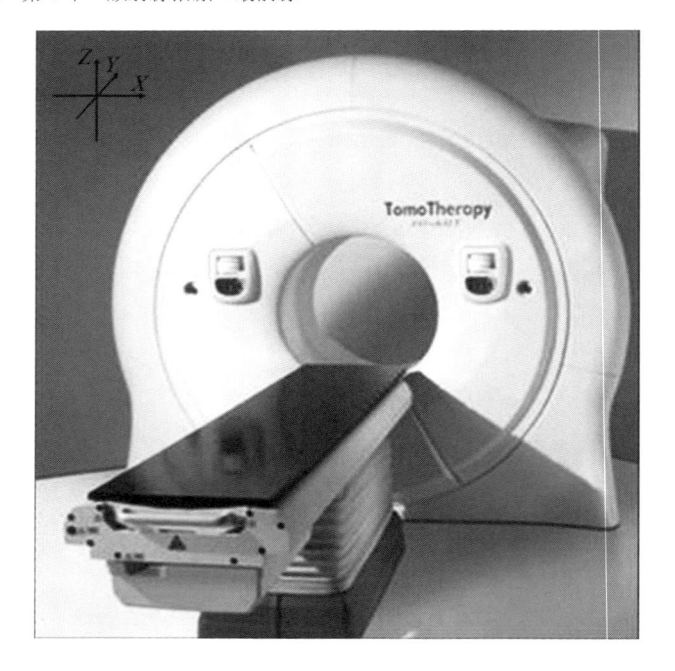

図 2.40 Hi-Art システムの概観

汎用の LINAC に取り付けられているフラットニングフィルタは装備されておらず，線量プロファイルは図 2.42 に示すようにコーン状となる．
　治療時には，診断用ヘリカル CT と同様に LINAC を連続で回転させながらカウチを移動させて照射を行う．この動作がらせん状（helical）になるのでヘリカルトモセラピーと呼ばれる．そして，CT 撮像用の検出器が装備されているため，治療開始前に CT 画像を取得して利用する画像誘導放射線治療（IGRT：image guided radiation therapy）が行え，高いセットアップ精度を要求する IMRT の安全な実施を可能としている．治療に使用する X 線は 6 MV であり，線量率はガントリ中心で約 8.5 Gy/min である．Hi-Art システムは独特な照射法であるために，専用のプランニングシステムが付属されている．さらに，治療可能な領域が直径 40 cm，長さ 160 cm という広範囲であり，様々な治療に対応可能である．

2.7 トモセラピー (105)

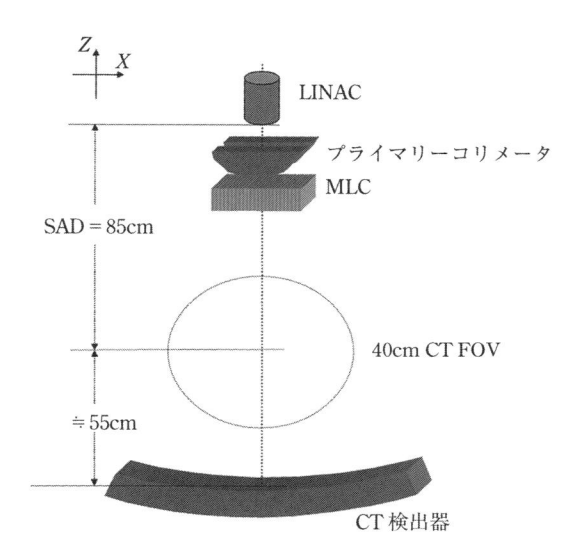

図 2.41 ガントリの模式図（座標系はガントリ角度 0 度の場合）

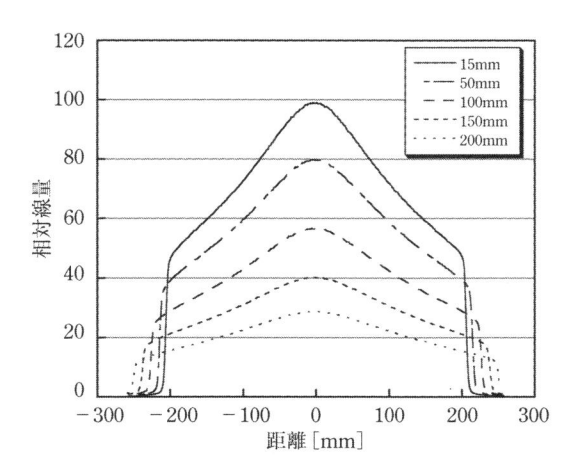

図 2.42 X 軸方向の線量プロファイル（ガントリ角度 0 度の照射）（水ファントム中で深さごとに測定した結果）

(106) 第2章 放射線治療の最前線

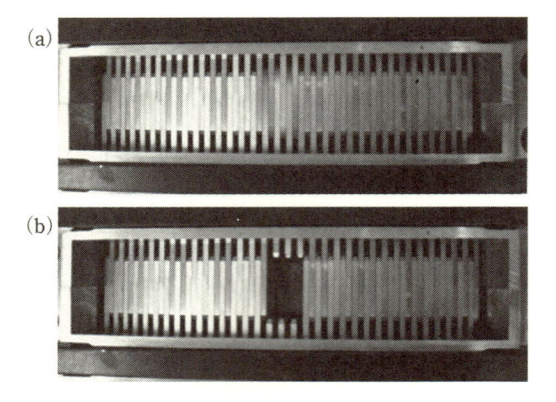

図 2.43 Hi-Art システムの MLC〔(a)すべてのリーフが閉じている状態，(b)中心の 6 リーフが開いている状態．プライマリーコリメータと同様に Y 軸方向に開閉する．治療時は X 線が常に出力されておりリーフの開閉によってビームを取り出す〕

2.7.3 MLC

Hi-Art システムの MLC は，完全に開いた状態か完全に閉まった状態でのみ動作が定義される．実際の MLC の写真を図 2.43 に示す．二つの動作のみであることから，バイナリ（binary）MLC と呼ばれる．この MLC を用いた照射法では，可能な限り開きかけの状態で照射する時間を短くしたほうが良く，照射中に高速でリーフを動作させることが望ましい．そこで，Hi-Art システムでは高圧縮の空気によって高速でリーフを動作させている．

MLC の動作はサイノグラムと呼ばれるファイルで定義されている．図 2.44 にサイノグラムの例を示す．縦軸はプロジェクション番号で，横軸はリーフ番号である．プロジェクション毎に MLC の動作が定義されており，ガントリ 1 回転あたり最大 51 プロジェクションで照射が可能である．1 プロジェクションの時間はガントリ回転速度に依存するが，ガントリ 1 回転あたりの時間を 15 s（治療時の最短の回転時間）とすると 1 プロジェクションあたりの時間は約 294 ms（15s/51）となる．そして，1 プロジェクションの中でもリーフ毎に開閉時間を変化させており，X 線強度の変調を行っている．実際の治療における最短の開閉時間は約 20 ms である．このように，汎用 LINAC の MLC よりも高速で動作を行い，実際の治療では 1000 以上のプロジェクションを用いて治療が行われる．

2.7 トモセラピー (107)

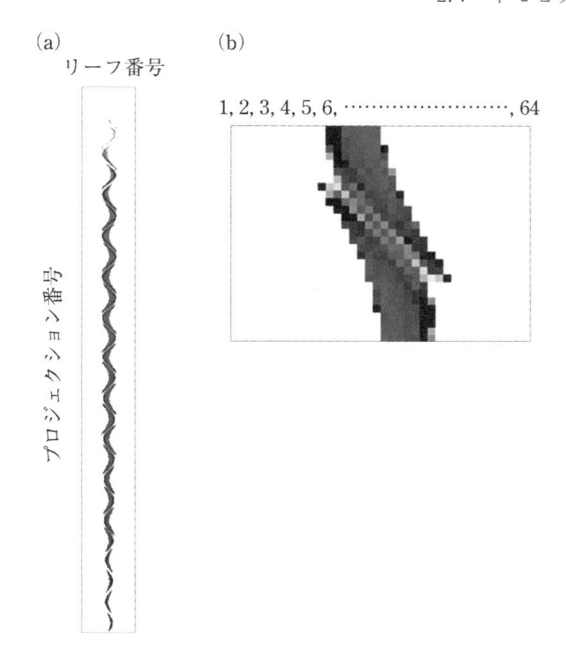

図 2.44 サイノグラムの例〔(a)前立腺 IMRT に用いたサイノグラム，(b)(a)の一部を拡大したものである．横軸は 64 ピクセルあり，それぞれのリーフに対応している．そして，プロジェクションごとにリーフの開閉時間が記述されており，ここではそれが濃度で示されている．薄い方がそのプロジェクション内でリーフの開閉時間が短いことを意味する．〕

2.7.4 カウチ

Hi-Art システムのカウチはフラット天板であり，治療時にはガントリの回転と共に Y 軸方向へ連続的に移動する．ガントリ 1 回転あたりのカウチの移動距離は下式で求まるピッチを用いて表現される．

$$\text{ピッチ} = \frac{\text{ガントリ1回転当たりのカウチ移動距離[mm]}}{Y\text{軸方向の照射野幅[mm]}}$$

ピッチが 1 未満の場合，Y 軸方向の照射野幅よりカウチの移動距離が小さくなる．これにより，ガントリ回転毎の照射野が重なりをもち，つなぎ目の

ない線量分布が得られる．このようにシリアルトモセラピーにおけるつなぎ目の問題点は改善される．しかしながら，Hi-Art システム特有の現象も生じる．それは"thread effect"と呼ばれるものであり，線量分布が波状になる現象である[9]．この現象は広がりをもつファンビームの X 線を使用して，ヘリカル走査をすることが原因であり，ガントリの中心から離れるに従い影響が大きくなる．また，この影響はピッチの値により大きくも小さくもなる．

2.7.5 MVCT

Hi-Art システムは，治療時と同じ LINAC から得られる 3.5 MV の X 線を用いて CT の撮影が可能である[10]．この CT は，MV のエネルギーの X 線を用いているため一般的に MVCT と呼ばれ，診断用の CT はエネルギーが kV であるために kVCT と呼ばれる．診断用と比較して高エネルギーの X 線を用いていることにより義歯などによる金属アーチファクトが出ないという利点を有する．図 2.45 に治療計画に用いた kVCT と Hi-Art システムで得られた MVCT の画像を示す．MVCT では金属アーチファクトが出ていないことが分かる．また，治療直前に MVCT を撮影して，治療計画の CT 画像と重ね合わせを行うことで照射位置を補正することも可能である．この補正はレジストレーションと呼ばれ，Hi-Art システムのソフトウェアでは 6 軸の解析を行うことができる．しかし，実際に照射位置の補正が可能なのは X, Y, Z の 3 軸と，Y 軸回りの Roll のみである．MVCT の画像は骨だけではなく組織のコントラストも識別できるので，組織あるいは腫瘍を基にしたレジストレーションを行うことができる．また，撮影には治療に使用する LINAC を用いていることにより，実際の治療時と同じ状態で撮影ができ，カウチのたわみは同一条件となり考慮する必要がないという利点を持つ．撮影できるスライス厚は 2 mm，4 mm，6 mm の 3 種類であり，CT 撮影時のガントリ回転速度は 1 回転あたり 10 s の固定である．

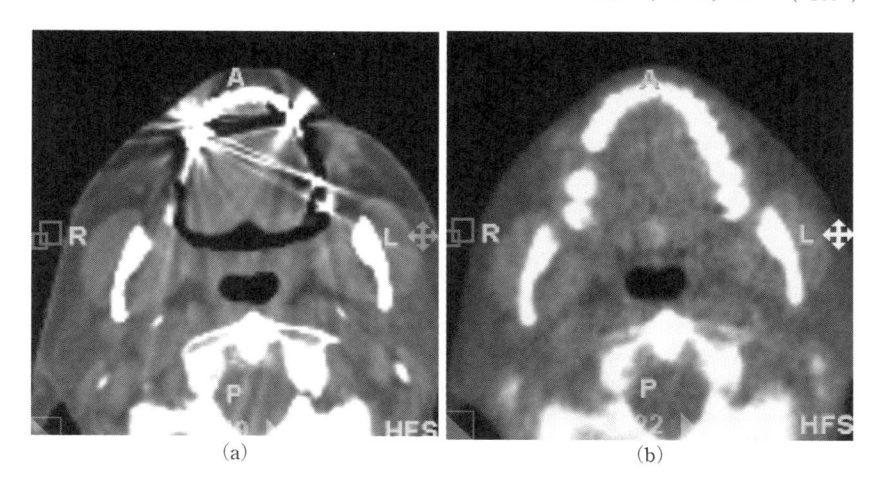

図 2.45　(a) kVCT と (b) MVCT の比較 [11]

2.7.6　プランニングシステム

　Hi-Art システムに付属しているプランニングシステムはフォワードプランニングの機能はなく，インバースプランニングによる最適化計算のみが行える．ユーザーが選択可能なのは Y 軸方向の照射野サイズとピッチであり，MLC の動作とガントリ回転速度は最適化計算時に自動で決定される．ガントリ回転速度は投与線量等によって 1 回転当たり 15～60 s の範囲で選択される．また，計算は convolution-superposition という計算アルゴリズムを用いて行われる [12]．計算された線量分布の例を図 2.46 に示す．プランニングシステムに入力されているビームデータは，出荷前に工場で測定したデータが入力されており，使用する施設においては確認の実測を行うのみである．設置後にビームデータが変わる部品を交換した場合は，再度ビームデータを取得してプランニングシステムに登録するのではなく，入力されているビームデータの許容範囲に収まるまで治療機を調整することで整合性を保っている．

　実際に計画された通りに線量を投与するためには，MLC とガントリおよびカウチの動作がそれぞれ同期することが必要となる．しかし，これらの動

(110) 第2章 放射線治療の最前線

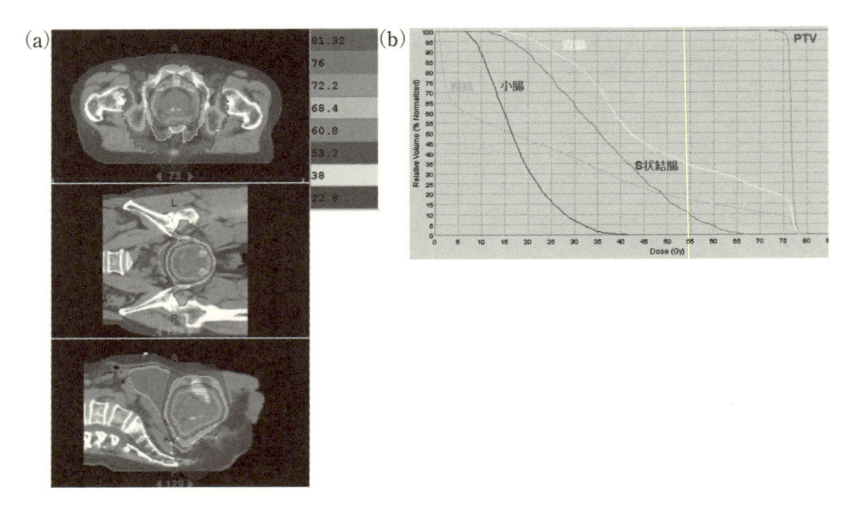

図 2.46 (a) Hi-Art システムで計算された前立腺照射の線量分布（Gy 単位）〔このプランの照射時間は 215 s である．(b)は(a)の線量体積ヒストグラム（DVH : dose-volume histogram）．それぞれの線の色は(a)で囲まれた臓器を示している〕

作は X 線出力が一定であることが前提で行われており，たとえ照射中の出力が不安定となっても動作に補正が加わることはない．このため X 線出力の安定性を確保することは重要な精度管理の項目である．

文　献

1) Carol M. P. : Int. J. Imag. Syst. Technol., 6 : 56, 1995
2) Grant III W., Cain R. B. : Med. Dosim., 23 : 237, 1998
3) Varellen D., Linthouta N., Van Den Bergea D., Bel A., Storme G. : Int. J. Radiat. Oncol. Biol. Phys., 39 : 99, 1997
4) Low D. A., Chao K. S. C., Mutic S., Gerber R. L., Perez C. A., Purdy J. A. : Int. J. Radiat. Oncol. Biol. Phys., 42 : 681, 1998
5) Mackie T. R., Holmes T. W., Swerdloff S., Reckwerdt P. J., Deasy J. O., Yang J., Paliwal B., Kinsella T. : Med. Phys., 20 : 1709, 1993
6) Mackie T. R., Holmes T. W., Reckwerdt P. J., Yang J. : Int. J. Imag. Syst. Technol., 6 : 43, 1995

7) Mackie T. R., Balog J., Ruchala K., Shepard D., Aldridge S., Fitchard E., Reckwerdt P., Olivera G., McNutt T., Mehta M.: Semin. Radiat. Oncol., 9:108, 1999
8) Mackie T. R., Olivera G. H., Kapatoes J. M., Ruchala K. J., Balog J. P., Tome W. A., et al.: Helical tomotherapy. In: Palta P., Mackie T. R., editors, Intensity-modulated radiation therapy: the state of the art, College Park MD: American Association of Physicists in Medicine, 247, 2003
9) Kissick M. W., Fenwick J., James J. A., Jeraj R., Kapatoes J. M., Keller H., Mackie T. R., Olivera G., Soisson E. T.: Med. Phys., 32:1414, 2005
10) Ruchala K. J., Olivera G. H., Schlosser E. A., Mackie T. R.: Phys. Med. Biol., 44:2597, 1999
11) Beavis A. W.: Br. J. Radiol., 77:285, 2004
12) Lu W., Olivera G. H., Chen M. L., Reckwerdt P. J., Mackie T. R.: Phys. Med. Biol., 50:655, 2005

2.8 高精度・動体追尾画像誘導放射線治療装置

2.8.1 はじめに

　現在の放射線治療の主流は，医療用電子リニアックである．これは，電子リニアックで4〜20MeVに加速された高エネルギー電子線を金属ターゲットに照射して発生する制動放射X線を利用するものであり，光子線（X線）治療と呼ばれている．光子線（X線）は，体内では指数関数的に減衰し，深度方向の線量制御を行うことはできない．これに対して，数百MeVの高エネルギーに加速された陽子線や，数GeVの高エネルギーに加速された炭素線等の重粒子線は，その加速エネルギーに応じた体内での飛程の終点付近で選択的に線量を付与する特性（ブラッグ・ピーク）があり，深度方向の線量制御が可能となる点で優れている．この特性を活かして，陽子サイクロトロンや重粒子シンクロトロン等の大型の加速器設備が建設され，特に，光子線治療に抵抗性の悪性腫瘍に対する良好な臨床成績が報告されているが，設

備の建設費および運転・維持経費が高額であり,広く普及するものとはなっておらず,広く普及可能な経済性を有し,照射精度を改善して大幅な治療成績の向上が可能な,普及型の革新的放射線治療装置の開発が,時代の要請となっている.

医療用電子リニアックは,米国および英国を中心に開発が進められ,1980年代初頭には,加速器技術としてはほぼ完成の域に達しているが,高精度放射線治療の観点からは,自由度の高い線量分布の形成,高精度照準という問題を解決する必要があり IMRT (Intensity-modulated Radiation Therapy),IGRT (Image-guided Radiation Therapy) および動体追尾照射治療が光子線治療の将来技術として開発されつつある.

筆者等は,電子リニアックによる光子線治療に,上記の IMRT,IGRT および動体追尾照射治療の三つを高度に統合化し,高精度の放射線治療が容易に施行できるような統合型の放射線治療装置が,普及型の革新的放射線治療装置の主流となると考えて本システムを開発した.

2.8.2 本システムの概要

本システムは,基本的には一般の医療用電子リニアックと同じアイソセントリックな装置であるが,体動を追跡して治療線を高速に移動するために,図 2.47 に示す「ジンバル支持 X 線ヘッド方式」を考案し導入した[1].X 線ヘッドは,その重心位置で Pan 軸および Tilt 軸の 2 軸のジンバル上に支持されており,ジンバル中立点では治療線はシステムのアイソセンタを通過する.ジンバル軸からアイソセンタまでの距離は約 1 m で,±2.5°

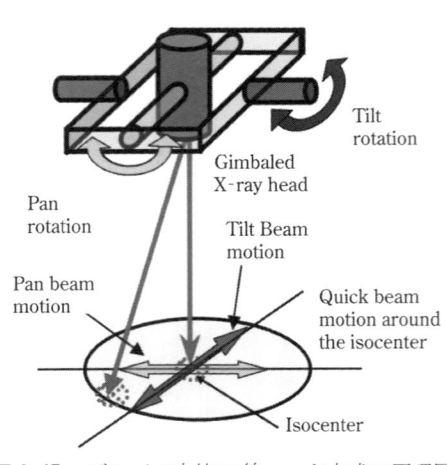

図 2.47 ジンバル支持 X 線ヘッド方式の原理図

の小角のジンバル軸の回転により，アイソセンタを中心として1辺が 80 mm の正方形の範囲内の任意の位置を高速に照準可能である．ジンバル駆動機構は X 線ヘッドの慣性モーメントを駆動するのみでよく，呼吸動はもちろんのこと拍動による動体の追尾も可能である．

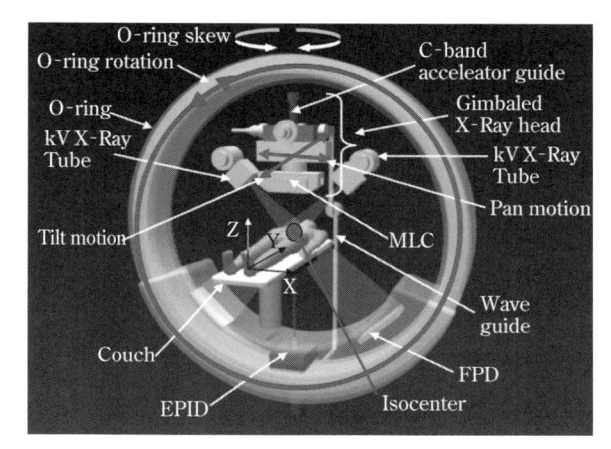

図 2.48　O-Ring 構造の概要図

ジンバルは，図 2.48 に示すように高剛性の O-Ring 構造で支持されている．

O-Ring は，システムのアイソセンタを中心として，360° 回転して照射門を設定する他，カウチと接触しない範囲でその鉛直軸の周囲で Skew 回転して，患者の体軸に対して傾斜した方向からの治療線の照射（ノンコープラナー照射）を可能とする．O-Ring 構造は，従来の医療用電子リニアックのガントリ構造と比較して遥かに高剛性ではあるものの，X 線ヘッドの位置により若干の機械的な撓みを起こすため，Pan 軸の回転によりこれを補正しており，アイソセンタで 0.1 mm 以下の精度で照準が可能である．O-Ring 上には，2 組の kV X 線管球とアイソセンタを挟んでこれと対向するように置かれた FPD（Flat Panel Detector）から構成されるイメージングサブシステムが装備されている．また，X 線ヘッドとアイソセンタを挟んで対向する位置には，EPID（Electronic Portal Imaging Device）を備えて，治療線による照射画像のモニタを可能としている．EPID の下には，鉄板および鉛板から構成されるビームストッパを設け，治療室の放射線遮蔽要求を軽減するとともに，O-Ring 全体の重心をシステムのアイソセンタと一致させるためのカウンタウェイトとしている．O-Ring の具体的な構造を図 2.49 に示す．

患者の体形への対応や治療の自由度の点から，アイソセンタと X 線ヘッ

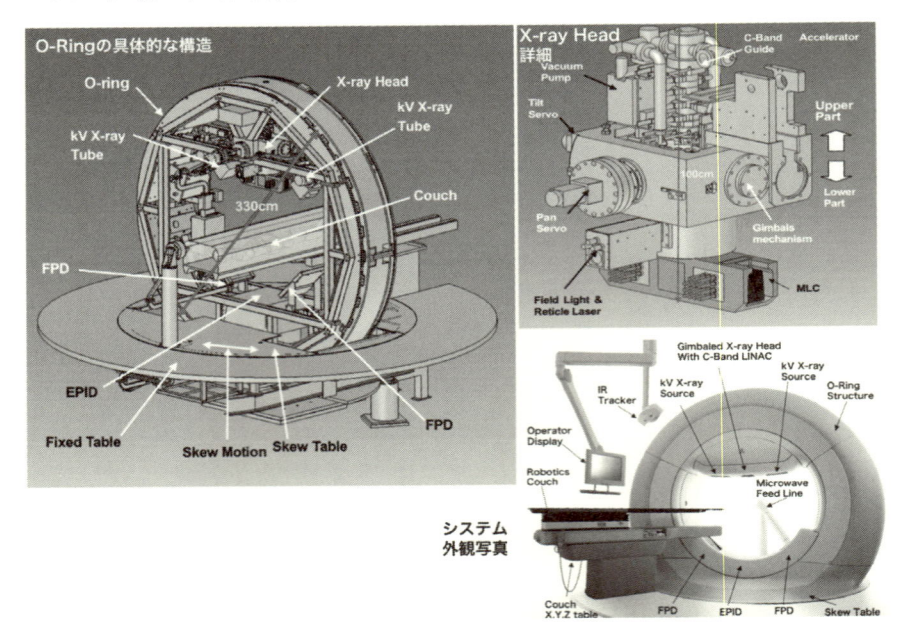

(114) 第2章 放射線治療の最前線

図2.49 システムの具体的な構成

ド出口の距離は，一般の医療用電子リニアックと同等の 50 cm とし，また，既存の治療室の改造規模を最小限とするため，O-Ring の最外径は約 3.3 m とした．O-Ring は Inner Frame と Outer Frame から構成され，Inner Frame は，Outer Frame からリニアモーションベアリングを介して支持されて O-Ring 回転を行う．本システムの外観写真を図2.49 に示す．

X 線ヘッドには，アイソセンタにおいて 5 mm のリーフ幅の 30 リーフ対をもつ MLC を装備して IMRT を可能としている．

X 線のエネルギーとしては，脳，頭頸部，肺野等の治療に最適な 6 MV（6 MeV 電子線による制動輻射 X 線の意）を選定したが，IMRT を前提とすれば，前立腺等の深部の治療にも臨床上問題なく適用できることが報告されている[2]．また，最大照射野は，前立腺等の体幹部治療も考慮して 15 cm×15 cm とした．更に，定位治療時には 1 回に 10 Gy 以上の大線量を投与するが，照射時間短縮のため，線量率としては 500 cGy/min（ピーク深にお

いて）とした．

イメージングサブシステムは，ステレオ X 線フルオログラフ機能により，腫瘍そのものや腫瘍近傍に設置されたマーカーをリアルタイム追跡して動体追尾照射治療を可能とするとともに，X 線ラジオグラフ機能により，治療計画時の X 線 CT 画像から再構成した DRR（Digitally Reconstructed Radiograph）との画像自動照合を行って骨構造基準の IGRT が実施可能である．また，O-Ring 回転により取得した CBCT（Cone Beam CT）画像を，治療計画時に取得した X 線 CT 画像と自動照合を行って，IGRT が実施可能である．

2.8.3 X 線ヘッド

図 2.49 に X 線ヘッドの概要図を示す．X 線ヘッドの高さは O-Ring の外径により 1 m 以下に制約されており加速管端部の電子銃用の高圧配線の空間余裕を考えれば，加速管の全長は，電子銃まで含めて約 40 cm に制約される．動体追尾照射治療に必要なジンバル角速度を実現するため，X 線ヘッドの重量は極力軽くしかも，ジンバル軸周りの慣性モーメントも極力小さくする必要がある．一方，漏洩 X 線に対する規制を満足するためには X 線ターゲット周りの遮蔽は必要不可欠であり，また X 線ターゲット以降のビームラインの遮蔽や MLC の重量も軽減することはできない．このため，加速管自体の軽量化を徹底するとともに，ビーム収束用の磁気デバイスを一切必要としない設計とした．また，加速管自体も内部でビーム損失が発生すれば，制動放射により漏洩 X 線の線源となるため，特に高エネルギー部分でのビーム損失を最小化するとともに，加速管内の最大表面電界を 120 MV/m 以下に抑えて，暗電流[3]を抑制する設計とした．

2.8.4 C バンド電子加速管

一般の医療用電子リニアックでは，伝統的に S バンド（2～4 GHz）のマイクロ波が使用されているが，C バンド（4～8 GHz）や X バンド（8～12 GHz）等のより高い周波数を選択すれば，共振空洞を周波数に反比例して小

型化でき，加速管の小型化が可能である．また，Kilpatrick の経験式[4]によれば，真空中の放電破壊電界はほぼ周波数の平方根に比例して上昇し，より短い管長で目標の加速エネルギーが得られる．一方，医療用途や工業用途の電子リニアックの場合，加速管にマイクロ波を供給する導波管系は，ロータリ・ジョイント等の可動部が存在したり，スペースやコストの制約のために高真空に保つことができず，SF6 等の絶縁ガスを使用する場合が多いが，筆者の経験では，S バンドでの実用的な上限が 7～8 MW であり，C バンドではその半分の 3～4 MW，X バンドでは更に 1.5～2 MW 程度に低下し，これが周波数選択の律則要因となっている．また，適当な高ピーク出力のマイクロ波源が容易に入手できることも重要な点であり，S バンドでは，リニアック用に種々のクライストロンやマグネトロンが選択でき，C バンドでは 5～50 MW の範囲で東芝製のクライストロンが入手可能であるが，X バンドでは，容易に入手可能なマイクロ波源は，比較的低出力のマグネトロンが 1 種類あるに過ぎない．これらの点から，筆者等は C バンドを選択した．今

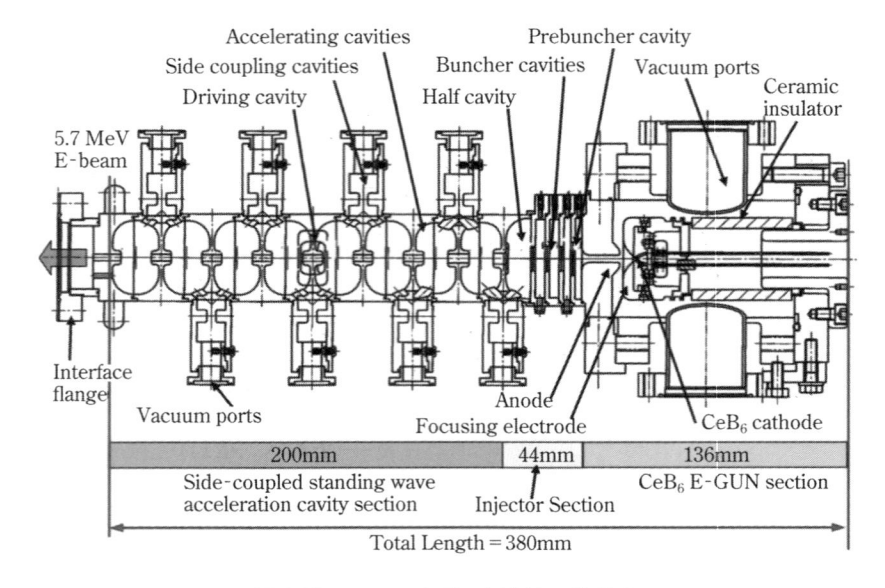

図 2.50　C-バンド電子加速管の説明図

回開発した電子加速管を図 2.50 に示す[5]．

　加速構造は定在波型であり，同軸結合型のインジェクタ部とサイド結合型の加速空洞部から構成されている．通常の医療用電子リニアックの電子加速管では，高電界の側方結合型の半空洞へ 10～30 kV 程度の低電圧の電子銃から直接電子ビームを入射するのが普通であるが，ビーム透過率（出力ビーム電流を入射ビーム電流で除した値）が悪く，電子銃から入射したビームの約 30%程度が加速されるに過ぎない．このため，一つのプリバンチャ空洞と二つのバンチャ空洞およびこれらを結合する二つの結合空洞の計 5 空洞から構成される同軸結合型のインジェクタ部を備えて，バンチング特性を大幅に改善し，50%以上のビーム透過率を確保する設計として，必要な入射ビーム電流を減らし，電子銃出口以降の低加速電界部での空間電荷効果によるビーム特性の劣化を回避している．また，バンチング特性の改善により，加速管内部でのビーム損失も抑制され，加速管からの漏洩 X 線を低減する効果も期待できる．インジェクタ部から出力される約 0.3 MeV の電子ビームは，加速空洞部で 5.7 MeV まで加速される．加速空洞部のほぼ中央付近には，側方結合空洞と直交する方向に，結合アイリスをもったドライブ空洞を設け，高周波窓経由で加速マイクロ波を供給している．インジェクタ部の最終空洞は半空洞のバンチャ空洞であり，加速空洞部からやはり側方結合で給電している．収束磁場無しで良好な特性を確保するため，電子銃はできるだけ小径のカソードを用いて必要最小限度のパービアンスを確保しつつ過収束とならないよう工夫し，直径 2 mm の CeB_6 単結晶のカソードを使用した．小径のカソードを採用したため適当なグリッド電極が配置できず，ビーム電流をカソード温度で制御するダイオード型電子銃とせざるを得ないが，グリッド電極によるビーム電流制御を行うトライオード型と比較してビーム電流の制御性に劣るため，加速管のビーム・ローディング特性（ビーム電流とビーム・エネルギー関係）の傾斜を一般の医療用電子リニアックの定在波加速管の 1/4 程度に抑え，ビーム電流変化がビーム・エネルギーに与える影響を抑制している．

2.8.5 電子リニアック・システム

マイクロ波源としては，PPM（Periodic Permanent Magnet）型の収束磁界を持つ東芝製の C バンド（5.712 GHz）・クライストロン（E3773A）を採用し，クライストロン部分を大幅に軽量化して，Skew Table に装備している．また，クライストロン・モジュレータとしては，長年の実績のある共振充電型のライン・タイプ・パルス電源を採用し，ディジタル制御の De-Q 回路により充電電圧を制御し，サイラトロンでスイッチングを行っている．高精度の線量投与を実現するためには，加速器の制御が重要であるが，特に C バンドでは，温度変化による加速管の共振周波数の変化が，従来の S バンド加速管と比較して 6 倍以上にも達し，従来型のアナログ AFC（Automatic Frequency Controller）では対応できず，広いキャプチャ・レンジと高速のロックオン特性を持ったディジタル型の AFC を新規に開発して採用した[6]．また，透過型線量計の出力を処理して上記 De-Q 回路にフィードバックし，クライストロン出力により制御するエネルギー安定化制御機構を新規に開発して盛り込んだ．

2.8.6 動体追尾照射の機構

動体追尾照射の全体システム概念図を図 2.51 に示す．全系は，目標位置標定系と X 線ヘッドの位置決め系の二つの系から構成される．目標位置標定系はフィードフォワード系であり，ステレオフルオログラフで目標の画像取得を行い，画像は 2 値化処理された後，その画像領域の重心を画像追跡して目標の三次元位置を計測する．この計測結果に基づいて目標の計測時点の位置を求め，目標のダイナミクスをもとにその将来位置を予測して，X 線ヘッドの位置決めの機械系にコマンドする．X 線ヘッド位置決め系はフィードバック系であり，目標位置標定系からのコマンド位置に X 線ヘッドの機械的位置決め（ジンバル角度制御）を行う．FPD の CCD（Charge Coupled Device）読み出しや画像処理および位置計算処理に必要な時間のため，前述のとおり，画像から求められる目標位置は，過去の位置であって現時点の位置ではない．現時点の目標位置を求めるためには，腫瘍の運動のダイナミク

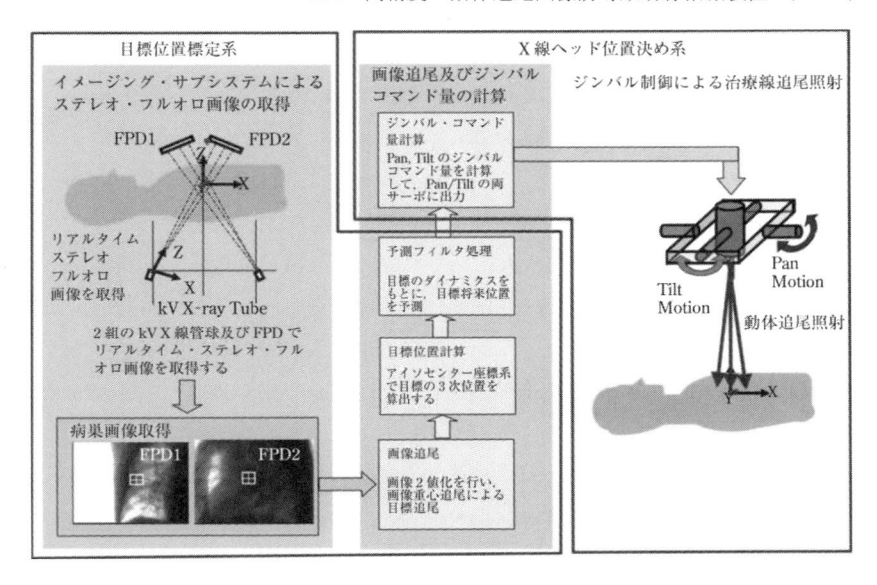

図 2.51　動体追尾照射の機構説明図

スをベースに現時点位置の予測を行う．また，X 線ヘッドの位置決めの機械系にも，その遅れの補正量を含めた位置コマンドを与えることにより，追尾精度が改善する．

2.8.7　結論

本システムは，動体追尾照射機能を除いて 2007 年 8 月 29 日付で米 FDA (Food and Drug Administration) の型式承認を取得し，続いて 2008 年 1 月 16 日付で厚生労働省の薬事承認を取得して，先端医療センター（神戸市中央区港島南町 2 丁目 2 番）を皮切りに，国内の医療機関に普及しつつある．また，海外でも，2010 年よりベルギーのブリュッセル自由大学病院で運用が始まり，広く普及していくことを期待している．動体追尾照射については，2010 年 5 月の時点で薬事承認を取得し，2011 年 9 月に京都大学病院において最初の動体追尾治療に成功した．

文　献

1) Kamino Y., Takayama K., Kokubo M., Narita Y., Hirai E., Kawada N., Mizowaki T., Nagata Y., Nishidai T., Hiraoka M.: Development of a four-dimensional Image-guided Radiotherapy System with a Gimbaled X-ray Head, Int. J. Radiat. Oncol. Biol. Phys., 66 (1) :271, 2006
2) Pirzkall A., Carol M. P., Pickett B., Xia P., Roach M. III., Verhey L. J.: The effect of beam energy and number of fields on photon-based IMRT for deep-seated targets, Int. J. Radiat. Oncol. Biol. Phys., 53:434-442, 2002
3) Matusmoto H.: Dark Currents, Proc. of the 18th International Linac Conference Geneva, 626, 1996
4) Kilpatrick W. D.: Criterion for Vacuum Sparking Designed to Include Both RF and DC, UCRL-2321 Lawrence Berkeley National Laboratory, Sept. 1953
5) Kamino Y., Miura S., Kokubo M., Yamashita I., Hiraoka M., Ishikawa J.:, Development of an Ultra-small C-band linear accelerator guide for a four-dimensional image-guided radiotherapy system with a gimbaled X-ray head, Med. Phys., 35:1797, 2007
6) Kamino Y., Tsukuda K., Kokubo M., Miura S., Hirai E., Hiraoka M., Ishikawa J.: Development of a new concept automatic frequency controller for an ultra-small C-band linear accelerator guide, Med. Phys., 34 (8) :3243, 2007

2.9　粒子線治療

2.9.1　陽子線・炭素線治療

　高エネルギーの陽子線・重粒子線は放射線としての物理的特徴から放射線治療に適している．重粒子とはヘリウム以上の質量をもつ原子核をいい，炭素はそのなかで質量12，電荷6をもつ粒子である．高エネルギーの陽子線と重粒子線の治療応用は，1946年に発表されたWilson[1]による陽子線の医学利用の提唱に始まる．陽子線治療の本格的な試みはアメリカCalifornia大学Lawrence Berkeley LaboratoryでのTobiasらの陽子線を用いたpituitary腫

瘍の治療が最初である[2]．さらに Sweden の Uppsala 大学での治療[3]，アメリカ・ハーバード大学の病院（Massatusetts General Hospital）MGH での本格的な陽子線治療[4]などが続く．Berkeley では Bevalac 加速器を用いた重粒子線治療は 1970 年代後半に始まった[5]．日本においても筑波大学で深部にある腫瘍の陽子線治療が始められた[6]．これらの成果を受けて，1990 年には病院内の陽子線治療施設として Loma Linda 大学に建設され，1994 年の 6 月には日本ではじめての重粒子線治療がはじまった[7]（図 2.52）．その後，国内では国立がんセンター（図 2.53），兵庫県立粒子線治療センター（図 2.54），静岡がんセンター（図 2.55），筑波大学新施設（図 2.56），など多くの施設が陽子線治療を中心に建設されている．さらに，2010 年から普及型の重粒子線治療施設として群馬大学に新しい炭素線治療施設が稼働し治療に供されている（図 2.57）．主に，アメリカでの MGH での陽子線治療，LBL での重粒子線治療によって現在の陽子線・炭素線治療の大筋が確立されたといって過言ではない．陽子線と重粒子線は似通った物理的特徴を持ち，治療を行う上での照射装置の各要素はほとんど同じである．ここでは，陽子

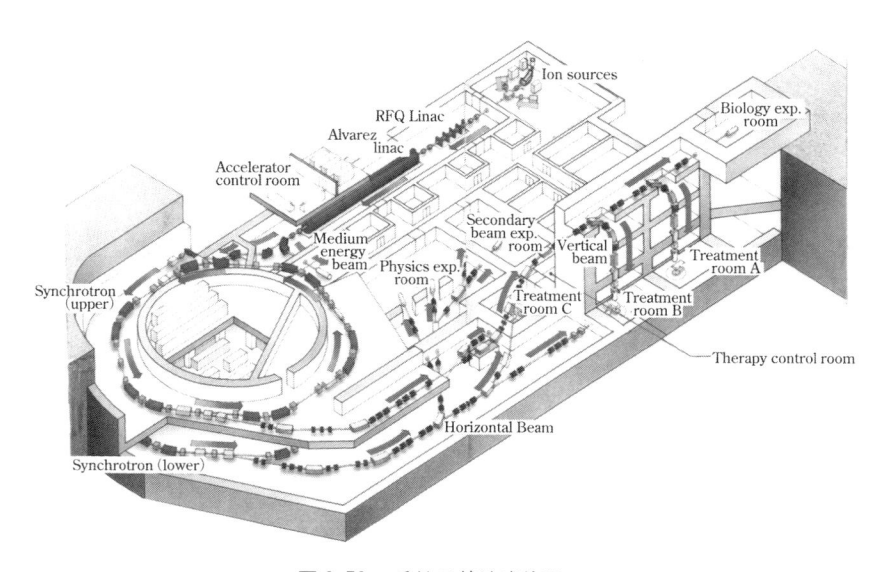

図 2.52　重粒子線治療施設

(122) 第2章 放射線治療の最前線

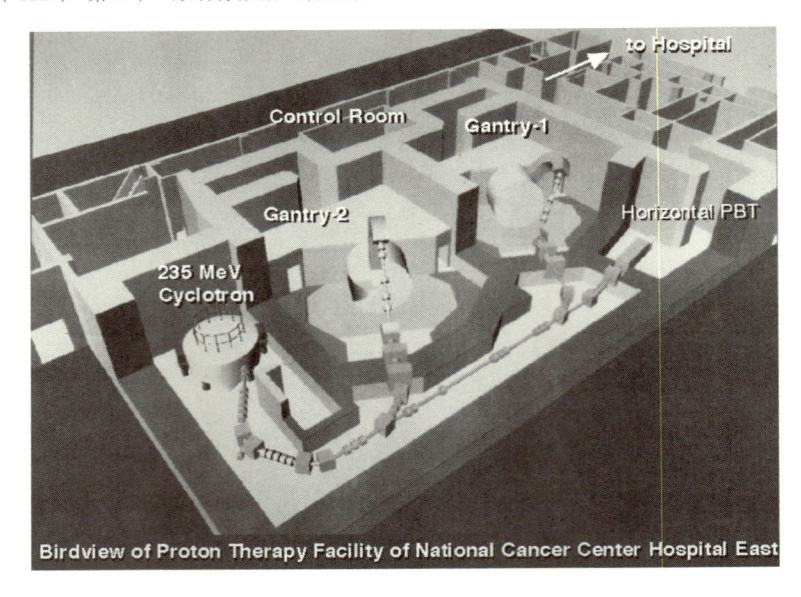

図 2.53 国立がんセンターの陽子線治療施設

線と重粒子線を合わせて粒子線として扱うことにする．

　陽子線・重粒子線による放射線治療では線量局在性の高い治療が可能である．これは，高エネルギーの陽子線・重粒子線が物質中を進行する際の物理的な性質による．高エネルギー荷電粒子はそのエネルギーを周りの物質に移行しながら物質中でほぼ直進し，そのエネルギー損失の割合は粒子のエネルギーが小さくなっていくほど大きくなっていく．粒子が停止する直前に最大に達し，いわゆる Bragg ピークを作り，停止深度（これを飛程という）以深には線量を全く与えない．重粒子線の場合には，Bragg ピークに加え核反応により核破砕片が生じ Bragg ピークより深い領域にわずかに線量を与える．これに対して通常の治療に使われているライナックからの X 線は荷電を持っていない光子（X 線）が体内の電子と衝突して電子を高エネルギーで反跳させることによってしか光子のエネルギーを体内に移行することはできない．したがって，光子と電子の散乱の確率から指数関数的に減少していく線量分布になる．図 2.58 に各種放射線の体の中での線量分布を示す．陽子線・炭

2.9 粒子線治療 (123)

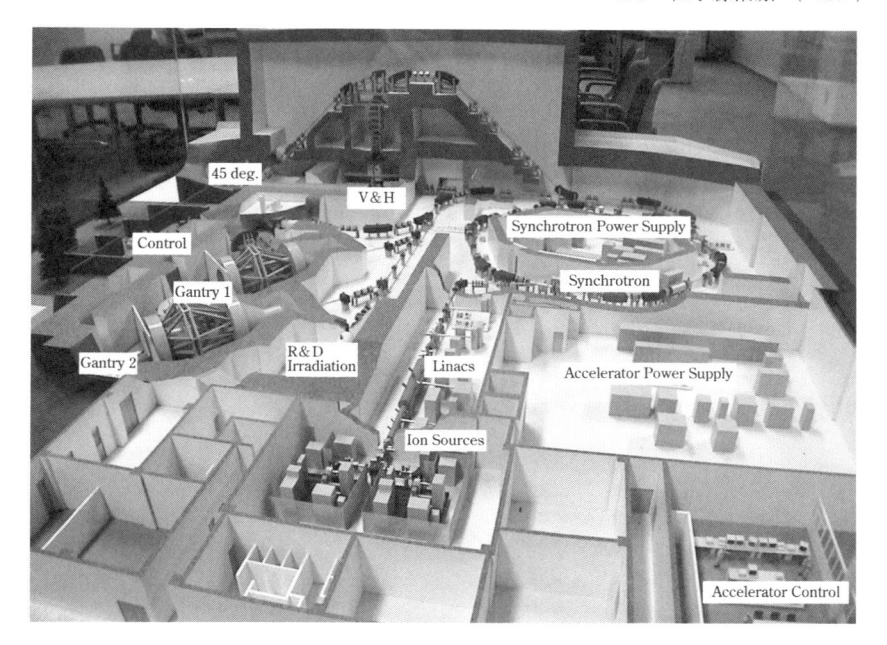

図 2.54　兵庫県立粒子線治療センターの陽子線治療施設

素線は治療に使うために加工していない単一の入射エネルギーで（単色エネルギーという）水の中に入射した場合の線量分布になっている．この図でわかるように，粒子線は，体の中であるきまった深さで停止するという最大の特徴を示していることがわかる．この物理的性質をうまく利用することによって，腫瘍領域に多くの線量を与え，腫瘍以外の線量を当てたくない領域に線量を最小限にすることが可能となる．この粒子線の特徴である Bragg 曲線がどのように生まれていくかを次節で説明する．

(124)　第 2 章　放射線治療の最前線

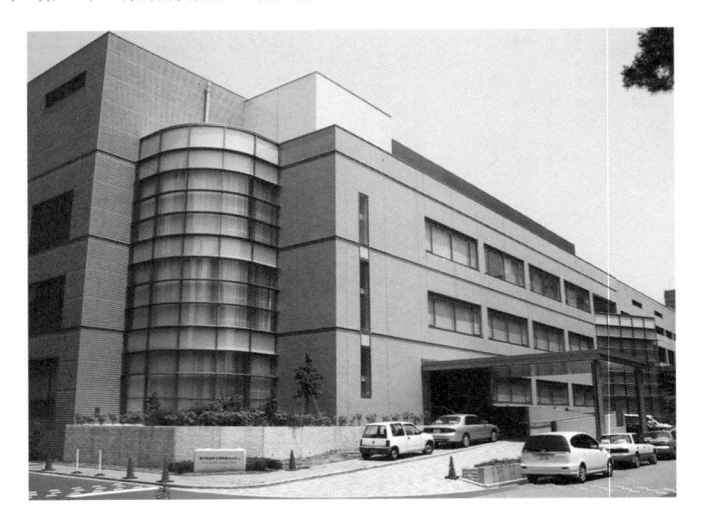

図 2.55　静岡がんセンター

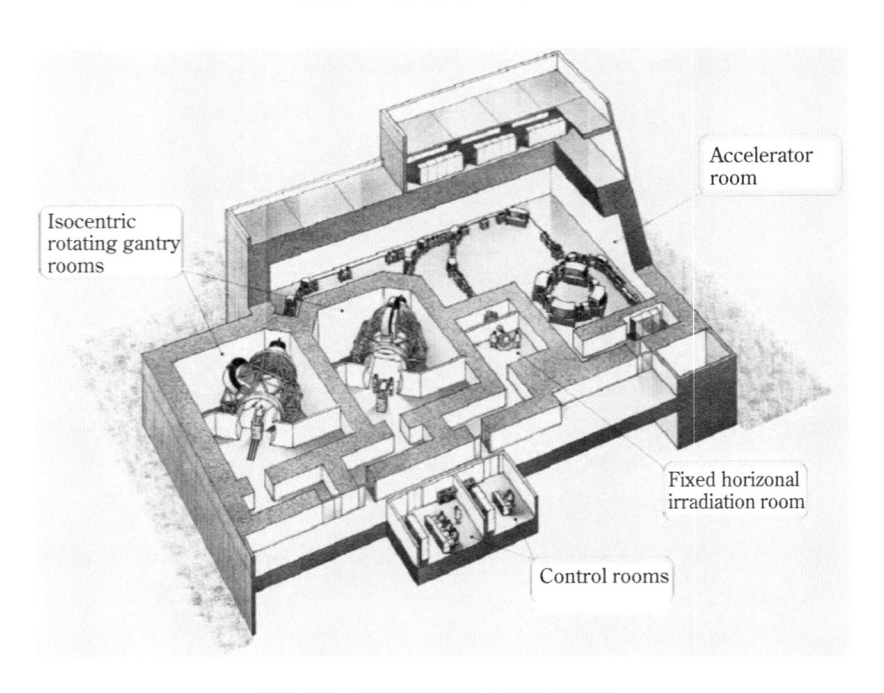

図 2.56　筑波大学の陽子線治療施設

2.9 粒子線治療

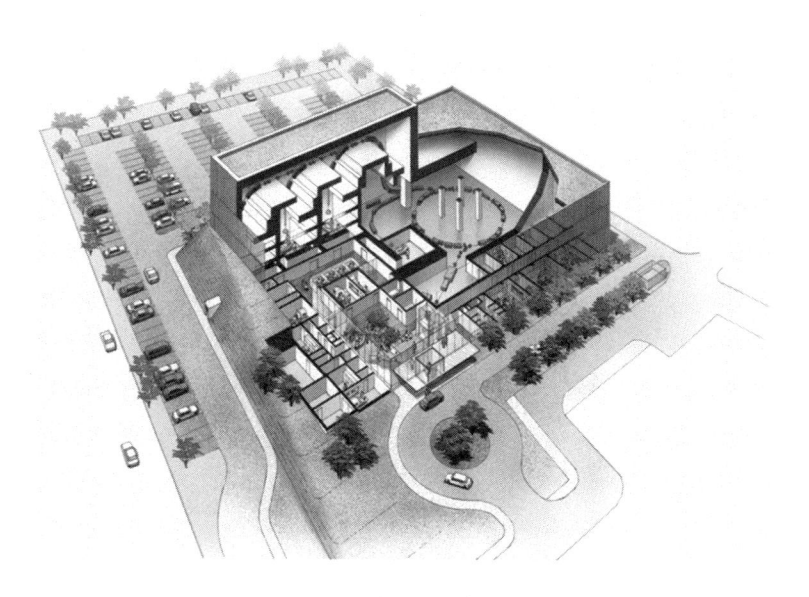

図 2.57 群馬大学の炭素線治療施設

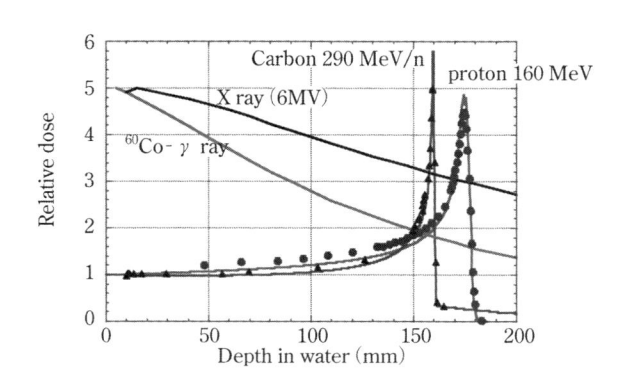

図 2.58 各種放射線の体の中での線量分布

2.9.2 粒子線の物理的特徴
(1) エネルギーと阻止能

　荷電粒子線の阻止能（Stopping Power）は，入射粒子が物質中を単位長さ進行する間に失うエネルギーで定義される．同じ現象を物質側から見た入射粒子が物質中を進行するときに単位長さ当たりに周りの物質が吸収するエネルギーを線エネルギー付与（Linear Energy Transfer：LET）という．陽子や重粒子の場合，周りの物質に渡すエネルギーは粒子線自身が失うエネルギーに近似的には等しくなる．すなわち，粒子線は物質中を直線的に進行し，粒子線が失ったエネルギーは粒子線が通過したごく近傍の物質に吸収されるという近似がよく成り立つ．図 2.59 に 200 MeV の陽子線が水に入射したときの水中の深度での陽子のエネルギーと阻止能の大きさを示している．実線は，入射陽子の水中深度に対するエネルギー（MeV）を表し，左の縦軸で示している．破線は，水に対する阻止能を表し，右の縦軸で（MeV/cm）の単位で示している．陽子のエネルギーを表す曲線から，陽子が水中に入射すると徐々にエネルギーを周りの物質である水に移行し自分はエネルギーが減じていくことがわかる．また，水中深度 26 cm の飛程近くでは急激にエネ

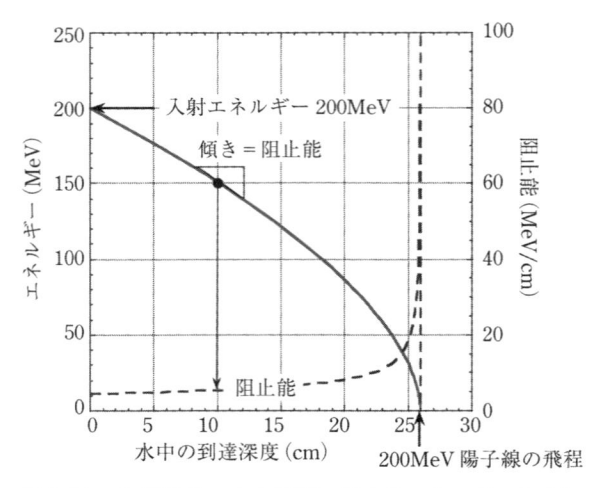

図 2.59　入射陽子の水中深度に対するエネルギーと水に対する阻止能

ルギーが減じている様子も分かる．阻止能は単位長さあたりに失うエネルギーなので，図の縦軸のエネルギーを横軸の長さで微分した量になる．すなわち，傾きになる．破線の阻止能の曲線からも，飛程周辺で急激に阻止能が増大することがわかる．

(2) 線量分布

吸収線量は，単位質量あたりに吸収されるエネルギーで定義されている．粒子線の線量分布は，入射粒子のエネルギー損失が局所的に周りの物質に吸収されるという近似のもとでは，単位面積当たりに通過する粒子数 N で定義される線束に阻止能を掛け算して得られる．

$$D = N\frac{dE}{dx} \tag{2.1}$$

ここで，粒子束がエネルギー分布 $N(E)$ をもっている場合は，

$$D = \int N(E)\frac{dE}{dx}(E)dE \tag{2.2}$$

であたえられる．

したがって，一様な粒子が水の中に垂直に入射した時に，直進し粒子束が減ずることはないとした場合には，阻止能 dE/dx に比例するような線量分布を示すことになる．図 2.59 の破線がまさに線量分布となる．実際の線量分布は，この基本的な形に様々な修飾がなされて図 2.58 のような線量分布を示すことになる．この修飾因子を説明する．

(3) エネルギーの揺らぎ（飛程の揺らぎ）

高エネルギーの荷電粒子が物質を通過するときエネルギーを失うが，失うエネルギーの大きさは統計的に変動する．図 2.59 の阻止能は統計的に変動するエネルギー損失を平均したもので表している．したがって，物質中を粒子が進むに従って，そのエネルギーは，単一ではなくなり，幅をもつことになり，停止する深度すなわち飛程も中心地の周りに揺らぐことになる．図 2.60 に陽子，ヘリウム，および炭素についての水に入射したときの飛程に

飛程のゆらぎ

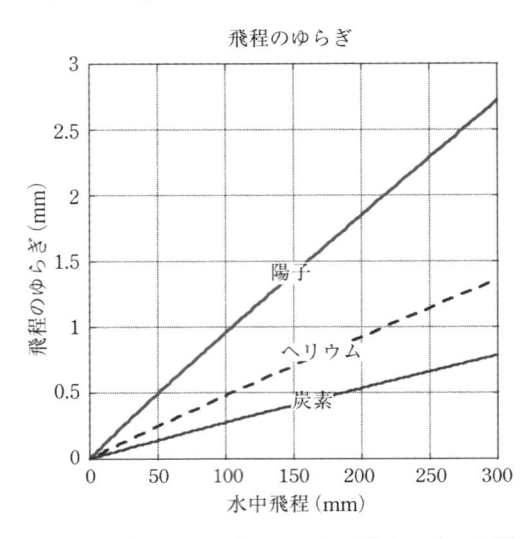

図 2.60 陽子，ヘリウム，および炭素の水に入射したときの飛程の揺らぎ量

対応する揺らぎの量を示す．図からわかるように，最も軽い陽子の揺らぎが大きく，荷電数 z が大きくなるに従って，揺らぎが小さくなっていることがわかる．このエネルギーの揺らぎの存在によって，線量分布は，式（2.1）から式（2.2）に移り，線量分布の飛程付近での極端な増大は緩和される．

(4) 核反応

高エネルギー粒子線が物質に入射すると物質中の原子核との核反応がおこり大角度の散乱や，核変換などによって，入射粒子束が減じる．核反応がおこった場所で局所的にエネルギーを落とすと近似することができる．入射粒子束の減少は核の断面積に比例する大きさで減じ，陽子が水中に入射した場合 1 cm あたり約 1% 程度粒子数が減じる．

炭素などの重粒子が物質中を進行していく時には，入射粒子がより小さい質量の原子核に壊れ，ほとんど入射粒子と同じ速度で壊れた粒子が進む．これを特に Fragmentation といい重粒子の線量分布に重要な役割を果たしている．z の小さくなった核破砕反応粒子は生じた時の速度がほとんど同じなので一般にその飛程は入射粒子より長い．したがって，深部線量分布で見ると図 2.58 のように，Bragg ピークより深部側に Tail がひいているような形になる．これを Fragmentation Tail と呼んでいる．

(5) 多重散乱

これまで，粒子線は物質中を直進するとしていたが，実際には物質との相互作用により，小さい角度の散乱を多数回うけ統計的に進行方向が幅をもってくる．ペンシル状に入射した荷電粒子は，進行方向が少し曲がるものが混

在するようになる．この結果停止する飛程付近では入射軸から変位して停止する粒子の分布がガウス分布状に分布することになる．この進行方向が少しずつ偏向する現象を多重散乱といい，図 2.61 に飛程での多重散乱による入射粒子の変位を示す．変位の量を縦軸に，飛程を横軸にプロットしている．この図からわかるように，入射粒子が重くなればなるほど，変位の量は小さくなっていることがわかる．

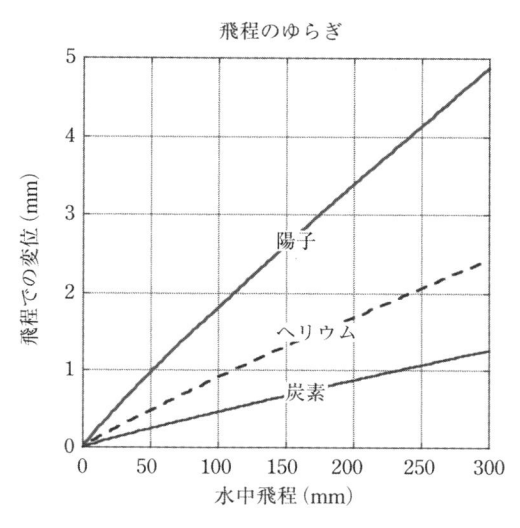

図 2.61 陽子，ヘリウム，および炭素の水に入射したときの飛程での変位

(6) Bragg 曲線

図 2.59 の深度-阻止能の曲線から，エネルギーの揺らぎ，核反応による入射粒子束の減少，Fragmentation による核破砕片による線量寄与，多重散乱による入射粒子束の減少（横方向）などの修飾により，図 2.58 に示すような深部線量分布（Bragg 曲線）が生じる．

重粒子線の治療への応用に関するもっと大きな物理的特徴は，単位当たりに物質が重粒子から受け取るエネルギーが陽子線より数十倍大きいということにある．体内 1 μm 進む間に体内に粒子線から吸収されるエネルギー（LET）は，keV/μm という単位で表現される．この物理的特徴は，重粒子線の生物学的効果に直接的に関係する．

2.9.3 治療照射システム

図 2.58 に示すような深部線量分布を示す陽子線・重粒子線を治療に使用するには，ビームを深さ方向と横方向に拡大し，腫瘍以外の余計な部分はカットする必要がある．また，照射深さの調整をしたり，標的の深い側の形状

を作ることも照射システムの中で作っている．図 2.62 にこれらの治療照射の基本的な要素を図示する．

(1) ビームの横方向への拡大

粒子が加速器で加速され，照射システムまで運ばれる間は，機器にぶつからないように cm 直径程度の細い状態になっている．治療照射にこのビームを使用するためには，治療を行いたい標的部位の大きさ数 cm 直径から 20～30 cm 直径まで拡大する必要がある．しかも，放射線治療の場合，照射したい標的内は均一に照射することが基本となっている．

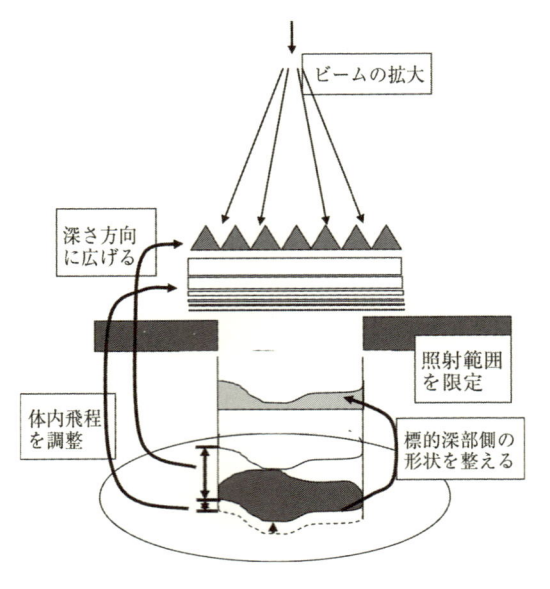

図 2.62 治療照射の基本的な要素

このために様々の方法が考案され実際の治療装置に利用されている．大別すると二重散乱体法，ワブラー法とビーム走査法がある．

(2) 二重散乱体法

二重散乱体法は一番古くから利用されている方法である．図 2.63 に模式図を示す．第 1 散乱体で Gauss 分布状に散乱したビームの中心部分を遮蔽して 2 番目の散乱体で遮蔽した部分をうめて平坦な照射野を作る方法である[8]．散乱ビームは Gauss 分布でよく近似できるので照射点での分布 $F(R)$ は次のように書ける．

$$F(R) = \int_{r_1}^{\infty} \int_0^{2\pi} f_1(r) f_2\left(\sqrt{r^2 + R^2 - rR\cos(\theta)}\right) \cdot r \, dr \, d\theta \tag{2.3}$$

ここで f_1, f_2 は第 1，第 2 散乱体で散乱するビームの照射位置に射影したと

きの分布である．これは Gauss 分布で近似することができる．

　この方法の改良型では2番目の散乱体の遮蔽部分を完全に止めないで散乱が大きくなる物質を使用する．中心部分の強度はより大きな散乱によって小さくなり平坦な照射野を達成することができる．この時，中心部分とその周りの散乱の小さい部分を通過するときのエネルギー損失は同じになるように物質の厚さを選ぶ[9]．この場合の照射点での分布 $F(R)$ は次のように書ける．

$$F(R) = \int_0^{r_1} \int_0^{2\pi} f_1(r) f_2\left(\sqrt{r^2 + R^2 - rR\cos(\theta)}\right) \cdot r \, dr \, d\theta \\ + \int_{r_1}^{\infty} \int_0^{2\pi} f_1(r) f_3\left(\sqrt{r^2 + R^2 - rR\cos(\theta)}\right) \cdot r \, dr \, d\theta \tag{2.4}$$

ここで f_2 は内側の二重散乱体による散乱ビームの分布であり，f_3 は外側の二重散乱体による散乱ビームの分布である．

(3) ワブラー法

　Wobbler 法は1987年に Lawrence Berkeley Laboratory の T. Renner and W. T. Chu によって初めて実施され重イオン治療に応用された[10]．照射点で収束するビームを散乱体で Gauss 分布状に拡大し，垂直・水平の2対の電磁石によりビームを円形に走査する．この方法により中心部分に平坦な照射野を実現する．図2.64にこの原理を示す．散乱体による照射位置での強度分布を f_G と書くと Wobbler 法による強度分布 $F(R)$ は次のように書ける．

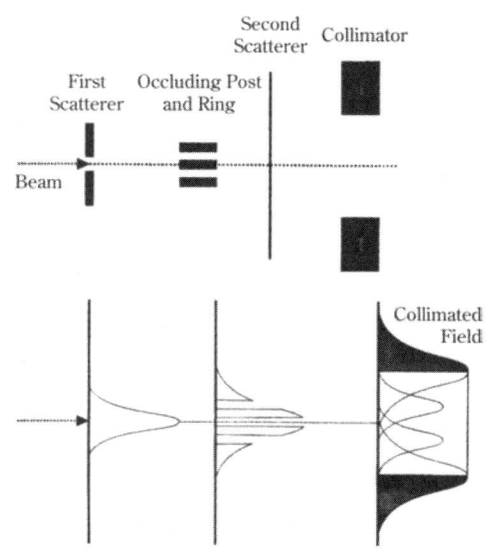

図2.63　二重散乱体法の模式図[11]

$$F(R) = \int_0^{2\pi} f_G\left(\sqrt{R_W^2 + R^2 - R_W R\cos(\theta)}\right) \cdot R_W\, d\theta \tag{2.5}$$

一様照射野を作るためには，散乱した Gauss 分布ビームの σ と Wobbler 半径 R_W，一様照射野の半径 R の比は，計算上 0.9 : 1 : 0.875 になる．

　より大きな半径の一様照射野を作るためにはより大きな Gauss 分布のビームを作る必要がある．したがって散乱体の厚さが増え，散乱体中でのエネルギー損失によって有効なビームの飛程が減ってしまう．また，より大きな照射野を作る為に線量率が自然と減るので照射に時間がかかる．Wobbler の走査半径を多重にして各半径での照射を照射野が一様になるように重ね合わせすることによって，より小さい散乱体で小さい散乱半径のビームを用いることができビームの利用効率もあがる．したがって，より大きな照射野には有効である．ただし，Wobbler の回転時間よりも比較的長い時間でビームを走査するので，動きを伴う部位への照射には注意が必要である．

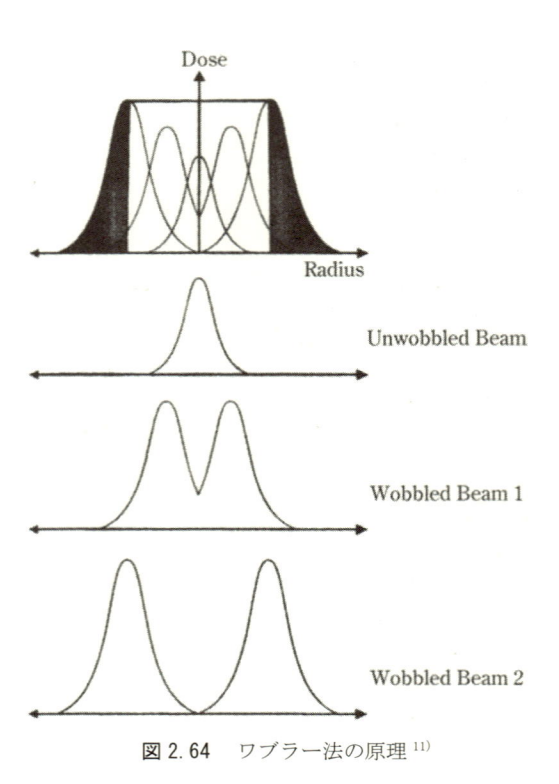

(4) スキャニング法

　さらに進めてペンシルビームを x–y 平面内に自由に走査して任意の形の平坦な照射野を作るビーム走査法も試みられている．ドイツの GSI では，炭素線照射において走査電磁石とシンクロトロンのエネルギーを照射中に変化させてスポッ

図 2.64　ワブラー法の原理[11]

トビームで患者のターゲットを三次元的に走査する方法で照射に成功している[12]. また，スイスの PSI では，陽子線治療において，一次元の走査電磁石と高速のレンジ・シフタおよび患者を1ライン照射が終了したら少しずつ動かしてスポットビームの三次元照射を実現している[13]. 図 2.65 に，走査電磁石の励磁パターンとスキャニング法の例を示す.

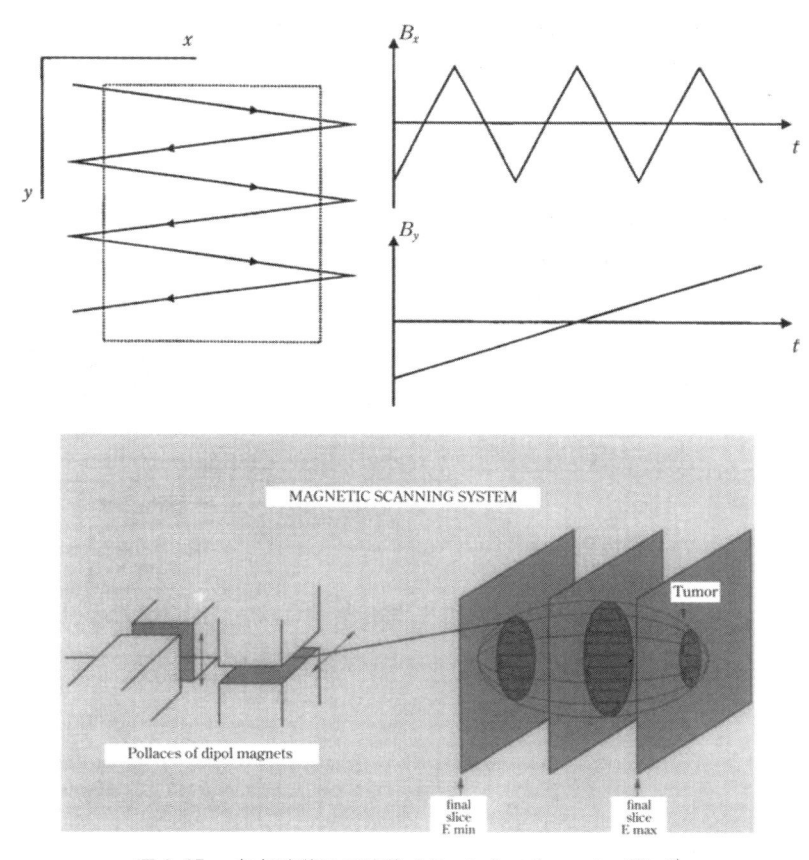

図 2.65 走査電磁石の励磁パターンとスキャニング法[14]

2.9.4 ビーム進行方向への拡大

深部線量分布において示される鋭い Bragg ピークを標的の大きさにあわせてビーム進行方向に拡大する必要がある．この拡大 Bragg ピークは，深さ方法に Bragg ピークの位置をずらすようにエネルギー吸収体を挿入していくつものシフトした Bragg 曲線を作り，ターゲット内での線量分布が一様になるようにそれらを重ね合わせてつくる．重粒子線の場合は，生物学的線量分布が一様になるように重ね合わせる．重粒子線に対する拡大 Bragg は後に詳述する．拡大 Bragg ピークは，散乱や fan 形状のビーム拡大などによる Bragg 曲線の変形が無視できるほど小さいときには，単色ビームの深部線量分布を dx とすると，

$$\mathrm{D}x = \sum_{i=0}^{n} f_i \mathrm{d}(x + \Delta_i) \tag{2.6}$$

ここで Δ_i は重ね合わせるべき i 番目のシフトした Bragg ピークのシフト量で，f_i は重ね合わせのときの比率である．拡大 Bragg ピークは拡大ピーク幅の範囲で $\mathrm{D}(x)$ が一定になるように f_i を求める．図 2.66 に拡大 Bragg ピーク作成の原理を示す．

以上のような Bragg ピークのシフトと重ね合わせを行うために，Δ_i に対応する厚さのエネルギー吸収体を扇状にして，それらの中心角の比率を f_i になるようにしたものをビーム通過個所に挿入して回転させる．このようにしてシフトした Bragg ピークを重ね合わせる"Range Modulator"が使われている[15]．またその他には，5 mm 程度の屋根状のエネルギー吸収体を並べたものをビームコースに挿入することで拡大 Bragg ピークをつ

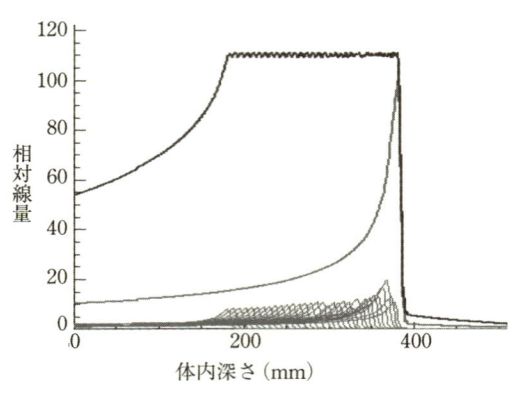

図 2.66 拡大 Bragg ピークの作り方

くる方法も使われている[16]．その形状から"Ridge Filter"と呼ばれている．ビームが通過する場所によってアブソーバの厚さが異なり屋根の形で重ね合わせの比率を決める．設計上は一様なビームが入射しているとして屋根の形を決めている．照射点まである程度の距離があれば通過したビームが互いに交じり合ってビーム軸に直行する面内では一様になる．実際に，重イオン治療施設のHIMAC照射系ではこのリッジフィルタを採用していてこの面では入射粒子は一様ではないが照射点では一様ビームが得られている．

実際の治療ポートでは，散乱は無視できないし治療ポートがますます小型化してビームのfan状拡大による影響も無視できない．また，特に陽子線の場合は体内での散乱による一様照射野の条件が崩れてくる影響も拡大Braggピークの形成に考慮に入れていかねばならない．

2.9.5 体内飛程の微調整

体内でのビームの飛程を調節するためには，単に0.5 mm程度の単位でいろいろな厚さのシートを挿入することで達成される．

2.9.6 腫瘍最深部形状の整形

体内をビームは直進すると仮定してターゲットのビーム下流側でビームがとまるように調節された形状のアブソーバを体の直前に置いて照射する．このアブソーバをボーラスと呼ぶ．ボーラス中での散乱でビームが広がってしまう影響を少なくするために体になるべく近く置く必要がある．

2.9.7 照射野形状の整形

一様に拡大したビームがターゲット以外の正常組織に当たらないように金属などの高密度の物質でビームを遮蔽する．ビーム方向からターゲットをみた形にコリメータの形状を決める．コリメータでのエッジ散乱や広がりを少なくするためにコリメータも体に近く置くことが大事である．

2.9.8 線量モニタ

　ビームの照射量を測定するための透過型の電離箱や二次電子モニタをコースの途中に挿入する．実際の患者への照射線量は標準電離箱を拡大 Bragg ピークの中心になるように照射位置に設置しこの出力に対してモニタを校正して治療時には使用される．したがって患者ごとにモニタ校正値は異なる．通常，粒子線治療では二つの独立した線量モニタをもち，お互いにバックアップできるようにしている．また，粒子線治療では，線量分布の一様性をモニタすることも重要な役割である．

　上流側に全線量を測定するモニタを置く．電離箱内での電離イオンの再結合が問題にならない場合は，薄い膜でできている透過型の電離箱を使用する．再結合が大きくて電離箱が使えない場合は，薄膜のアルミニウム・シートを粒子が通過するときに生じる二次電子を集めて粒子の量を検出する二次電子モニタなどが使用される．

　上流の正モニタを2信号出力するようにして一つを線量制御用に他の一つをビームの時間構造を監視するために用いる．二重散乱体法では，散乱体の中心にビームをもってくることが重要なので上流と下流の2箇所にビーム軸測定のためのモニタを配することが必要となる．ビーム軸測定用としては，透過型の平行平板電離箱の信号面を8または16個のパンケーキ型の信号面に分割し，各々の信号面の出力のバランスからビーム軸を推定する方法がよくとられている．また，もう一つ信号面を追加してそれをリング状に分割した多重リング信号の出力とパンケーキ型信号面の信号出力とを組み合わせ，ビーム形状を Gauss 分布に仮定してビームの Gauss 分布幅を求めるようなことも行っている[17]．

2.9.9 患者位置決め

　治療計画したターゲットに正確に照射する為には，ビームを正確に整形していくのと同様に患者のターゲットを正確に所定の位置に置く必要がある．ビームの体内でのボケ具合から陽子線・重粒子線治療の場合は2～5 mm以内の精度でターゲットを設置することが望ましい．非常に厳しい治療では1

〜2 mm の精度が要求される場合もある．これらの高い精度でターゲットを設置するためには，体の表面にマーカーを設置してビーム中心軸を表すレーザにそのマーカーをあわせ込んでいく従来の方法では誤差が大きい危険性がある．粒子線治療では X 線の透視画像を使って治療計画時の画像と比べながら位置決めを行なっていく方法が一般的になっている[18]．

2.9.10　治療計画

　治療計画では，患者の CT 画像に照射すべきターゲットを描いたり，体内での線量分布を計算したりする．これは，後に述べるように CT 値から水等価厚には変換できるが他の MRI 画像や PET 画像などからは水等価厚には変換することができないことによる．したがって，治療計画の第一の仕事は CT 画像上に MRI や PET 画像などの情報をもとに最近の画像 Fusion などの技術を駆使してより鮮明にわかる画像情報から CT 画像に正確に照射ターゲットを入力することにある．

　次に重要な治療計画の作業は，照射方向，治療門数，各門の線量重みの決定である．この作業は治療計画作業の中心的部分になる．現在のほとんどの治療計画装置は，照射方向，治療門数，重みをすべて治療計画作業者が入力し装置側は入力情報に従った線量分布計算を行って，作業者に結果を図示するように作られている．線量計算は，照射野を細かい PIXEL に分解し，各々の PIXEL を通過する pencil 状の粒子線を体内に入射させて線量計算を行う Pecil Beam 法が主流となっている[19〜21]．照射方向，治療門数，重みを決めて線量分布計算した後，得られた線量分布に対してターゲット・重要臓器などに対する DVH（Dose Volume Histogram）を示して，治療計画がいいかどうか判断する．この作業を繰り返し，最適な（または最良な）照射法を決定する．最近では，与えられたターゲットの必要線量・重要臓器の最大許容線量などの情報から自動的に照射方向，門数，重みなどを得ようとする試みも成されつつある．

　照射法が決定されれば，その照射法を実現するための照射装置パラメータを作り照射装置に送る．また，コリメータ・ボーラスについては NC マシン

にて切削可能なデータに変換して出力される．一方，患者の位置きめのために，治療計画に用いられた CT 画像から患者位置きめのために用いられる X 線透視画像をシミュレートして作る．これを照射装置に出力して位置きめ時の参照画像とする．さらに，線量測定確認のための様々の測定条件での線量分布を出力し線量分布確認過程の参照線量分布とする．

(1) CT 値から水等価厚への変換

体内での治療計画特に線量計算では CT 値を水等価厚に変換して利用される．ここで CT 値 H は X 線の吸収係数に関係する値であり次式のように定義される．

$$H = 1000\,(\mu_M - \mu_C)/\mu_C \tag{2.7}$$

ここで μ_M と μ_C は試験物質と水の，使用している X 線 CT 装置の X 線に対する線減弱係数である．水等価厚は物質の電子密度または荷電粒子の阻止能に関係する値であり次のように定義される．

$$\left(\frac{dE}{dx}\right)_{\text{water}} \Delta X_{\text{water}} = \left(\frac{dE}{dx}\right)_{\text{mat}} \Delta X_{\text{mat}} \tag{2.8}$$

すなわち，ある CT 値を有する物質の長さ ΔX_{mat} の水等価厚 ΔX_{water} は

$$\Delta X_{\text{water}} = \left(\frac{dE}{dx}\right)_{\text{mat}} \Bigg/ \left(\frac{dE}{dx}\right)_{\text{water}} \Delta X_{\text{mat}} \tag{2.9}$$

で与えられる．ここで $(dE/dx)_{\text{mat}}$, $(dE/dx)_{\text{water}}$ はある CT 値を有する物質と水の阻止能の値である．したがって，CT 値と水等価厚ないしは電子密度は 1 対 1 の関係にあるとはいえない．そこで，いろいろな人体に近い物質の CT 値と電子密度を測定し，両者を経験則で関係づける手法や人体構成物質の割合から理論式で近似的に関係づける方法がとられている[22]．一般には CT 値が 50〜100 あたりで折れ曲がる二つの直線で近似する CT 値-水等価厚変換が使用される．しかし，測定できる物質は非常に限られていることから，どの程度確かなのかよく判定できない．図 2.67 に，計算で得られた CT 値

と水等価厚変換関係式およびいろいろな生体物質のCT値-水等価厚関係を x で示す[23]．

2.9.11 重粒子線照射に特有な生物効果

放射線に対する細胞，組織，腫瘍などの生体への効果は，LET によって大きく変わる．陽子線の場合は，停まる寸前の速度の非常に

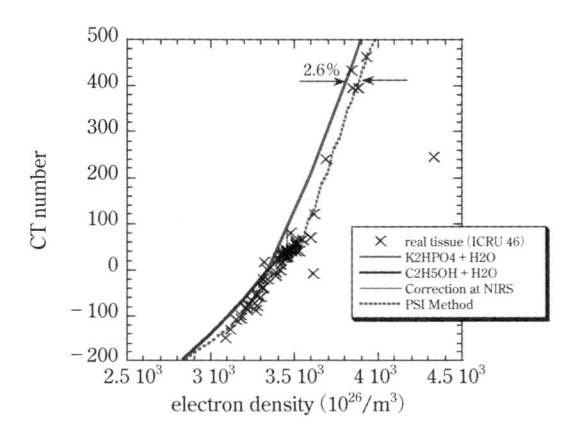

Relationship between LBNL and PSI's conversion lines and real tissues.

図 2.67　CT値-電子密度関係

低い場合を除いて生物効果は Photon の場合とほとんど同じである（生物学的効果比 RBE ＝ 1.1 で一定）．重粒子線の場合には，治療に使える飛程をもつ粒子は入射から停止するまでの LET の変化につれて生物効果も大きく変わる．図 2.68 に，生物学的効果比（RBE）の LET に対する変化を示す．図に示すように，LET の増大とともに RBE も増大し，LET が 150 keV/μm でピークを示す曲線を描いている．治療に使われる炭素線の場合，入射領域では LET は 15 keV/μm 程度であり，Bragg ピークでは，100 keV/μm 程度になる．ちょうど RBE が非常に変化する領域になる．

粒子線治療では，拡大 Bragg ピークを作り腫瘍内での生物効果を一定にする必要がある．低 LET 放射線の陽子線では RBE が一定なので線量分布が一定になる拡大 Bragg ピークを作って照射することで腫瘍内の生物学的効果は一定になっている．重粒子線の場合は，生物効果が深さによって異なるので，物理的な線量分布を調整することによって一定の生物効果をもたらす拡大 Bragg ピークを使用する．重粒子線治療では，物理線量分布に RBE を掛けた臨床線量分布を新たに定義して臨床線量分布が拡大 Bragg ピーク内で一定となるように物理線量分布を設計する．照射装置内では陽子線の場合と同様

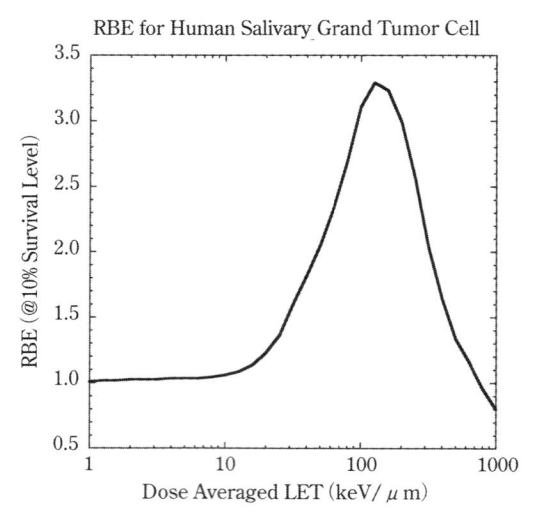

図2.68 生物学的効果比（RBE）のLETに対する変化

に，深さ方法にBraggピークの位置をずらすようにエネルギー吸収体を挿入していくつものシフトしたBragg曲線を作り，ターゲット内での生物学的線量分布が一様になるように式（6）のf_iを求め，重ね合わせた拡大Braggピークを作る．したがって，重粒子線治療の場合の拡大Braggピークの設計には，重粒子線に対する腫瘍の効果を説明あるいは予想するモデルが必要となる．医師が治療計画を立てる際には，臨床的にどのような効果が予想されるのかをあらかじめわかるような形の治療計画システムが必要となる．現状では，世界で二つのセンターで進められているNIRS方式とGSI方式の二つの方法が行われている．二つの方式ともに，重粒子線の細胞に対する生残率のモデルであるLQモデルを基本にしている．すなわち，細胞の生残率Sは，次式で表わされるとしている．

$$S(D) = \exp(-\alpha(LET)D - \beta(LET)D^2) \qquad (2.10)$$

ここでDは吸収線量を表し，α，βは細胞種に個有の放射線感受性を示すLETによって変化するパラメータである．GSI方式では，高線量で$\ln(S)$が直線的になるように式（2.10）を修飾する形式をとっている．

生物学的効果比RBEは，一定の生残率を得るために必要な線量の比で定義される．したがって，臨床線量分布を得るためのRBEは，考えている生残率または照射する線量レベルによって変化する．放射線治療では，腫瘍を殺傷する効果と正常組織の損傷をなるべく小さくするために1日に1回照射

することを何十回にも分けて照射する分割照射がおこなわれる．したがって，分割照射のスケジュールによっては 1 回線量の大きさが異なる．1 回線量の大きさを d_i とし，全体で n 回照射するスケジュールでは，全体での細胞生残率は照射間の修復効果により

$$S = \prod_1^n \exp(-\alpha d_j - \beta d_j^2) \tag{2.11}$$

と書ける．したがって，臨床線量分布における RBE には 1 回照射の線量における RBE を採用することが合理的になる．

(1) NIRS 方式と GSI 方式の治療計画

NIRS 方式ではすべての腫瘍に対して放射線の感受性は HSG (Human Salivary Grand Tumor 細胞) に代表するとして係数 α, β の LET 依存性を実験的に求めてモデルを構築している．対する GSI 方式では α, β の LET 依存性を LEM 理論 (Local Effect Model) を使用して導き，腫瘍の α, β の値はさまざまな実験から推定している．世界における二つのセンターではこのようにまったく異なる方式で腫瘍の効果を推定している．

GSI 方式では，X 線および重粒子線に対する腫瘍のモデルを確立した後には，体内のどの部分にある細胞に対しても，まず重粒子の物理的状態を計算し LEM モデルにより重粒子線に対する生残率および RBE を計算する．計算された RBE と物理線量分布から臨床線量分布を求める．この臨床線量分布が示され，全く X 線と等価であるとして医師は治療計画を立てる．したがって，どのような分割線量に対しても，どのような組織に対しても生物学的効果を示すパラメータ α, β がわかっていれば X 線と全く等価な線量分布を治療計画で示すことになる．しかし，よく考えてみれば，評価が定着している X 線治療の等価な分布であればこの方式は非常に医師にとって便利な治療計画であるといえるが，いったん分割回数が少なかったりして評価されていない X 線治療に対応する炭素線治療には問題があるのではなかろうかと思われる．

NIRS 方式では，HSG 細胞の反応を使って拡大 Bragg ピークを製作し線量

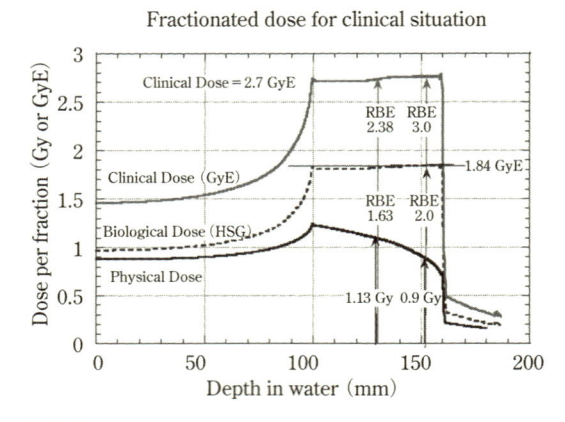

図 2.69　290 MeV/u 炭素線の 6 cm 拡大Braggピーク

の大小によって拡大 Bragg ピークの最適な物理線量分布があまり変化しないとしてすべての治療分割スケジュールに対して同じ RBE すなわち同じ臨床線量の表記を用いている．この背景には，放医研の照射装置では拡大 Bragg ピークの作成には Aluminum で作成した Ridge Filter を使用しており，治療の分割スケジュール毎に拡大 Bragg ピークの形を変更することは事実上できなかったことによる．さらに，放医研での 20 年の中性子線治療の時に使っていた *RBE* に経験的に同じにするために，中性子等価な炭素線の RBE を 3.0 にするように規格化して臨床線量の体系を作り上げた．

　NIRS 方式では，HSG 細胞の反応を使用し拡大 Bragg ピークを作成し中性子治療の RBE に規格化したシステムを作った．図 2.69 にこの考え方を示す 290 MeV/n 炭素線の 60 mm に拡大した拡大 Bragg ピークの物理線量分布および臨床線量分布を示す[22]．このようにして作成した拡大 Bragg ピークの *RBE* はどのような分割線量，どのような腫瘍に対しても固定的に使用する．固定的な *RBE* を使用しているので臨床線量から物理線量分布には容易に変換することができる．実際の治療における最適線量の導出は臨床試験における線量増加試験の結果を通じて得るとしている．

2.9.12　おわりに

　陽子線治療や重粒子線治療は，半世紀弱の歴史をもっているが，施設製作コストが従来の放射線治療に比べて非常に高価であることから，X 線治療に比べて数として圧倒的に少ない．したがって，粒子線を使用している医者，医学物理士は非常に少なく，また粒子線治療装置を販売している業者の数も

非常に少ない．このような事情から，粒子線治療はまだまだ発展の余地があり，将来への希望も満ち溢れている．若い人はぜひ，粒子線治療に興味を持って，発展に貢献していただきたい．

文　献

1) Wilson R. R.: Radiological use of fast protons, Radiology, 47:487-491, 1946.
2) Tobias C. A., Lawrence J. H., Born J. L., McCombs R. K., Roberts J. E., Anger H. O., Low-Beer B. V. A., Huggins C. B.: Pituitary Irradiation with High-energy Proton Beams A preliminary Report, Cancer Res., 18:121-134, 1958
3) Falkmer S., Fors B., Larsson B., Lindell A., Naeslund J., Stenson S.: Pilot study on proton irradiation of human carcinoma, Acta. radiol., 58:33, 1962
4) Suit H. D., Goitein M., Tepper J., Koehler A. M., Schmidt R. A., Schneider R.: Exploratory study of proton radiation therapy using large field techniques and fractionated dose schedules, Cancer, 35:1646-1657, 1975
5) Castro J. R., Chen G. T. Y., Blakely E. A.: Current considerations in heavy charged particle radiotherapy, Radiat. Res., 104 (2): S263, 1985
6) 粒子線医科学センター10年の歩み，筑波大学粒子線医科学センター報告書，1988
7) Hirao Y., Ogawa H., Yamada S., Sato Y., Yamada T., Sato K., Itano A., Kanazawa M., Noda K., Kawachi K., Endo M., Kanai T., Kohno T., Sudou M., Minohara S., Kitagawa A., Soga F., Takada E., Watanabe S., Endo K., Kumada M., Matsumoto S.: Heavy Ion Synchrotron for Medical Use - HIMAC Project at NIRS-Japan -, Nuclear Physics, A538:541c-550c, 1992
8) Koehler A. M., Schneider R. J., J. M. Sisterson: Flattening of proton dose distributions for large-field radiotherapy, Med. Phys., 4:297-301, 1977
9) Takada Y.: Optimum solution of dual-ring double-scattering system for an incident beam with given phase space for proton beam spreading, Nucl. Instru. Methods, A485:255, 2002
10) Renner T., Chu W. T.: Wobbler facility for biomedical experiments, Med. Phys., 14:825-834, 1987

11) Chu W. T., Ludewigt B. A., Renner T. R. : Instrumentation for Treatment of Cancer Using Proton and Lighi-Ion Beams, Rev. Sei. Instrum., 64:2055-2122, 1993
12) Harberer T. H., Becher W., Schardt D., Kraft G. : Magnetic Scanning System for Heavy Ion Therapy, Nucl. Instr. And Methods, A 330:296, 1993
13) Pedroni E., Bacher R., Blattmann H., Bohringer T., Coray A., Lomax A., Lin S., Munkel G., Scheib S., Schneider U., Tourovsky A. : The 200-MeV proton therapy project at the Paul Scherrer Institute: Conceptual design and practical realization, Med. Phys., 22:37-53, 1995
14) Kraft G. : Tumor Therapy with Heavy Charged Particles, Progress in Particle and Nuclear Physics, 45:s 473-s 544, 2000
15) Koehler A. M., Schneider R. J., Sisterson J. M. : Nucl. Instr. Methods, 131:437, 1975
16) Chu W. T., Ludewigt B. A., Renner T. R. : Instrumentation for Treatment of Cancer Using Proton and Light-Ion Beams, LBL-33403/UC-406, 1993
17) Crowe K., Kanstein L., Lyman J. T., Yeater F. : A large field medical beam at the 184-inch synchrocyclotron, Lawrence Berkeley Laboratory, LBL-4235, 1975
18) Minohara S., Endo M., Kanai T., Koyama-Itoh H., Miyahara N., Soga F., Kawachi K. : Patient positioning system in HIMAC. Proceedings of NIRS International Seminar on the Application of Heavy Ion Accelerator to Radiation Therapy of Cancer, NIRS-M-103/HIMAC-008:245-249, 1994
19) Petti P. : Differential pencil-beam dose calculations for charged particles, Med. Phys., 19:137-149, 1992
20) Petti P. : Evaluation of a pencil-beam dose calculation technique for charged particle radiotherapy, Int. J. Radiat. Oncol. Biol. Phys., 35:1049-1057, 1996
21) Carlsson A. K., Andreo P., Brahme A. : Monte Carlo and analytical calculation of proton pencil beams for computerized treatment plan optimization, Phys. Med. Biol., 42:1033-1053, 1997
22) Schneider U., Pedroni E., Lomax A. : The calibration of CT Hounsfield units for

radiotherapy treatment planning, Phys. Med. Biol., 41:111-124, 1996

23) Matsufuji N., Tomura H., Futami Y., Yamashita H., Higashi A., Minohara S., Endo M., Kanai T.: Relationship between CT number and Electron Density, Scatter Angle and Nuclear Reaction for Hadrontherapy Treatment Planning, Phys. Med. Biol., 43:3261-3275, 1998

24) Kanai T., Endo M., Minohara S., Miyahara N., Koyama-Ito H., Tomura H., Matsufuji N., Futami Y., Fukumura A., Hiraoka T., Furusawa Y., Ando K., Suzuki M., Soga F., Kawachi K.: Biophysical Characteristics of HIMAC Clinical Irradiation System for Heavy-ion Radiation Therapy, Int. J. Radiat. Oncol. Biol. Phys., 44:201-210, 1999

2.10　BNCT：ホウ素中性子捕捉療法

2.10.1　ホウ素中性子捕捉療法の原理と特徴

中性子捕捉療法（NCT：Neutron Capture Therapy）は，中性子と反応して細胞の大きさと同程度の範囲に影響を与える重荷電粒子などを発生する安定同位元素を，あらかじめ患部のがん細胞に選択的に取り込ませておき，中性子を照射することによってがん細胞だけを破壊するものである．これに用いられる安定同位元素は，ホウ素-10（^{10}B）やリチウム-6（^{6}Li）などであり，中性子はそれらと反応しやすい低エネ

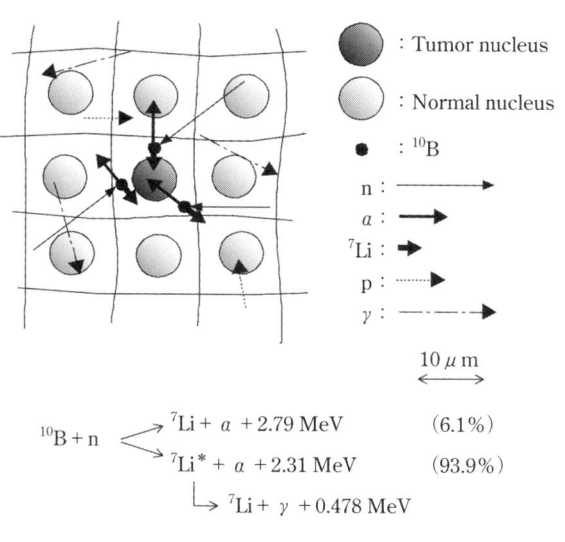

$$^{10}B + n \begin{cases} \to {}^{7}Li + \alpha + 2.79 \text{ MeV} & (6.1\%) \\ \to {}^{7}Li^{*} + \alpha + 2.31 \text{ MeV} & (93.9\%) \\ \quad \hookrightarrow {}^{7}Li + \gamma + 0.478 \text{ MeV} \end{cases}$$

図 2.70　中性子捕捉療法の概念原理図

ルギーの中性子である．

　現在は，安定同位元素として種々の化合物が利用でき生体に取り込ませやすいホウ素が用いられている．このことから，ホウ素中性子捕捉療法（BNCT：Boron NCT）と呼ばれている．^{10}B と中性子は，^{10}B(n, αγ)^{7}Li 反応によってα線と^{7}Li核（これらは重荷電粒子であり生体内の飛程はそれぞれ約10 μmと5 μm）ならびに 478 keV のγ線を発生する．この反応により細胞の大きさ（球に換算して直径 10～15 μm）と同程度の範囲の選択的治療が原理的に可能になる[1]．図 2.70 にホウ素中性子捕捉療法の概念原理図を示す．なお現在治療に用いられているホウ素化合物は，図 2.71 に示す BSH と BPA と略称で呼ばれるものである．（詳細は下巻 8.1 中性子捕捉療法における薬品送還システム参照）次に，低エネルギー中性子としては研究用原子炉から安定して比較的大きな中性子束が得られる熱中性子（0.5 eV 以下）や熱外中性子（0.5 eV～数 10 keV）が用いられている．なお近年は町中にも設置できるなど使い勝手の良い加速器を用いた中性子照射システムの開発が盛んに行われてきている．

　放射線を用いた治療法では，物理的な投与線量の制御性が，その放射線療法の適用限界を決定する一面をもっている．電磁放射線（X 線，γ 線），粒子放射線であるβ線（電子線），陽子線，重粒子線などを用いた治療では，組織レベルすなわち mm オーダーがその制御限界と一般的に考えられる．一方，BNCT では，原理的に細胞レベルすなわち μm オーダーの制御性をもっており，これが BNCT の最大の特徴といえる．なお，実際の治療では，患部およびその周辺正常部でのホウ素濃度分布と熱中性子束分布から生体内吸収線量分布が決まる．すなわち，熱中性子が照射されにくい（治療されに

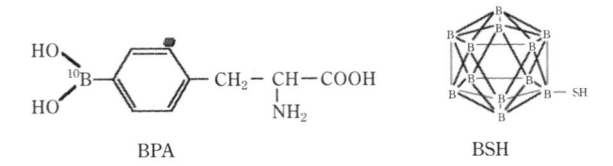

図 2.71　　現在用いられているホウ素化合物

くい）深部の腫瘍を治療するための cm オーダーの空間的な投与線量の制御性が課題となっている．本療法の研究開発は，その特徴である μm オーダー線量制御性を，いかに安全で効率よく実現するかに絞り込まれることになる．

2.10.2 歴史と現状

中性子捕捉療法は 1936 年に米国の物理学者 Locher により原理が発表され，動物を用いた基礎実験を踏まえて，1951 年から 1961 年にかけて米国の BNL 炉や MIT 炉を用いて数十例の治療照射が行われた．十分な結果が得られなかったことから 1962 年以降，米国では基礎研究を除いて中止されていたが 1994 年 9 月再開された．この療法が再評価を受けたのは，1968 年から日本で実施されてきた実績によるところが大きい．1980 年頃から本療法に対する関心が世界的に高まり，これを受けて第 1 回中性子捕捉療法国際会議がボ

表 2.4 中性子捕捉療法の流れ

(第 1 期：米国における試験検討)	
1936	中性子捕捉療法の原理が米国の物理学者により提唱される
1940-50	米国で加速器からの熱中性子による細胞や動物を用いた基礎データの収集
1951-61	米国の研究炉において，63 例の試験治療照射を実施
1962-93	結果が思わしくなかったことから，基礎的な研究が主体となる
(第 2 期：日本における発展)	
1968	脳腫瘍に対して日本での第一例の治療照射が畠中らにより日立炉で実施 日本ではこの前後に関係する基礎研究が始まった
1970	京大炉での物理工学的基礎研究及び動物を用いた基礎実験が始まる
1973	京大炉が既存炉の中性子照射場を医療用熱中性子照射場へ改造する方法を確立
1977	武蔵工大炉を医療専用炉に改造．定常的に治療照射が可能に．日立炉休炉
1987	メラノーマ治療を京大炉，武蔵工大炉を使用して三島らが世界に先駆けて実施
1990	京大炉，原研 JRR-2 を用いた定常的な治療照射がスタート．治療チーム増加
1996	京大炉，重水熱中性子設備改造（熱外中性子利用も可能に）
1999	原研 JRR-4 を用いた定常的な治療照射がスタート
(第 3 期：世界的な再評価)	
1983	米国でこの療法の第一回国際研究集会が開かれる．これを契機に米国，欧州連合で中性子捕捉治療の具体的な取組みが本格化
1988-91	MIT，BNL，Petten 炉で熱外中性子照射場設置
1994	米国の BNL と MIT で相次いで熱外中性子を用いて治療再開
1997	欧州連合オランダ Petten で，熱外中性子を用いて治療開始
1999-	フィンランド（1999），チェコ（2000），スウェーデン（2001），イタリア（2001），アルゼンチン（2003），台湾（2010）で治療開始

表 2.5 日本における中性子捕捉療法の治療実績（2011年8月末現在）

研究炉	所属	脳腫瘍	メラノーマ	頭頸部他	小計	備考
HTR	日立	13	0	0	13	1968-1974
JRR-3	原研	1	0	0	1	1969
MuITR	武蔵工大	99	9	0	108	1977-1989
KUR	京都大学	47	14	0	61	1974, 87, 90-95
KUR-M*	原子炉実験所	127	12	129	268	1996-2006, 2010
JRR-2	日本原子力機構	33	0	0	33	1990-1996
JRR-4*	（旧原研）	69	3	35	107	1999-2007, 2010
小計		389	38	164	591	

2011年8月末現在の世界全体の累積治療数は米国 139, 欧州連合全体 349, アルゼンチン 7, 日本 591 合計 1013 であり, 日本で半分以上が行われている.
*：現在 KUR-M と JRR-4 が利用可能である.

ストン（1983.10）で開催された．以後ほぼ2年ごとに東京（1985），ブレーメン（1988），シドニー（1990），オハイオ（1992），神戸（1994），チューリッヒ（1996），サンディエゴ（1998），大阪（2000），エッセン（2002），ボストン（2004），高松（2006），フィレンチェ（2008），ブエノスアイレス（2010）と開催され，2012年にはアルゼンチン，日本で第15回会議が予定されている．表2.4に歴史的な流れを，また日本における治療実績を表2.5に示す．現在，本療法は悪性脳腫瘍，悪性黒色種（メラノーマ），頭頸部がんなどに試験治療が行われている．

2.10.3 中性子捕捉療法における望ましい照射条件

望ましい照射条件に対する考え方はどの放射線療法においてもほぼ共通しており，以下に示すようなものである．

①どの腫瘍部にも治療線量以上を照射し完治させる（がん治療優先）．
②正常組織を傷つけない範囲の照射量とする（治療の質の向上）．
③適切な照射時間内に治療照射を終了する（患者および医師等の負担軽減）．

このような考え方から中性子捕捉療法における望ましい照射条件を，物理工学的な視点からまとめると表2.6のようになる．なお，現在 BNCT の治療照射は，腫瘍部の ^{10}B 濃度が約 20～40 μg/g の状態で，熱中性子フルエン

2.10 BNCT：ホウ素中性子捕捉療法

表 2.6 中性子捕捉療法における望ましい照射条件

中性子エネルギー	^{10}B との反応断面積が大きい熱中性子をはじめとする低エネルギー中性子
患部および周辺中性子束分布	患部及び周辺のターゲットになる部分だけに中性子を均一に照射する
^{10}B 濃度およびその分布	腫瘍細胞だけに，選択的に，しかも高濃度かつ均一な分布
照射時間	照射時の線量測定評価を行うに必要な時間以上 2 時間以内

スを患部表面で $1\sim 2\times 10^{13}$ n/cm^2 となるよう 1～2 時間の照射が行われている．

(1) 望ましい中性子エネルギー

一般的に元素は中性子エネルギーが低くなるほど大きな吸収反応断面積（$1/v$ 特性）をもっている．同じ特性をもつ $^{10}B(n,\alpha\gamma)^7Li$ 反応による生体の吸収線量（ボロン線量と呼ぶ）分布は，^{10}B 濃度分布と熱中性子束分布によって決まる．これより BNCT では，治療する患部の熱中性子束を大きくし，またその分布を平坦にすることが望ましい．各種エネルギーの中性子を体外から照射した時，生体内で減速されて発生する熱中性子束分布の一例を図 2.72 に示す．ここでは平均的な直径 10 cm の照射野と生体表面へ直角に平行ビームで入射すると仮定した．この図から，熱中性子より熱外中性子等のエネルギーの高い中性子を外部から照射する方が，熱中性子分布の平坦化に有効であることが分かる．一方，中性子は生体を構成する元素との散乱や吸収反応による吸収線量（中性子線量と呼ぶ）を生体に与える．BNCT ではボロン線量が中性子線量より大きいほど選択的な治療が行える．中性子線量は，図 2.73 に示す

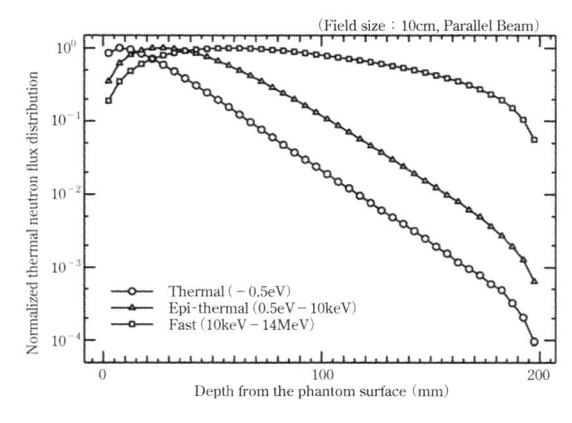

図 2.72 生体内熱中性子束分布の中性子エネルギー依存性

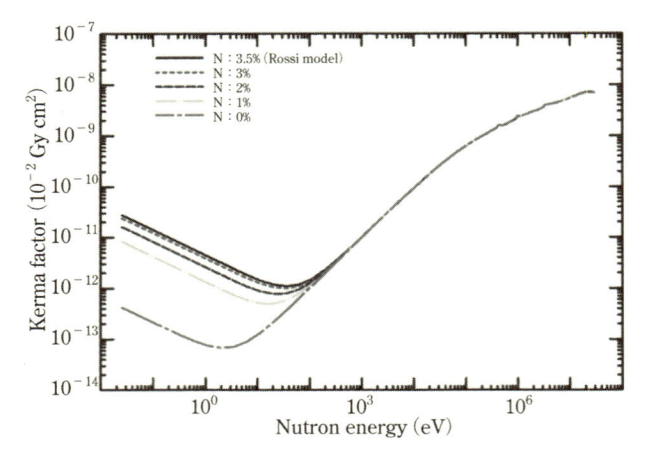

図 2.73　生体の KERMA 係数の中性子エネルギー依存性

中性子のエネルギーに依存した KERMA 係数から求められる．不可避である熱中性子の KERMA 係数より大きな値の数 10 keV 以上の中性子の割合は少ないほど BNCT に好都合とされている．なお，熱中性子，熱外中性子，高速中性子の 3 群の取扱いはわかりやすいが，現在は計算コードによって 100 群以上のほぼ連続エネルギーに対応した断面積や KERMA 係数を用いて線量計算が行われている．

(2) 熱中性子照射と熱外中性子照射

外部から熱中性子を照射する場合と熱外中性子を照射する場合の生体内熱中性子束分布は図 2.72 に示されている．熱中性子照射では生体中の半過層が約 1.5 cm と生体深部へ到達しにくい．この解決法の一つとして熱外中性子照射がある．熱外中性子照射では生体内で減速されて生じる生体表面から 2～3 cm にピークをもつ熱中性子分布を利用できる．中性子捕捉療法における中性子照射特性をまとめると，①表面近傍にある腫瘍には熱中性子照射が有利である，②深部の腫瘍に対しては熱外中性子照射が有利である．熱中性子照射で深部を治療する場合は，手術をして放射線感受性の高い頭皮及び頭蓋骨を照射野から外して照射する方法（術中 BNCT と呼ぶ）が不可欠であるが，熱外中性子照射では表面近傍で熱中性子束が小さいことから手術なし

でも BNCT を実施できる．

2.10.4　中性子照射の方法と吸収線量測定評価の概要

現在 BNCT で行われている中性子照射の手順は一般的に以下の通りである．
- (1) 治療計画プログラムにより体内中性子束分布と想定した ^{10}B 濃度から深部吸収線量分布を事前に評価し治療計画を作成する．
- (2) 血液中の ^{10}B 濃度を測定し患部とその周辺の ^{10}B 濃度を評価する．
- (3) 治療照射の最初の 15～30 分間にモニタ点の熱中性子束を測定し，(1) の結果を用いて照射対象部位の吸収線量分布を評価する．
- (4) 上記 (2)，(3) から評価した吸収線量と患者個々の条件を加味して，効果的な中性子照射を行う．

なお，照射回数については原則 1 回で終了することが基本であるが，分割照射，また追加照射や再発時の照射など複数回の照射を行うこともある．

(1) 治療計画プログラムによる事前の線量評価

患部への効果的な中性子照射には，患部と正常部の区別なく障害を与える透過力が大きい γ 線や高速中性子を少なくした中性子照射場が不可欠である．また，患部以外の無用な照射を最小限にするため，治療照射野の直径を 10～20 cm に絞る治療用コリメータが必要である．これらの治療照射条件を加味して，X 線 CT や MRI 画像等から求めた患部およびその周辺の吸収線量分布を，治療計画プログラム（米国で開発された SERA や NCTPlan，原研の JCDS と呼ばれるもの等がある）を利用して事前に評価する．BNCT の線量評価では，ホウ素線量，中性子線量，γ 線線量の三つの体内線量分布を三次元的に確認する．

(2) 即発 γ 線測定法によるホウ素濃度分布の測定システム[2]

BNCT の場合，治療照射を行う前に患部およびその周辺の ^{10}B 濃度を測定し，照射する熱中性子フルエンスを決定することが望ましい．現状は血中のボロン濃度の測定値から患部の値を推定している．血中のボロン濃度の測定は，即発 γ 線測定法が世界標準となっている．この測定法では，ゲルマニウ

ム半導体検出器による ^{10}B(n, αγ)^{7}Li 反応で発生する即発 γ 線を測定する．特徴は，(a) サンプルの前処理が全く不要，(b) 試料形状などに影響を受けない，(c) 10 ppm（μg/g）程度の濃度ならば，1 g 程度の試料を用いて数分で測定できることである．また，熱中性子を細いビームで引き出せる中性子導管を用いた方法では，従来多数の実験動物を用いて測定してきた時間依存の生体内 ^{10}B 挙動を，1 匹の動物を用いて測定することを可能にした．ボロン化合物に依存した腫瘍内 ^{10}B 濃度の違いや，投与方法の違いによる集積特性を明らかにし，治療に用いるボロン化合物や投与方法を決定することに役立っている．

(3) 熱中性子と γ 線の測定

中性子捕捉療法では，中性子と γ 線の混在場における生体に対する吸収線量の評価が必要なことから，それぞれの線量を分離して測定する必要がある．特に中性子はそのエネルギーによって特性が違うため，エネルギースペクトルを体内各部位で測定評価することが望ましいが，現状では対応できていない．

熱中性子束の測定には，金（天然存在比 100％の ^{197}Au）の放射化法が，(a) 生体と接しても安定である，(b) 小型で位置の測定精度が高い，(c) 崩壊形式が単純で崩壊 γ 線が測定しやすい，(d) 適度な放射化断面積と半減期（2.70 日）という理由で用いられている．使用形状は直径 0.25 mm の金線である．なお，熱中性子束を放射化法で求める場合は，実効放射化断面積を熱中性子スペクトル（例えば 40℃マックスウエル分布）で評価した値にする必要がある．

γ 線の測定には，(i) 小型で位置の測定精度が高い，(ii) 熱中性子にほとんど感じないことなどから TLD（熱蛍光線量計）を用いている．熱中性子感受性の少ない石英ガラスに封入した BeO 素子を使用している．校正線源（^{60}Co や ^{137}Cs）の等価線量値として求められる．

(4) 治療における吸収線量評価

BNCT における吸収線量は，^{10}B(n, α)^{7}Li 反応，^{14}N(n, p)^{14}C 反応，H(n, n')D 反応などで発生する重荷電粒子などの高 LET（Linear Energy

Transfer）放射線と，混在する γ 線によって発生する電子線などの低 LET 放射線の両方を合わせた RBE（Relative Biological Effectiveness）等価線量で評価するのが一般的である．BNCT で重要な熱中性子と混在する γ 線の測定結果を用いて評価する場合は以下の式を用いている．

$$D = G + (6.78 \times 10^{-14} \cdot [N] \cdot R_N + 7.43 \times 10^{-14} \cdot [B] \cdot R_B) \cdot \Phi$$

D：RBE 吸収線量（$RBE \cdot$ Gy） 　　G：γ 線量（Gy）（RBE は1を仮定）
$[N]$：窒素濃度（％） 　　R_N：^{14}N(n, p)^{14}C 反応の RBE
B：^{10}B 濃度（μg/g） 　　R_B：^{10}B(n, $\alpha\gamma$)^{7}Li 反応の RBE
Φ：熱中性子フルエンス（n/cm^2）

なお，最近は R_B（＝^{10}B(n, α)^{7}Li 反応の RBE）の代わりにホウ素化合物の生体内取込み特性を加味した CBE（Compound Biological Effectiveness）を用いている．また，重荷電粒子の吸収線量を，RBE 等価線量を用いないで物理吸収線量を用いて評価するグループもある．

2.10.5　原子炉と加速器を用いた中性子照射システム

中性子源としては現在まで研究炉がその時間的な安定と十分な中性子強度が得られることから用いられてきた．しかし，近年加速器がその技術の進歩のゆえに見直されている．なお，実用化にはターゲットの熱除去や寿命（耐久性），また加速器の安定制御等に対する技術の確認が残されている．図 2.74 に研究炉を用いたシステム（KUR 重水中性子設備[4]）を示す．また加速器システムの一例として図 2.75 にタンデム型静電加速器システム（ロシア提案）を示す．加速器を用いる場合は中性子発生反応として ^{7}Li(p, n)^{7}Be，^{9}Be(p, xn)，核破砕反応など，陽子ビーム利用が主流である．発生直後の中性子のエネルギーが高いため減速させて BNCT に利用することになるが，この中で ^{7}Li(p, n)^{7}Be しきい値近傍反応で発生する中性子だけは実用的な直接利用法が検討されている[4]．なお，BNCT に適正な照射場で治療に必要な中性子強度が得られれば，加速器の形式や中性子発生反応は問わない．

原子炉および加速器を用いた場合の主に使い勝手に関する特徴を以下に示

(154)　第2章　放射線治療の最前線

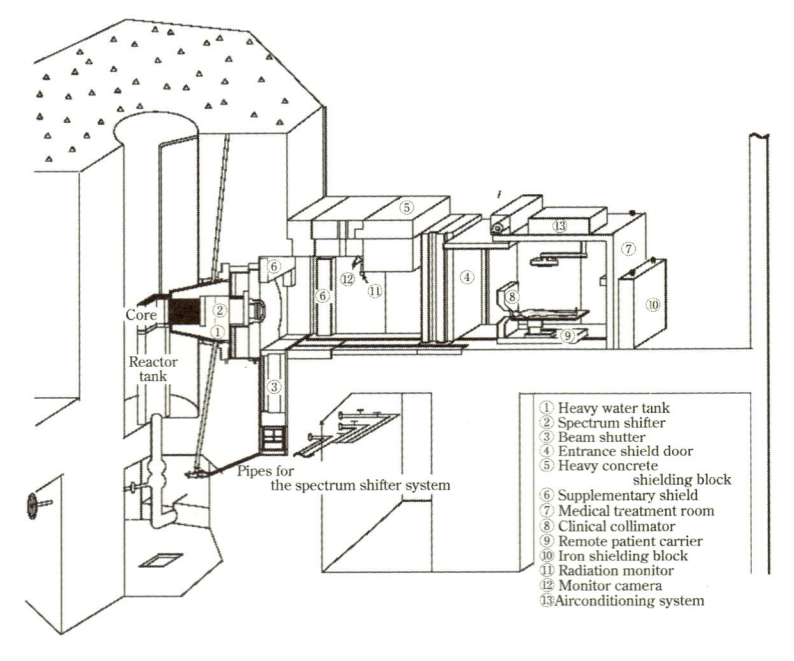

図2.74　KUR重水中性子設備概要図

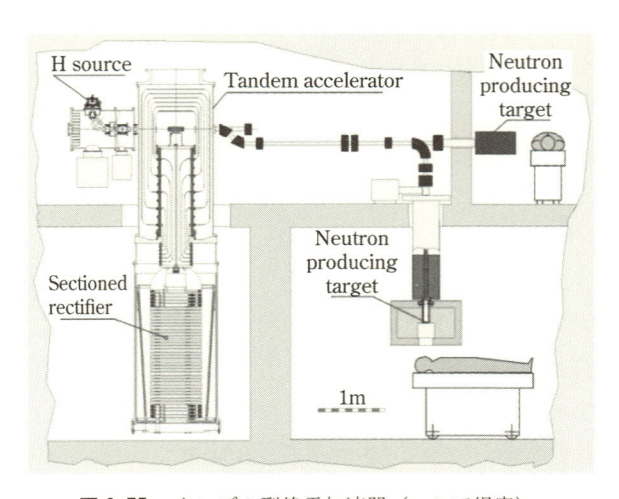

① Heavy water tank
② Spectrum shifter
③ Beam shutter
④ Entrance shield door
⑤ Heavy concrete shielding block
⑥ Supplementary shield
⑦ Medical treatment room
⑧ Clinical collimator
⑨ Remote patient carrier
⑩ Iron shielding block
⑪ Radiation monitor
⑫ Monitor camera
⑬ Airconditioning system

図2.75　タンデム型静電加速器（ロシア提案）

す．

①原子炉は，立地場所の制約により一般的に郊外の離れた場所にある．一方，加速器は街中の病院にも併設できる可能性がある．いずれの場合も病院併設であれば移動に伴う患者および医師の負担が大幅に軽減される．

②原子炉は施設建設後の照射方向の調節が難しいのに対し，加速器はターゲットの位置を変えることにより照射方向を自由に設定できる．
③原子炉は起動及び停止に時間がかかるが，加速器は電源のオン・オフにより短時間で始動および停止が行える．
④原子炉中性子照射場は線質および強度が時間的に安定している．一方，加速器中性子照射場は線質および強度の安定性の改善が必要である．

利用時の中性子エネルギーに着目した原子炉と加速器の比較では，(1) 熱中性子の単独使用（熱中性子を安定して発生する原子炉が有利），(2) 熱外中性子の単独使用（高速中性子の混入割合に配慮すれば加速器中性子が有利），(3) 熱中性子と熱外中性子との混合使用（加速器が有利であるが原子炉も十分利用可能）と言える．

まとめると，医学利用では性能が良いことと同時に，安全性や信頼性（安定性）が強く求められているという認識を強くもつことが大切である．また，長期的には経済的な条件への配慮も必要になる．このような背景の元で，原子炉や加速器を用いた中性子照射システムの設計開発を行うことが重要である．

2.10.6 今後の展望など
(1) 次世代型中性子捕捉療法照射システム

次世代型の中性子照射システムは，病院に併設でき，術中照射 BNCT にも，また外科的な手術なしの BNCT にも使用できる小型加速器を用いたシステムになろう．また，線量測定評価システムは，中性子照射中にオンラインで非観血的に行える方法となろう．この方法が実現すれば，時々刻々と変わる生体内のホウ素濃度やその分布の三次元的な評価にも対応できることから，線量測定評価法が飛躍的に向上することが期待できる．一例として SPECT の原理を利用した即発 γ 線測定法によるシステム[5]の概念原理図を図 2.76 に示す．近年，コンプトンカメラ法を用いたオンライン線量測定評価システムの研究開発が進められており，その BNCT への適応が期待されている．また fMRI と組み合わせ，脳の機能を確認しながら治療を行うこと

(156)　第2章　放射線治療の最前線

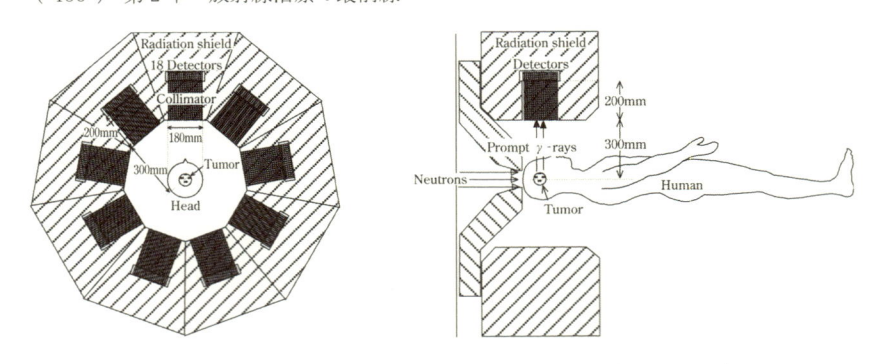

図 2.76　即発 γ 線測定法による SPECT システム（PG-SPECT）

も考えられる．

(2) 今後の課題や展望など

　世界的に実用段階を迎えつつある本療法に対する期待が大きいことは，この療法が脳腫瘍に対して根治をめざして行われている唯一の放射線治療法であることからも伺い知れる．本療法をさらに高度な治療法とするために，医学物理学の視点からみた現在の最重要課題は，次のようなものが考えられる．

　①各種腫瘍に対するホウ素を初めとする中性子増感化合物の開発
　②深部線量の制御ができる加速器中性子照射システムの開発整備
　③治療照射中のオンライン線量測定および三次元的な評価法の開発
　④治療照射効果の機構解明および治療手法の医学的な確立

　現在の中性子捕捉治療は多くが既存の研究炉の照射場を改造して実施されてきており，専用できないことに加えて構造的また制度的な面などでの制約も多い．従って，今後いっそう BNCT を推進していくためにも，加速器を用いた中性子捕捉療法専用の中性子照射システム及び高度な線量測定評価システムの開発が望まれている．BNCT の将来展望として，腫瘍を細胞レベルで選択的に治療できる本療法は，外科手術や他の放射線療法と併用することによって，統合的な放射線治療法の分野を切り開く可能性を持っている．

文　献

1) Kobayashi T., and Kanada K.,: Analytical Calculation of Boron-10 Dosage in Cell

Nucleus for Neutron Capture Therapy, Radiat. Res., 91:77-94, 1982

2) Kobayashi T., and Kanada K.,: Microanalysis System of ppm-order ^{10}B Concentration in Tissue for Neutron Capture Therapy by Prompt Gamma-Ray Spectrometry, Nucl. Instr. Meth., 204:525-531, 1983

3) Kobayashi T., Sakurai Y., Kanda K., Fujita Y., and Ono K.: The Remodeling and Basic Characteristics of the Heavy Water Neutron Irradiation Facility of the Kyoto University Reactor Mainly for Neutron Capture Therapy, Nuclear Technology, 131:354-378, 2000

4) Tanaka K., Kobayashi T., Sakurai Y., Nakagawa Y., Ishikawa M., and Hoshi M.: The investigation of irradiation characteristics of BNCT using the near-threshold ^{7}Li (p, n)^{7}Be direct neutrons —The application to intra-operative BNCT for malignant brain tumors—, Physics in Medicine and Biology, 47 (16) :3011-3032, 2002

5) Kobayashi T., Sakurai Y., and Ishikawa M.,: A Noninvasive Dose Estimation System for Clinical BNCT Based on PG-SPECT -- Conceptual Study and Fundamental Experiments Using HPGe and CdTe Semiconductor Detectors, Medical Physics, 27 (9) :2124-2132, 2000

(中性子捕捉療法国際学会議事録)

第 1 回: Proc. First International Symposium on Neutron Capture Therapy, BNL-51730 (1983)

第 2 回: Neutron Capture Therapy, Nishimura, Niigata, Japan (1986)

第 3 回: Strahlentherapie und Onk. 165 (1989)

第 4 回: Progress in Neutron Capture Therapy for Cancer, Plenum Press, New York (1992)

第 5 回: Advances in Neutron Capture Therapy, Plenum Press, New York and London (1993)

第 6 回: Cancer Neutron Capture Therapy, Plenum Press, New York and London (1996)

第 7 回: Advances in Neutron Capture Therapy, Vol. I & II Elsevier, Amsterdam (1997)

第 8 回： Advances in Neutron Capture Therapy, Plenum Press, （2000）

第 9 回： 9th Int. Symp. Neutron Capture Therapy, Extended Abstract Kyoto Univ. Osaka （2000）

第 10 回： Research and Development in Neutron Capture Therapy Monduzzi Editore （2002）

第 11 回： Journal of Applied Radiation and Isotopes, 61 [5], （2004）

第 12 回： Advances in Neutron Capture Therapy 2006, Neutrino Osaka （2006） ISBN: 4-9903242-0-X

第 13 回： Neutron Capture Therapy ENEA （2008） ISBN：88-8286-167-8

第 14 回： New Challenges in Neutron Capture Therapy 2010, （2010） ISBN：978-987-1323-19-7

第一回加速器中性子捕捉療法国際会議：CONF-940976, INEL （1994）

なお，本稿は以下のものに加筆修正を加えて構成したものである．

(i) 古林 徹：中性子捕捉療法の現状と将来展望（放射線医学物理工学の視点），日本放射線技術学会雑誌，56（6）：780-791, 2000

(ii) 古林 徹：中性子捕捉療法，日本原子力産業会議・原子力システム研究懇話会，「放射線と先端医療技術」（単行本）NSA/COMMENTARIES No. 11：71-82, 2003

2.11 小線源

2.11.1 はじめに

　小線源治療はラジウムを用いて行われた治療に始まり，約100年前から行われてきた歴史ある治療である．その長い歴史を経て様々な部位で重要な役割を果たしてきた．近年では子宮頸がん，前立腺がん，乳がん，頭頸部腫瘍など対して主に行われている．特に子宮頸がんの小線源治療（腔内照射）は治療成績に大きく関与することが報告されている[1]．また，前立腺がんの小線源治療でも，手術やIMRTと同等の治療成績が得られることが報告されている[2]．本章では，子宮頸がん，前立腺がんを中心とした小線源治療技術について概説する．

2.11.2 小線源治療の原理

図 2.77 は外部照射,および小線源の方法とその特徴を示したものである.小線源治療は大きく三つの方法に分けられる.一つは管腔臓器に対し,その腔内に線源を送りこむ腔内照射である.例えば子宮,膣,食道などが挙げられる.二つ目は腫瘍組織の中に直接針を刺入し,その中に線源を送り込む組織内照射である.例えば前立腺,舌,咽頭,進行あるいは再発子宮がんなどが適応である.三つ目は表面付近の腫瘍に線源を貼り付けて照射するモールド照射である.

外部照射では腫瘍の後方にある正常組織に少なからず線量が照射される.一方,小線源治療は線源から腫瘍までの距離が近接しており,「距離の逆2乗則」に従い,非常に急峻な線量勾配を作成することが可能である.したがって,リスク臓器の線量の低減と標的への線量集中を達成できる.また,臓器の移動のある腫瘍に対しても,組織内照射では線源も同期して動くため,線量は均一に照射される.したがって,小線源治療は方法によっては究極の線量分布を作成することが可能である.

小線源治療には高線量率,中線量率,低線量率の3種類がある.生物学的には線量率が高くなるほど殺細胞効果が高くなることが知られている[3].それらを数理モデルで計算し,等価線量を決定し臨床で使用される.我が国では一時刺入では高線量率,永久刺入では低線量率で行われることが多い.

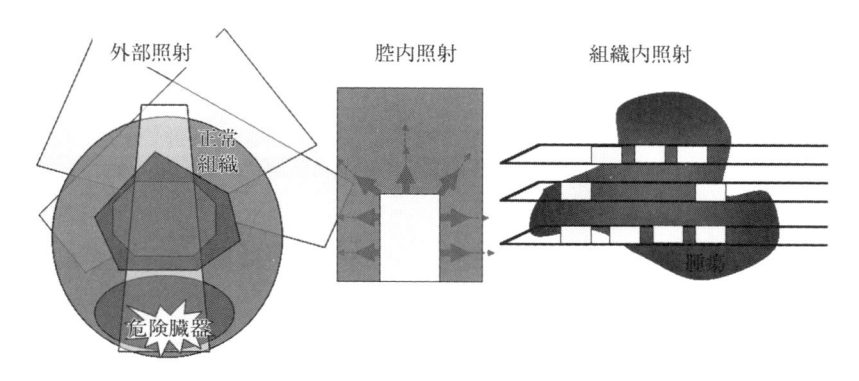

図 2.77 外部照射および小線源治療の特徴

表 2.7 小線源治療で使用される核種とその特性

核種	平均エネルギー (keV)	半減期	半値層 (mm 鉛)
^{137}Cs	662	30 年	5.5
^{192}Ir	380	73.8 日	2.5
^{125}I	28	59.6 日	0.025
^{198}Au	412	2.7 日	2.5
^{103}Pd	21	17 日	0.008
^{60}Co	1250	5.27 年	13

2.11.3 使用される核種

表 2.7 に小線源治療で用いられてきた線源の核種を示す．放射線防護の観点からラジウムから Cs-137 へ，さらに Ir-192 へ移行しつつある．Ir-192 は，現在は主に高線量率核種として使用され，後述の Remote After Loading System (RALS) を用いて治療が行われる．

一方，I-125, Au-198, Pd-103 は低線量率組織内照射用の核種として用いられる．I-125 は 2003 年に認可され，永久的に線源を組織内に刺入して治療を行う永久挿入治療として使用されており，需要も急増している．半減期も短く，エネルギーも小さいため，放射線防護の観点からも有用である．すなわち，約一年後には放射線はほぼ放出されなくなる．

上記核種を用いた様々な線源形状のものが作成されている．

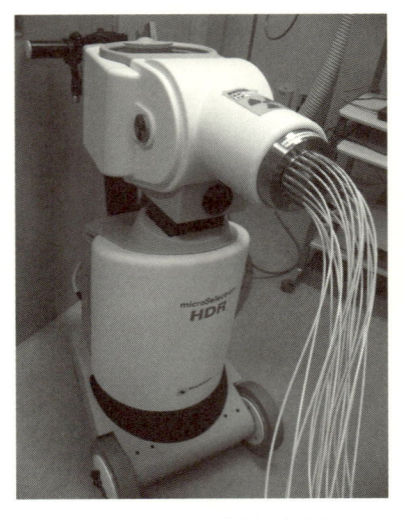

図 2.78 RALS 装置の概観

2.11.4 高線量率小線源治療

(1) 治療装置

高線量率核種を用いる場合，自動的に線源が送り出される RALS と呼ばれる装置を用いる．図 2.78 に代表的な RALS 装置の概観と構造を示す．装置には鉛で遮蔽された線源格納庫があり，線源が先端についたケーブルクランクをモータで動かすことにより移送管，そしてアプリケータ（患者内へ挿入する器具）へ送られ，2.5 mm 間隔で位置制御が可能である．本線源のみでなく，ダミー線源を先端に付した2本の線源ケーブルを

有している．ケーブルはインテグサと呼ばれるチャンネル切替え機で複数のチャンネルに送ることができる．

(2) 子宮頸がんの腔内照射

子宮頸がんではまず，リンパ節領域も含めて全骨盤照射を行い，その後，中央遮蔽照射野と併用して腔内照射が行われる[4]．以下に治療方法を概説する．

・マンチェスター法による二次元治療計画

マンチェスター法による子宮頸がんの腔内照射は，図 2.79 (a) のように子宮頸部と子宮を均一に照射するように線量分布を作成する．これは，1930 年代あるいは 1950 年代のその変法で提唱されたラジウム線源ベースのものが起源となり，現在は Ir-192 線源などにそのコンセプトが応用されている．

まず，用いる器具はタンデムとオボイドである〔図 2.79 (b)〕．線量処方は子宮軸に添って外子宮口より 2 cm 頭側で子宮腔中心から 2 cm 側方（A 点）に対して行われる．均一かつ直腸・膀胱の線量を最小にする洋梨形の分布を得るために，タンデムとオボイドのサイズによって停留時間のウェイト化が決定される．

以上のように A 点または直腸や膀胱（ICRU report 38[7]により規定）の線量を評価するにはタンデムとオボイドおよび停留線源の位置情報を得る必要がある．現在は正面および側面の 2 方向の X 線写真を取得すること位置座標を取得している（図 2.80）．方法の詳細は文献[8,9]を参照されたい．腔内

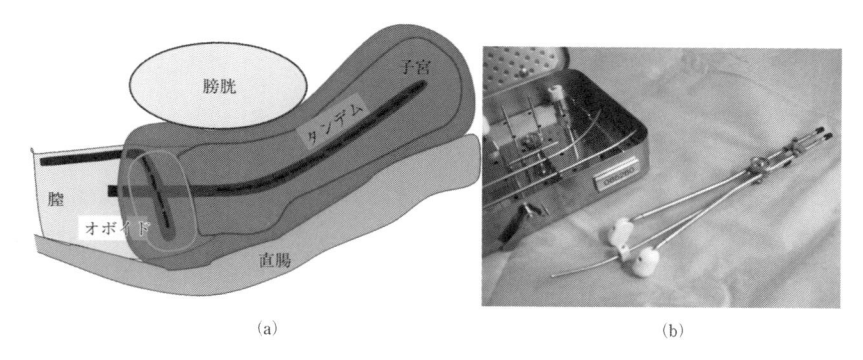

図 2.79　子宮頸がんで(a)目標となる線量分布，(b)タンデム・オボイドアプリケータ

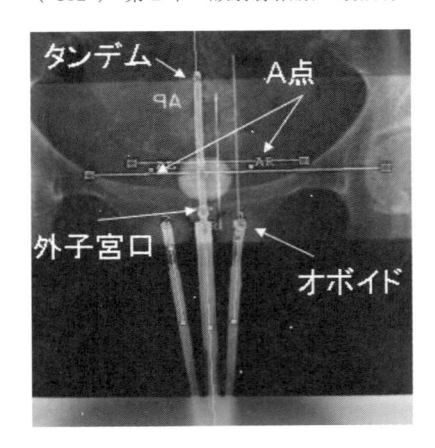

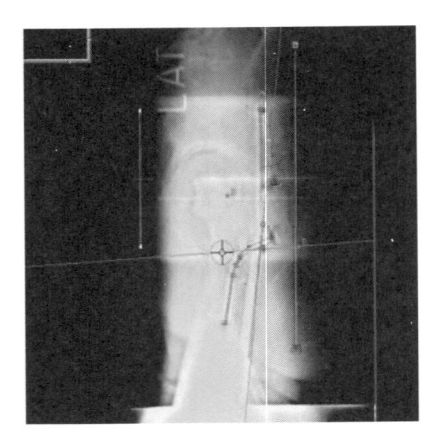

図2.80　使用される2方向X線写真

照射は通常4回程度に分割して行われ，そのつどタンデムとオボイドを挿入し，そのあと計画・照射とわずか約1時間の間に行われる．

・イメージガイド下腔内照射

　上述のように，従来は二次元画像で洋梨形の一様な線量分布を得ることが目標であった．しかし，近年はMRIや同室コーンビームCTを用いたイメージガイド下腔内照射が行われるようになりつつある[10]．すなわち，マンチェスター法のようにA点に処方し，均等に照射するのではなく，三次元的に線源の停留時間のウェイトの最適化を行う．したがって，重要な箇所により強く線量を集中し，正常組織の線量を軽減できるようになった．

(3) 組織内照射

　組織内照射は腔内照射と異なり，最初に金属針またはソフトチューブ留置が手術場で行なわれる．その後，線量計画を行い，1日2回，3～4日間で照射される．従って患者は数日間，針が刺入されたまま入院することになる．

　歴史的にはマンチェスター法，パリ法などが用いられてきた．これは元来，ラジウム針の刺入位置あるいはラジウムの量を一定の規則によって変化させるものである．したがって，この方法では腫瘍の形状に合わせた線量分布というよりは，腫瘍を取り囲む領域を直方体あるいは円柱形状でできるだけ均等な線量分布を作成することになる[7]．

一方で，最近は CT や MRI を用いた治療計画が行われるようになり，3次元的に腫瘍やリスク臓器の位置を同定できるようになった．その結果，腫瘍形状に合わせ，かつリスク臓器をできるだけ避けるような線量分布が作成できるようになった（図 2.81）．また，刺入した針の位置も三次元的に同定でき，線源停留位置や停留時間のウェイト調整が可能である（図 2.81）．

　停留時間のウェイトの決定は最適化プログラムにより決定される．現在は geometric optimization や graphical optimization などが広く使用されている[10]．

　最近，組織内照射は前立腺がん，子宮がんだけでなく，乳がんなどにも応用されている．また，乳がんの術後にできた空洞にバルーンを留置し，そこに線源を送り込む手法（Mammosite）も欧米で行われている．

(4) 高線量率小線源治療の品質保証

　HDR 小線源治療では 10 Ci という非常に強い線源が使用され，誤照射は重大事故に繋がる．特に，線源強度は線量に直結する重要な要素であり，AAPM TG56 ではユーザーによる測定も義務づけている[12]．また，線源の停留位置やタイマー，ケーブルのチェック，治療計画装置のコミッショニングも不可欠である．QA に関しては小線源治療の標準測定法[9]，AAPM TG59[13] などに詳細に記載されている．

　さらに，患者がアプリケータを挿入されて待っている間に治療計画が行われるために，ミスを犯しやすい環境にある．このような中で，医学物理士が客観的かつ冷静に臨床症例の治療計画チェックにも関与すべきであると考えられる．

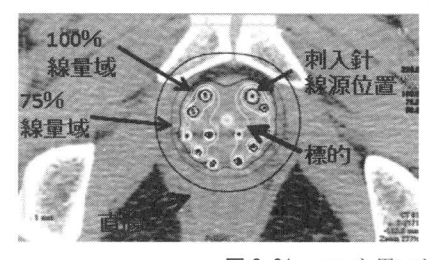

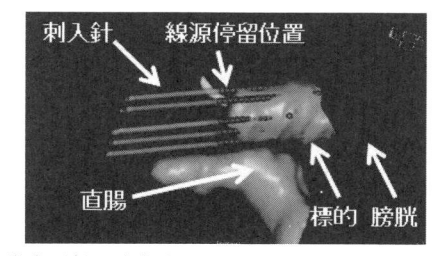

図 2.81　CT を用いた組織内照射の治療計画

2.11.5 低線量率小線源治療（I-125 永久挿入治療を中心に）
(1) 方法

本治療は前立腺に I-125 シード線源を刺入し，永久的に留置することで線量を投与するものであり，主に低リスク，中リスク前立腺がんが対象になる[14]．シード線源は様々な種類があるが，直径約 0.8 mm，長さ 4.5 mm 程度であり，チタンカプセルに AgI が密閉される等の形状のものがある（図 2.82）．このシードは事前にテンプレートを通して刺入された金属針に，アプリケータにより前立腺内部かその近傍へ刺入される．実際の治療は経直腸超音波（TRUS）ガイド下で行われる．以下にそれぞれの概要を説明する．

・Volume study/Preplan

一般的には治療の約 2〜3 週間前に Volume study が行われる．これは患者の TRUS 画像を撮影し，前立腺の体積計測や恥骨干渉など，実際に本治療が適応になるかどうかを決定する．次にその画像を用いて Preplan が行われ，実際の治療で「どの場所に，どのくらいの線源強度の何個の線源を刺入するか」を決定する（図 2.83）．それに基づき，治療に使用する線源が発注される．1 症例当たり，I-125 永久挿入治療単独症例では 50〜90 個程度のシードが使用される．

・刺入

実際の刺入は線源発注から 2 週間以降に行われる．刺入の様子を図 2.84 に示す．TRUS ガイド下で前立腺にテンプレートを通して針が刺入され，アプリケータで線源が押し出されて留置される．

刺入方法には術前計画法と術中計画法の 2 種類の方法がある．前者は完全に Volume Study/Preplan どおりに前立腺形状を再現して刺入する方法である．後者は，刺入直前にTRUS ガイド下で前立腺

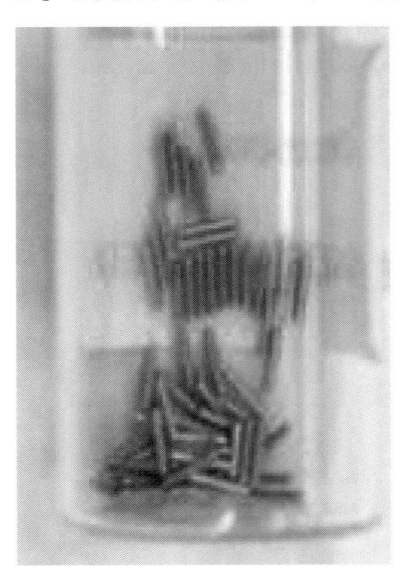

図 2.82 125 シード線源の概観

2.11 小線源 (165)

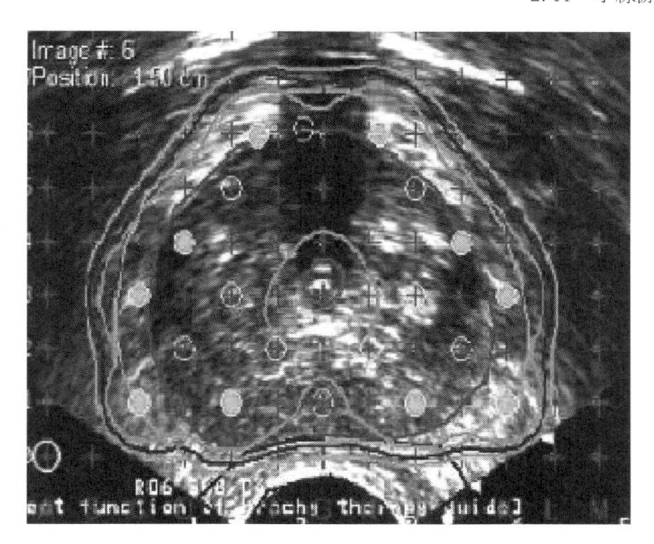

図 2.83 経直腸超音波画像によるプレプラン

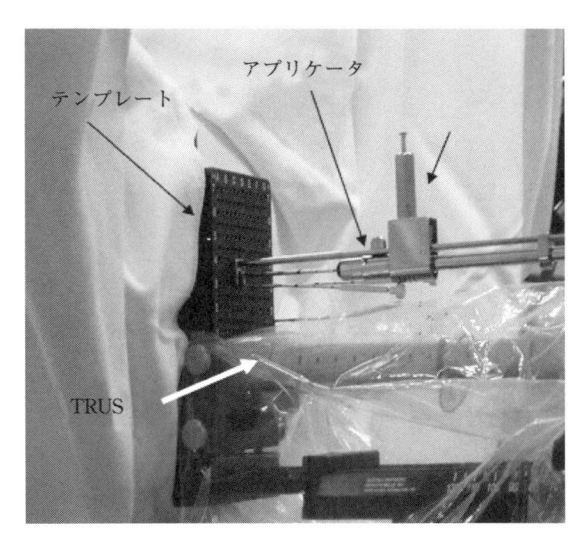

図 2.84 刺入の様子

を再同定し、その場で線源配置を決定し、術中にもリアルタイムに TRUS ガイド下で刺入針または線源をモニタリングおよび線量計算を行う方法である。もし、刺入途中で低線量域が発生すれば、そこにシードを追加することもできる。

しばしば前立腺の浮腫や出血によりプレプランどおりにならないことが多い。その様な観点から、術中計画法の有用性が報告されている[15]。ただ、計画者や刺入者の熟練が必要である。

・術後評価

刺入後は、その質を評価するために線量評価が行われる。実際には前立腺や直腸、尿道などのリスク臓器を contouring し、線源位置同定、そして線量計算が行われる。多くの場合、CT が用いられるが、前立腺が不明瞭であり〔図 2.85 (a)〕、さらに部分体積効果により、線源の位置同定が困難である。MRI では前立腺は明瞭であるが、線源が不明瞭となるため[16]、評価法は施設によって異なる〔図 2.85 (b)〕。最近は CT と MRI を fusion した線量評価の有用性が報告されている[17]。

(2) 品質保証

高線量率小線源治療と同様に線源強度の測定は重要であるが、Ir-192 と異

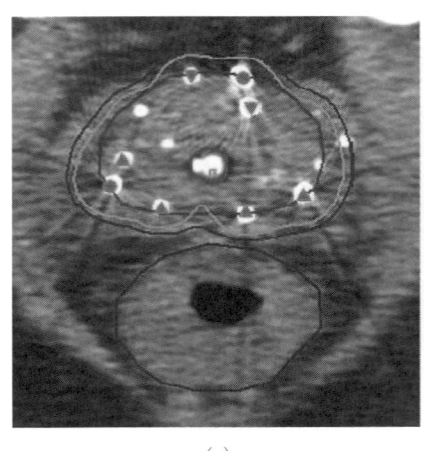

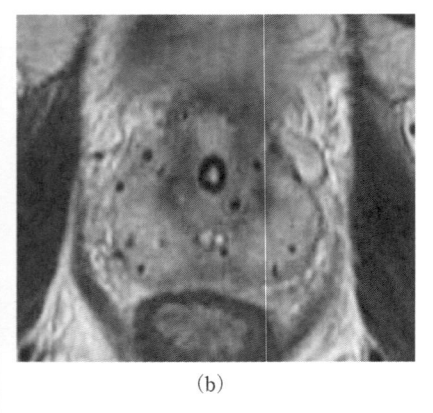

図 2.85　(a) CT 画像を用いた術後線量評価，(b) 刺入後の MRI 画像

なり，一度に多数のシードを使用するのでその労力は大きい．しかし，米国では過去に放射能が0であるデッドシードが混入していたことも報告されている[18]．AAPM TG64によれば，「使用する線源個数の10%を選抜して測定しなければならない」と記載されている[19]．我が国でも積極的に線源強度測定を行うべきである．さらに，I-125永久挿入治療では経直腸超音波やステッパー，テンプレートなど，様々な機器を用いるので，それらのQCも必要である．

2.11.6 現在の線量計算アルゴリズムとその限界

この節では小線源治療の線量率計算アルゴリズムについて概説する．

現在はAAPM TG43[22]の改訂版であるAAPM TG43 U1[23]がベースとなっている．現在使用されているTG-43U1[23]では，線源中心からの距離r〔cm〕，線源長軸との極角θでの吸収線量率$\dot{D}(r,\theta)$の計算式として次式が与えられている．

$$\dot{D}(r,\theta) = S_K \cdot \Lambda \cdot \frac{G_L(r,\theta_0)}{G_L(r_0,\theta_0)} \cdot g_L(r) \cdot F(r,\theta) \quad \text{(線状線源モデル)}$$

で与えられる．ここで，S_kは空気カーマ強度，Λは線量率定数（cGyh^{-1}U^{-1}），$G_L(r,\theta)$および$g_L(r)$はそれぞれ線源幾何学関数および線線源の放射状線量関数，$F(r,\theta)$は非等方性関数である．ここでの(r_0,θ_0)は基準点として扱われ，線源の長軸に直行する平面上（2/π方向）で1 cm離れた点である．各パラメータの詳細はAAPM TG43[22]およびAAPM TG43 U1[23]を参照されたい．

このように計算された線量率に基づき，治療計画装置の線量計算が行われる．

例えば，Ir-192を用いた腔内照射や組織内照射のような一時的な治療であれば，線量率は以下のように計算される．

$$D(r,\theta) = \dot{D}(r,\theta) * 1.443 * 線源の停留時間$$

I-125 永久挿入治療の場合には

$$D(r,\theta) = \dot{D}(r,\theta) * 1.443 * T_{1/2}$$

で与えられる．ここで，$T_{1/2}$ は半減期である．

　この線量計算式から明らかなように，小線源治療の線量計算には不均質補正がなされていない．しかし，咽頭や乳房のような不均質媒質を含む治療では不可欠であり，今後の展開が期待される．

2.11.7　おわりに

　最近の国際学会等の演題数をみると，IMRT や陽子線治療など，外部照射技術が発達が主として注目されており，小線源治療の影が薄くなっている傾向がうかがえる．しかし，小線源治療は究極の線量分布と同期照射的要素を兼ね備えている．問題点は術者の手技に依存し，再現性を得るのが困難であるという意味で客観性を欠いている点である．それを解決すれば，小線源治療は今後もさらに発展し続けると思われる．

文　献

1) Lanciano R. M., Martz K., Coia L. R., et al.：Tumor and treatment factors improving outcome in stage III-B cervix cancer, Int. J Radiat. Oncol. Biol. Phys., 20:95, 1991.
2) Kupelian P., Potters L., Khuntia D., Ciezki J. P., Reddy C. A., Reuther A. M., Carlson T. P., Klein E. A.：Radical prostatectomy, external beam radiotherapy <72 Gy, external beam radiotherapy ≧72 Gy, permanent seed implantation, or combined seeds/external beam radiotherapy for stage T1-T2 prostate cancer, Int. J. Radiat. Oncol. Biol. Phys., 58 (1) :25, 2004
3) Hall E. J.：Radiobiology for the radiologist Fourth edition, J. B. Lippincott Company, 107 1993
4) 井上俊彦, 井上武宏, 手島昭樹 他：放射線治療学改訂3版, 南山堂, 217, 2007
5) Paterson R., Parker H. M.：A dosage system for gamma ray therapy, Br J Radiol

VII, 592 1934

6) Tod M, Merdith W.: Treatment of cancer of the cervix uteri, a revised Manchester method, Br. J. Radiol., 26: 252, 1953
7) Dose and volume specification for reporting intracavitary therapy in genecology (ICRU report 38) (1985).
8) Williamson, Thomadson B., Nath R,: Brachytherapy Physcs, Medical Physcs Publishing, 301, 1994
9) 入船寅二, 大野吉美, 垣花泰政, 川越康充, 佐方周防, 田伏勝義, 都丸禎三, 中村譲, 永田靖, 西台武弘, 速水昭宗, 広川裕: 放射線治療における小線源の吸収線量の標準測定法日本医学物理学会編, 通商産業研究社, 31, 2000
10) Lindegaard J.C., Tanderup K., Neilsen S.K., Haack S., Gelineck J.: MRI-Guided 3D optimization significantly improves DVH parameters of Pulsed-Dose-Rate brachytherapy in locally advancede cervical cancer, Int. J. Radiat. Oncol. Biol. Phys., 71 (3):756, 2008
11) Nag S. et al.: High dose rate brachytherapy: A textbook, Furuta Publishing Company, Inc., 79, 1994
12) Nath R., Anderson L.L., Meli J.A. et al.: Code of practice for brachytherapy physics: Report of the AAPM Radiation Therapy Committee Task Group No. 56, Med. Phys., 24 (10):1557, 1997
13) Kubo H.D., Glasgow G.P., Pethel T.B. et al.: High dose-rate brachytherapy treatment delivery: Report of the AAPM Radiation Therapy Committee Task Group No. 59, Med. Phys., 25 (4):375, 1998
14) Nag S., Beyer D., Friedland J., Grimm P.: The America Brachytherapy Society (ABS) recommendations for transperineal permanent brachytherapy of prostate cancer, Int. J. Radiat. Oncol. Biol. Phys., 44 (4):789, 1999
15) Zelefsky M.J., Yamada Y., Marion C. et al.: Improved conformality and decreased toxicity with intraoperative computer-optimized transperineal ultrasound-guided prostate brachytherapy, Int. J. Radiat. Oncol. Biol. Phys., 55 (4):956, 2003
16) Nag S., Bice W., DeWyngaert K., et al.: The America Brachytherapy Society

(ABS) recommendations for permanent prostate brachytherapy postimplant dosimetric analysis, Int. J. Radiat. Oncol. Biol. Phys., 55 (2) :221, 2000
17) Polo A., Cattani F., Vavassori A. et al.: MR and CT image fusion for postimplant analysis in permanent prostate seed implants, Int. J. Radiat. Oncol. Biol. Phys., 60 (5) :1572, 2004
18) DeWerd L. A.: Brachytherapy dosimetric assessment: Source calibration, RSNA Categorical Course in Brachytherapy Physics, 143, 1997
19) Yu Y., Anderson L. L., Mellenberg D. E., et al.: Permanent prostate seed implant brachytherapy: Report of the American Association of Physics in Medicine Task Group No. 64, Med. Phys., 26 (10) :2054, 1999
20) Nath R., Anderson L. L., Luxton G., et al.: Dosimetry of interstitial brachytherapy sources: Recommendations of the AAPM Radiation Therapy Committee Task Group No. 43, Med. Phys., 22 (2) :209, 1995
21) Rivard M. J., DeWerd L. A., Hanson W. F. et al.: Update of AAPM Task Group No. 43 Report: A revised AAPM protocol for brachytherapy dose calculations, Med. Phys., 31 (3) :633, 2004

第3章 ピンポイントビーム源

3.1 加速器の原理と構造

　本節では放射線治療の基盤である加速器の原理と構造を解説する．医学物理の趣旨から装置をブラックボックスとせず，重要機器の内部構造の図解を試みた．分量の制約から理論やさらなる説明は参考文献を参照されたい（たとえば[1〜5]）

3.1.1 リニアック（線形加速器, Linear Accelerator 略して linac）
(1) システム構造
　典型的な医療リニアックシステムを図3.1に示す．リニアックは電子銃，加速管，X線ターゲットから構成される．電子銃は一般的に図3.2に示すような三極管（カソード，アノード，グリッド），あるいは二極管（カソード，アノード）となっており，1000℃に昇温されたカソードから電子が放出される．

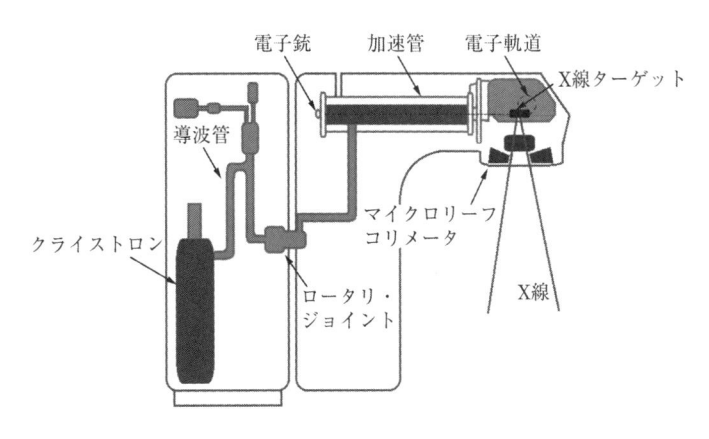

図3.1　医療用ライナックの基本構造

(172)　第3章　ピンポイントビーム源

(2) 加速管の原理

コイル（インダクタンス L），コンデンサ（静電容量 C）を連結すると，周波数

$$f = \frac{1}{2\pi\sqrt{LC}} \quad (3.1)$$

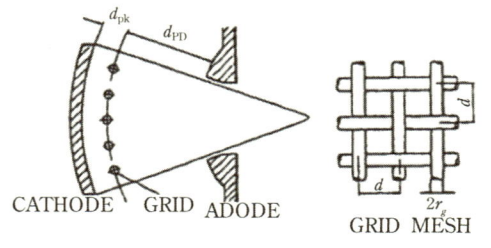

図 3.2　電子銃の基本構造

で共振する交流回路が作れる．これを図 3.3 のようにコイルを延ばし，コンデンサ近傍に軸を中心に回転させると，空洞が構成される．電界は対向面間に存在し，それらを巻くように磁場が存在し，同じく周波数 f で共振する．これを，三次元であるため，立体回路（solid circuit），あるいは共振空洞（resonant cavity）と呼ぶ．対向面に突起を付けて電界を強くし，軸周辺をくり抜けば，電子やイオンを軸上に加速の電界を感じるタイミングで入射して，

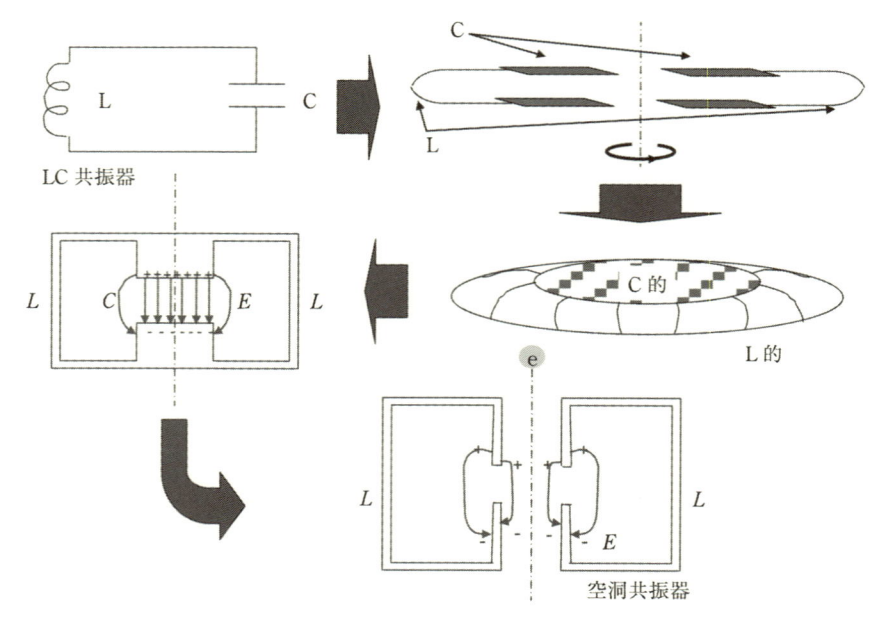

図 3.3　空洞共振器（立体回路）の電場で電子を加速

荷電粒子を交流電界で加速できることになる．これを高周波（RF：Radio Frequency）加速と呼ぶ．図 3.3 のような単空洞で加速のタイミングから位相で $\pm\pi$ ずれたタイミングで入射すると逆に減速されてしまう．

荷電粒子の電荷を q，電界から受ける加速エネルギーを T，加速される距離を L とすると次の関係がある．

$$T = qEL \tag{3.2}$$

電界強度には，医療用リニアック（周波数は 2.856 GHz が一般的）の場合，10 MV/m 程度（高エネルギー物理用リニアックの研究開発では 100 MV/m が達成されつつある）である．

単空洞では加速距離 L が短いため，がん治療に適した 6〜20 MeV までに加速するためには空洞を図 3.4 のように複数連結する必要がある．等価回路も図中に示した．もし単空洞の場合は共振周波数は式（3.1）のように一つ

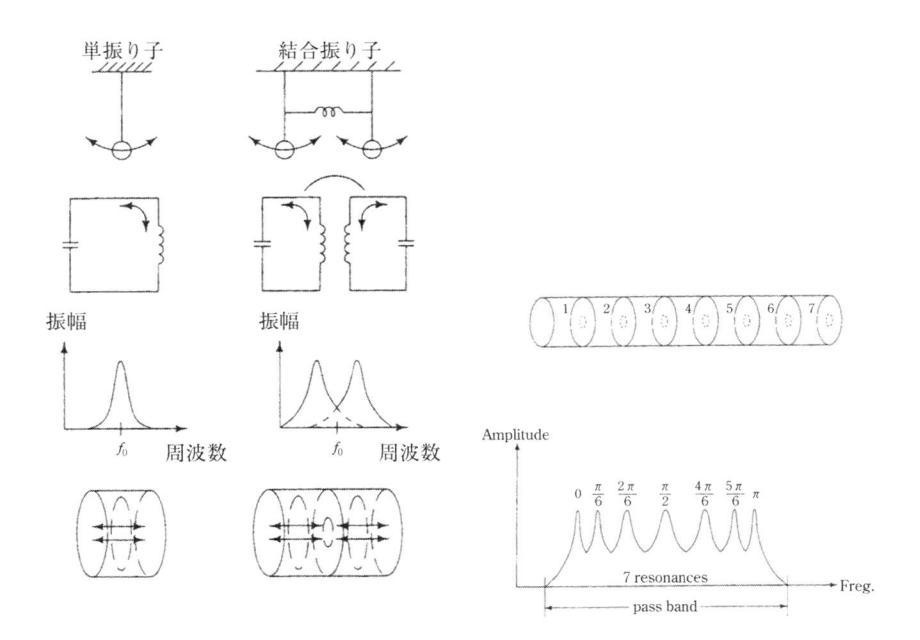

図 3.4　連結空洞と共振周波数[4)]

になる．2空洞にすると，図3.4のように，共振周波数は二つとなる．さらにたとえば，同図にあるように，7つの空洞となると共振周波数は七つとなり，N個であればN個となるのである．

　線形加速器は，連結空洞と導波管の中間とも考えられる．その共振モードによる電子の加速を考える．

　真空中の電荷・電流もない自由空間では電磁波の波動方程式は式（3.3）のようになる．

　ここで$\bar{E}, \bar{B}$はそれぞれ電界，磁束密度である．

$$\left(\nabla^2 - \frac{1}{c^2}\frac{\partial^2}{\partial t^2}\right)\left(\frac{\bar{E}}{\bar{B}}\right) = \bar{0} \tag{3.3}$$

$$c = \frac{1}{\sqrt{\varepsilon_0 \mu_0}},$$

$$\nabla^2 = \frac{\partial^2}{\partial x^2} + \frac{\partial^2}{\partial y^2} + \frac{\partial^2}{\partial x^2} \tag{3.4}$$

$$\left(\frac{\bar{E}}{\bar{B}}\right) = \left(\frac{\bar{E_0}}{\bar{B_0}}\right)\exp\left(i\left(\bar{k}\bar{x} - \omega t\right)\right)$$

ここで，cは光速（3×10^8 m/s）で$\bar{k}$は波数ベクトル，ωは角周波数である．$\bar{k}$の絶対値を$k\left(k=\frac{2\pi}{\lambda}, \lambda：波長\right)$で書くと$\omega$と$k$の間には

$$\omega = ck \tag{3.5}$$

関係が得られ，これを波の分散関係と呼ぶ．この真空自由空間の電磁波の分散関係を図示すると，図3.5（a）のような直線となり，傾きがcである．ここで第4象限は逆の方向に伝搬する波の関係となる．

　加速管のような有限の電磁共振空洞の場合，いくつも共振周波数も存在し，また壁での反射で波数ベクトルも複数になり，それらの合成波が存在することになる．この場合，分散関係は直線にならず，曲線上の点での傾きと原点を結ぶ線分の傾きは一般に一致しない．次式のような傾きv_gは，

3.1 加速器の原理と構造 （175）

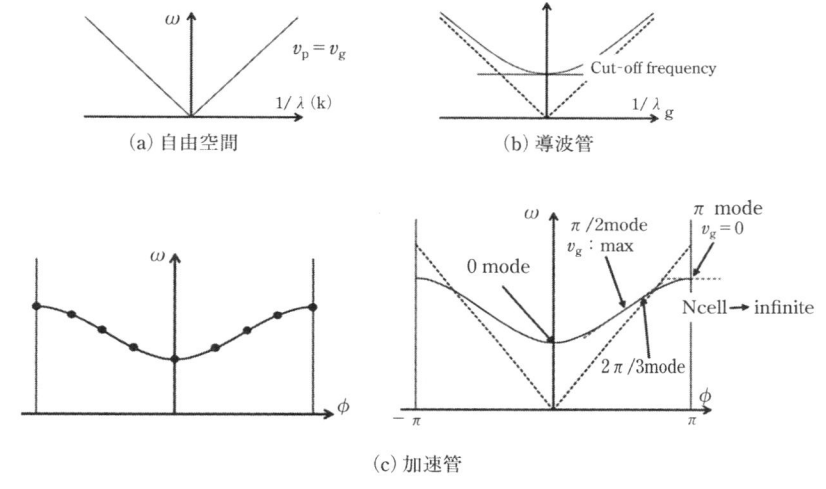

(a) 自由空間

(b) 導波管

(c) 加速管

図 3.5　電磁波の分散関係

$$v_g = \frac{\partial \omega}{\partial k} \tag{3.6}$$

となり，エネルギーの流れの速度となり，群速度（group velocity）と呼ばれる．v_g がゼロでない波を進行波と呼び，ゼロのものを定在波と呼ぶ．一方原点を結ぶ線分の傾き v_p は，

$$v_p = \frac{\omega}{k} \tag{3.7}$$

そのモードの波の位相速度（phase velocity）と呼ばれる．

加速管における分散関係を図 3.5 (b, c) で説明する．まず円筒形の導波管は図 3.5 (b) のようになり，それ以下の周波数成分が侵入できないカットオフ周波数が存在する．電磁波は導波管の形状によって決まるが，開口部の幅の数倍の波長以上の電磁波は侵入できない[6]．いま進行方向の周波数 k_g に一つの空洞の長さ l をかけた β_g というパラメータを横軸にとって分散関係を図 3.5 (c) に描いてみる．加速管は円筒形状でなく，図 3.4 のように連結空洞であるため，存在するモードは図 3.5 (c) のように空洞数だけ離散

化してくる．たとえば七つの空洞があると七つの共振周波数があった．それぞれにおいて各空洞で電界が最大となる時の電界の向きのみ模式的に描くと，図 3.6 のようになる．図 3.6 (a) のモードではすべて空洞の電界が一斉に振動しており，進行方向の管内波長は無限大，k_g は 0 となる．β_g も 0 となり 0 モードと呼ばれる．またエネルギーは振動しているのみで群速度は 0 となる．一方，図 3.6 (g) のモードは隣り合う空洞が互い違いに振動しており，群速度は 0 である．管内波長も七つの中では最も短く（最高周波数）$2l$ であるため，β_g は π となり π モードと呼ばれる．図 3.6 (b) ～ (f) のモードは 0，π モードの離散的に存在することになる．0，$\pi/2$，$2\pi/3$，π モードの分散曲線の位置を図 3.5 (c) に示した．

医療用リニアックでは，$\pi/2$，π モードが使用される．後述するように加速効率が高く，低パワーの高周波源を使った 20 MeV 以下の小型システムに適しているからである．3 空洞で 1 管内波長となる $2\pi/3$ モードでは SLAC（Stanford Linear Accelerator Center）型とも呼ばれ，基礎科学用 20 MeV 以上のリニアックに採用される進行波型のものである．この場合，図 3.5 のように，群速度は一般に位相速度の 1%程度となり，位相速度が光速となるように設計すれば，相対論的領域（たとえば電子では 10 MeV で光速の 99.9%）で加速されても，速度はほぼ光速に漸近するビームの加速に

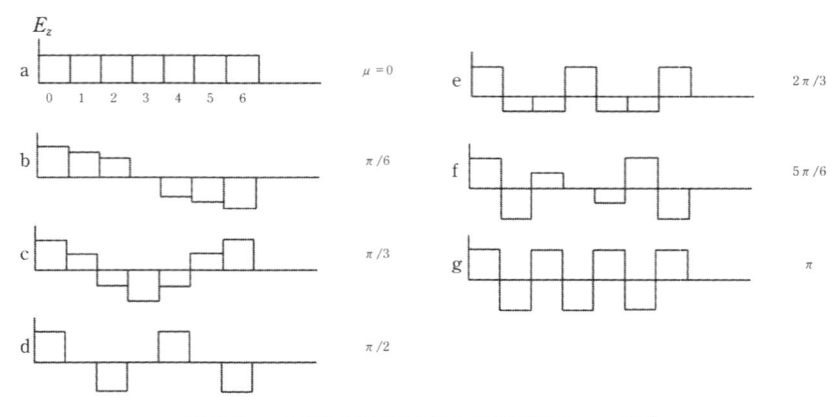

図 3.6 7 連結空洞加速管の加速電界のモード[4]

3.1 加速器の原理と構造

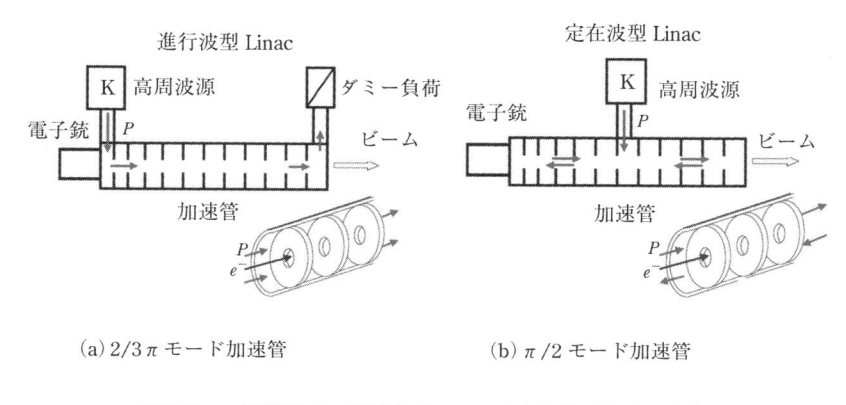

(a) 2/3π モード加速管   (b) π/2 モード加速管

図 3.7 加速管での高周波パワーの入力と電子加速の方向

使われる.

図 3.7 (a) に 2π/3 モード進行波管での高周波の入・出口ポート，図 3.7 (b) に π/2 モード定在波管でのそれを示す．2π/3 モードの場合は一端から入力し，他端から出力させる．入力ポートから出力ポートへの方向のみの進行波モードのみが存在する．一方，図 3.7 (b) のように加速管の真中からされた高周波は左右に分配され，両端で反射して左右からの進行波で合成が起こる．

π/2 モードの進行・後退波での各空洞での電界の向きの時間変化を図 3.8 に示す．常に二つのモードが存在し，その合成も示した．合成波は一つ置きに電界が振動すると，常に 0 となるセルが存することになる．したがって進行波と後退波が合成されて定在波ができ定在波管とみなすことができる．

π/2 モードの場合電界が相殺されるセルを図 3.9 (a) のように小さくするか（軸上結合型），図 3.9 (b) のようにサイドにずらして置いて（サイド結合型）加速効率を高めるようとしている．加速管の特性をよく表し，設計に重要なパラメータとして，シャントインピーダンスがある．それは入力パワーと加速電界の比を表し，サイド結合型の方が大きく加速効率が良いこととなる．

(178)　第3章　ピンポイントビーム源

(3) 高周波源

　高周波源はこれから説明するように，加速管に劣らぬ複雑なシステムである．実用化されている高周波源のほとんどが 40 年程度前に開発されたものである．世界のがん治療用のライナックは，主に 10 MeV 以上用の 6 MW 程度の出力の S バンド（2〜4 GHz）クライストロン（klystron），6 MeV 以下の 1.5 MW 程度の出力の X バンド（8〜12 GHz）マグネトロン（magnetron）を使用している．

　まずクライストロンを説明する．図 3.10 にその内部構造を示す．リニアックとほぼ同じような構成となっている．左端が電子銃でパルス幅数 μs，電圧 10〜数百 kV のものである．時間軸方向に矩形の電子ビームは，入力空洞を通過する．これは，単空洞となっており，電界は電子ビーム進行方向にリニアックと同じ共振周波数で振動している．高周波パワーは入力ポートから入ってくる．共振周期に対して十分に長いパルスの中の電子は当然加速・減速を繰り返し受けることになる．ここで電子はまだ相対論的領域に達していない．したがって加速された電子は相対的に前に進み，減速された電子は後に遅れることになる．電界のない空間を走行するうちに，共振周期ごとに

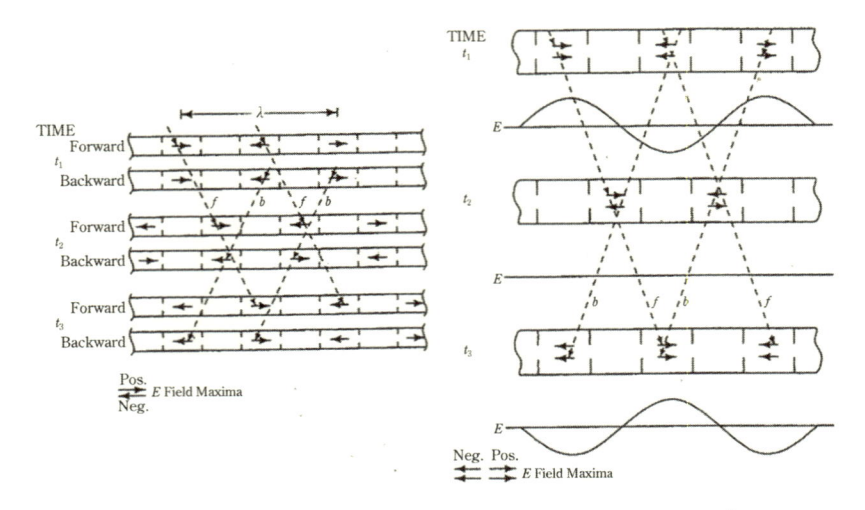

図 3.8　π/2 モードでの進行・後退波の合成としての定在波[4)]

3.1 加速器の原理と構造 (179)

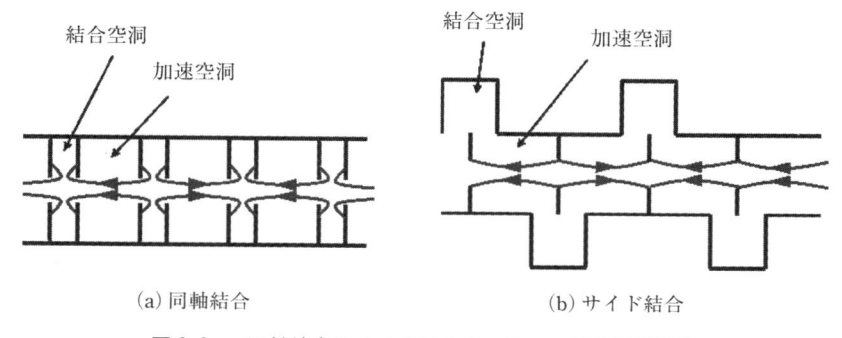

図 3.9 同軸結合とサイド結合の $\pi/2$ モード定在波管 [4]

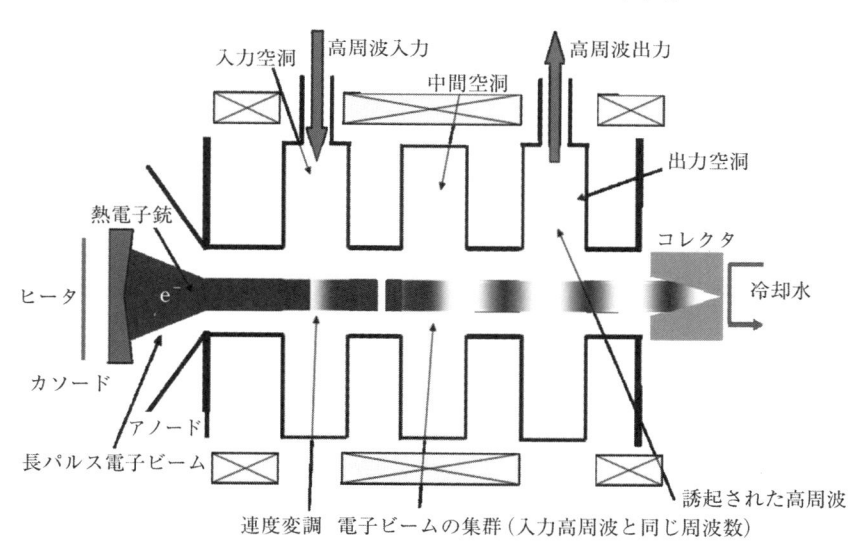

図 3.10 クライストロンの構造と原理

パルス列ができてくる．これを速度集群という．共振周期ごとにパルストレインとなった電子ビームは出力空洞を通過し，ここで電磁共振を引き起こし，強い電磁場を発生させる．出口ポートからその一部が電磁波となって取り出されていく．結果的に入力した低パワーがここに増やされることになるのである．電磁エネルギー分のエネルギーを失った電子ビームは左端のビームダンプに衝突し，熱エネルギーは冷却される．

(180)　第3章　ピンポイントビーム源

　次にマグネトロンの原理を説明する．図 3.11 にその内部構造と動作結果を示す．中心に電子銃カソード，その近傍にアノードがあり，その周りに数個の空洞が配置されている．空洞は紙面に垂直方向に永久磁石によって磁場印加されている．カソード，アノード間に数 kV 程度，数 μs 程度のパルス電圧が負荷されると，カソードを発した電子は磁場によって曲げられる．横軸に磁場強度，縦軸に電流をプロットした結果が図中に示されている．磁場が弱いうちは電子はアノードに達するため，パルス電圧電源から印加されたエネルギーは主に電子の加速エネルギーに費やされる．しかし，磁場があるしきい値を超えると電子は回転の曲率半径が小さくなってアノードに達することができず，電流がなくなり，また電子は減速されてそのエネルギーが空洞内の電磁場エネルギーとなる．空洞の外側には出力空洞や単端子が置かれており，そこから電磁波が外に供給される．

　クライストロンは発信器や入力高周波パワー源を必要とする増幅器であるが，マグネトロンはそれを必要としない自励発振器である．したがってマグ

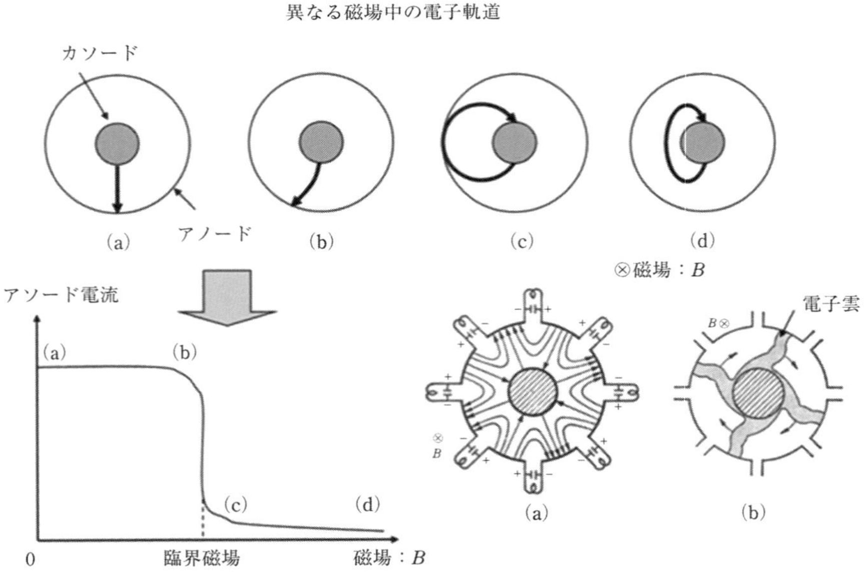

図 3.11　マグネトロンの構造と原理

ネトロンの方が自己完結で小型であるといえる．一般にマグネトロンは低出力用で，パワーの上限は 3 MW 以下，クライストロンは高出力用で，下限は 6 MW 程度となっている．マグネトロンは自励発振器であるため，熱変形や移動・回転時の動による本体の変形によって振動数とパワーが変動を受けやすく，また制御パラメータも少ない．したがって安定な発振器とはいえない．一方クライトロンは増幅器であり，入力周波数システムや長い空洞を取り巻く電磁石等において，制御パラメータも多く，マグネトロンより制御性の良い安定した装置といえる．ただマグネトロンはレーダー・通信システム・電子レンジ用などに広く普及していて，多量に生産されているため，コストはクライストロンに比べてかなり低くなる．

クライストロンにしてもマグネトロンにしても，電子銃あり，パルス高電圧電源あり，共振空洞あり，ビーム収束電磁石ありで，リニアックとほとんど同じ構造をもっていることがわかる．これらの開発は第二次世界大戦時のレーダー開発，その後の民生用通信，高エネルギー物理用加速器，電子レンジ等のシステムの構築と普及のために開発された．しかしながらこの 40 年新しい高周波源は実用化が十分でない．リニアック開発も既存のマグネトロン・クライストロンの使用を前提とせざるを得ない状況である．

3.1.2 サイクロトロン
(1) 原理・構成・弱収束

サイクロトロンとは主に重イオンビームを作り出すために使われる加速器である．これは，線形加速器とは反対にビームの軌道は直線ではなく，しかしシンクロトロンとは違い，軌道半径がエネルギーにより違っている．この基本的考え方について説明していく．

まず，簡単なモデルを考えてみよう．一様磁場中に荷電粒子が磁場とは垂直な方向に運動量を持って存在したとしよう．このとき，この荷電粒子の運動はどのような形になるだろうか？ご存知の通り図 3.12 に示す円である．このような運動をしている荷電粒子の角周波数 ω，軌道半径 R はそれぞれ，

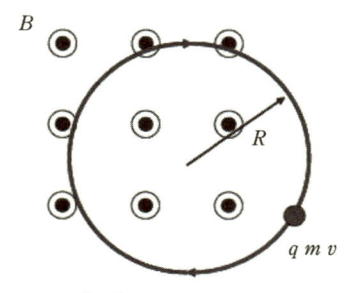

図 3.12 一様地場中の荷電粒子の運動

$$\omega = \frac{qB}{m} \quad (3.8)$$

$$R = \frac{mv}{qB} \quad (3.9)$$

となる．ここで重要なのはニュートン力学の範囲では角周波数 ω が粒子の速度に依存しないということである．一様磁場中では早い粒子も，遅い粒子も一周するのに同じ時間がかかる．

次に，図 3.13 のような装置を考える．この装置は，一様磁場を発生させている中に，電極を挿入し，その電極にビームの角周波数に一致した周波数の高周波電場を印加する．すると，図 3.14 のように粒子が電極間を通過するときは常に加速方向に電場を受けることになる．したがって，このような装置の中では荷電粒子は徐々に加速しながら大きな軌道を描いていくことがわかる．このように，磁場で粒子を周回させながら高周波の電場を繰り返し荷電粒子を加速させていく装置をサイクロトロンと呼ぶ．

弱収束（weak focusing）とは加速器のビーム安定性を保証する理論である．ビームを扱っている以上，そのビームが時間とともに発散してしまうよ

図 3.13　Cyclotron の構造

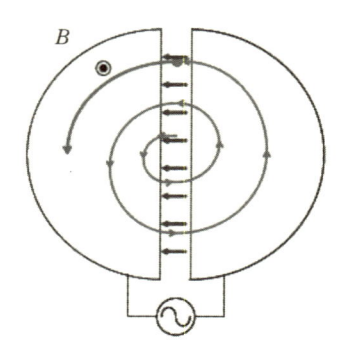

図 3.14　Cyclotron のビーム軌道

うでは，装置として機能しない．もし，理想軌道から外れてしまった粒子が存在したとしても，理想軌道に戻そうとする力が働くように装置を設計する必要がある．

弱収束とはそのようなビーム安定性を考えるうえの最も基本的な理論である．ここで，ビーム軌道を考えるうえでの座標系を図 3.15 のように定義する．ビームの軌道長を $s=vt$ と定義して，時間の項も s に含めているのが特徴である．一般に水平方向が x，垂直方向が y である．

さて，このような座標系で一様磁場中の電荷 q，質量 m，速度 v の荷電粒子が入射したとすると粒子の運動は以下のような式で表される．

$$m\frac{d^2 r}{dt^2} = m\frac{v^2}{r} - qvB \tag{3.10}$$

$$\frac{d^2 r}{ds^2} = \frac{1}{r} - qBmv \tag{3.11}$$

また，このときに $r=\rho=\mathrm{const}$ だったとすると，

$$\frac{1}{r} = \frac{qB}{mv} \quad p = \rho qB \tag{3.12}$$

となる．ここで，p は運動量 $p=mv$ である．上記の式（3.12）は軌道半径と運動量の関係を表した重要な式である．さて，式（3.11）に式（3.12）を代入すると，

$$\frac{d^2 r}{ds^2} = \frac{1}{\rho + x} - \frac{B}{\rho B_0} \tag{3.13}$$

$$\left(B_0 = B\big|_{r=\rho} \right)$$

となり，磁場が一様で $x \sim 0$ の場合を考えると，$\left(1/(\rho+x) \sim 1/\rho - x/\rho^2 \right)$

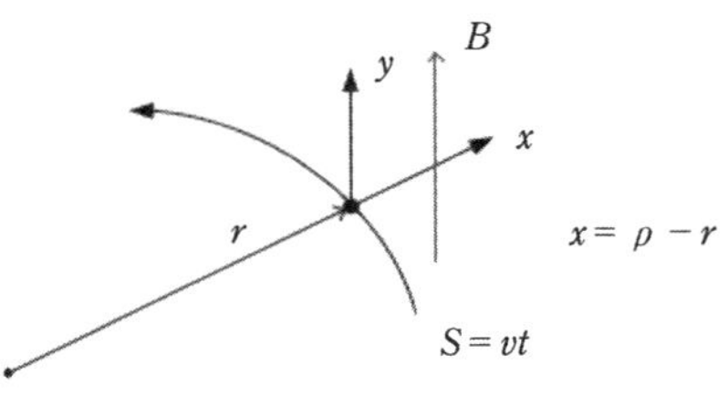

図 3.15 ビーム軌道と座標系

第3章 ピンポイントビーム源

$$\frac{d^2 x}{ds^2} = -\frac{1}{\rho} x \tag{3.14}$$

となる．この式は調和振動子と同じ式であり，安定した運動を表していることがわかる．このように一様磁場中では x 方向に関しては安定である．しかし，y 方向にはまったく力が働かず不安定である．

では，y 方向に収束力を与えるような磁場を考えてみよう．それには，図 3.16 のように，外側に磁力線が膨らんだような形が必要になる．なぜなら，x 方向の磁場 B_x のみを考えた場合，図 3.17 のように，下にいる粒子は上方向に，上にいる粒子は下方向に力を受けるからである．

では，このような磁場が本当に安定性を実現するか計算を進めてみる．まず，縦方向の磁場 B_y を

$$B_y = B_0 \left(\frac{r}{\rho}\right)^{-n} \quad (n > 0) \tag{3.15}$$

と定義する．$\nabla \times B = 0$ より

$$\frac{\partial B_y}{\partial x} - \frac{\partial B_x}{\partial y} = 0 \tag{3.16}$$

なので，

$$\frac{\partial B_x}{\partial y} = -n \frac{B_0}{\rho} \left(\frac{r}{\rho}\right)^{-n-1} \tag{3.17}$$

$$\left. \frac{\partial B_x}{\partial y} \right|_{r=\rho} = -\frac{n B_0}{\rho} \tag{3.18}$$

また，

$$B_x = + B_x \big|_{r=\rho} + \left. \frac{\partial B_x}{\partial x} \right|_{r=\rho} x + \left. \frac{\partial B_x}{\partial y} \right|_{r=\rho} y \tag{3.19}$$

であるが，$y=0$ では $B_x=0$ となるようにするので，

$$B_x = -\frac{nB_0}{\rho}y \tag{3.20}$$

となる．

さて，y 方向の運動方程式を考えると以下のようになる．

$$m\frac{\mathrm{d}^2 y}{\mathrm{d}t^2} = mqvB_x$$

$$mv^2\frac{\mathrm{d}^2 y}{\mathrm{d}s^2} = -\frac{qvnB_0}{\rho}y \tag{3.21}$$

$$\frac{\mathrm{d}^2 y}{\mathrm{d}s^2} = -\frac{n}{\rho^2}y$$

また，x 方向は以下のようになる．

$$\frac{\mathrm{d}^2 x}{\mathrm{d}t^2} = m\frac{v^2}{r} - qvBy$$

$$\frac{\mathrm{d}^2 x}{\mathrm{d}s^2} = \frac{1}{\rho+x} - \frac{1}{mv}qB_0\left(\frac{r}{\rho}\right)^{-n} \tag{3.22}$$

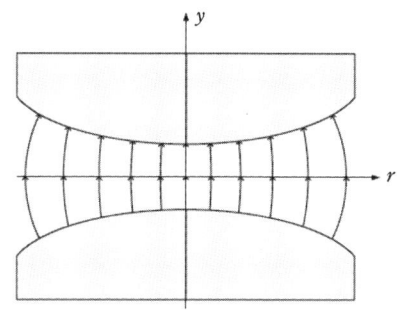

図 3.16　方向に収束力を与えるヨーク形状図

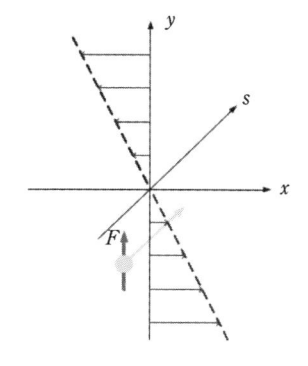

図 3.17　粒子が受ける力

$$= \frac{1}{\rho + x} - \frac{1}{\rho}\left(\frac{\rho + x}{\rho}\right)^{-n}$$

となる．

ここで，$x \sim 0$ とすると

$$\frac{d^2 x}{ds^2} = -\frac{1-n}{\rho^2} x \tag{3.23}$$

となる．
あらためて x, y 方向の運動方程式を記述すると，

$$\frac{d^2 x}{ds^2} = -\frac{1-n}{\rho^2} x \tag{3.24}$$

$$\frac{d^2 y}{ds^2} = -\frac{1-n}{\rho^2} y \tag{3.25}$$

であり，どちらも調和振動子の方程式と同じ形である．ただし，安定な運動であるためには，

$$0 < n < 1 \tag{3.26}$$

の条件が必要になる．

このように，磁場が軌道長 s によらず一定であっても安定性を実現する理論が弱収束と呼ばれるものである．

(2) セクター型サイクロトロン

弱収束の原理を用いたサイクロトロンはビーム収束の基本を備えているが，改良すべき点がいくつかある．まず，弱収束を実現しようとするとビームが軌道を1周する時間が徐々に長くなってしまう点である．これは，相対論的領域に達する前であってもそうなので，ビームエネルギーが相対論的領域に近づいてしまうと，なおさら時間的ずれが大きくなってしまう．

この時間的ずれを解決する方法のひとつに，加速周波数を変化させる方法

3.1 加速器の原理と構造

がある．ビームのエネルギーが上がるにつれて加速周波数を低くしてやれば，いつまでも加速周波数とビームの間に時間的ずれが生じることなくビームエネルギーを上げていける．このようにビームに加速周波数を同期させるものはシンクロサイクロトロンと呼ばれる．ただし，実際には周波数変調には限界があり，また，当然ながらビームはパルス的になってしまい，平均のビーム電流は低下する．

別の方法で時間的ずれを解決するには，弱収束理論を捨て去ってしまい，外側に行くほど強い磁場を作る方法がある．このような磁場は等時性磁場（isochronous field）と呼ばれ，たとえ相対性領域に入ろうと1周にかかる時間を一定に保つことができる．このようにビーム1周あたりにかかる時間を一定に保つように設計されたものを等時性サイクロトロンという．ただし，z 方向の収束性は失われるので，新たに収束の方法を考えなければいけない．

そこで，考え出されたのがセクター収束型のサイクロトロンである．これは，磁場のエッジフォーカスを利用するもので，基本的に図 3.18 に示すような構造になっている．ビームが受ける磁場は，1周を積分すれば等時性磁場を満たすように設計され，さらに図 3.19 に示すように磁場に強弱をつける．磁場が強いところが Hill，弱いところが Valley と呼ばれる．Hill と Valley の間では常に角度を持ってビームが入射するため，Hill と Valley の間ではエッジフォーカスが働き，z 方向に対しては収束方向に力が働く．さらに強い収束を実現させるため図 3.20 のようなスパイラルに Hill，Valley を形成し強い収束と発散を交互に与えることもできる．これは，シンクロトロンのように強い収束と発散の電磁石を配置して，強収束を実現させることに値する．図 3.21 にセクター型サイクロトロンの基本構造を示す．

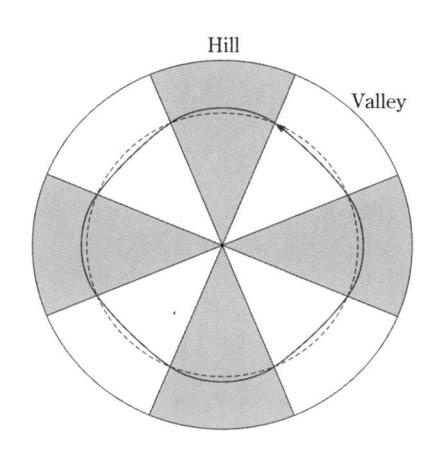

図 3.18 セクター収束型サイクロトロン

(188)　第 3 章　ピンポイントビーム源

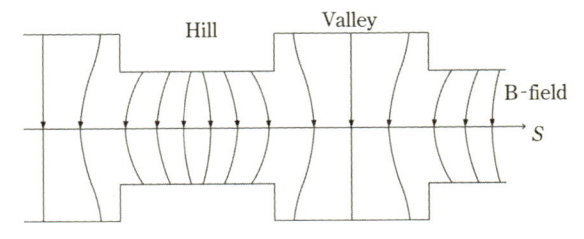

図 3.19　セクターマグネットの Hill と Valley

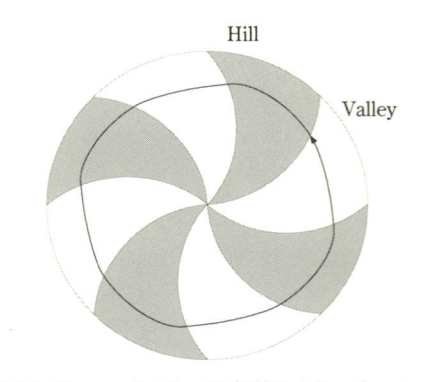

図 3.20　スパイラル収束型サイクロトロン

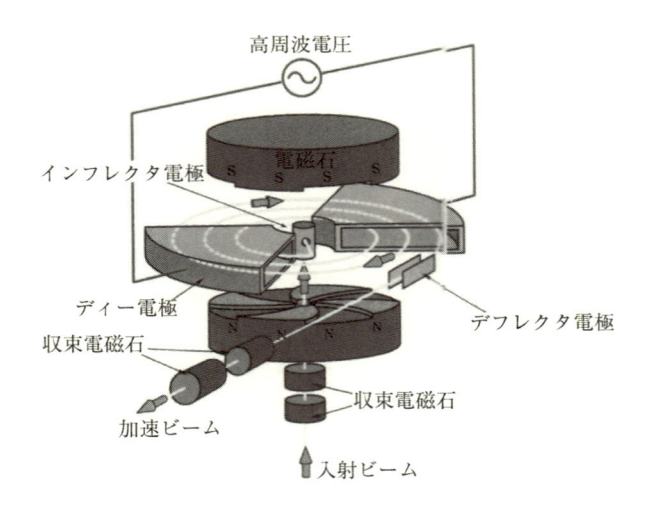

図 3.21　セクター型サイクロトロンの構造

さらに，近年では磁場部分と加速部分を完全に分離させたリングサイクロトロンも開発されている．

3.1.3 シンクロトロン
(1) システム構成
　放射線医学総合研究所 HIMAC の鳥瞰図を図 3.22 に示す．数個の連結空洞が 1 個ないしは数個配置される．リニアックの場合は達成可能な電界強度を用いて所定のエネルギーまで上げるのに，距離つまり加速管の数を増やしていた．シンクロトロンの場合，加速空洞の長さと数には限界があるが，加速粒子は無限回そこを通過することによってエネルギーを上げている．したがってリニアックよりシステム全体の大きさを小型化ができる利点がある．

(2) 電磁石
　荷電粒子を曲げるには図 3.23 のような偏向（二極）電磁石，収束するには収束（四極）電磁石が使用される．その他精密なビーム制御のために，六，八極電磁石も使用されることがある．このように強い磁場を分散型で局所化

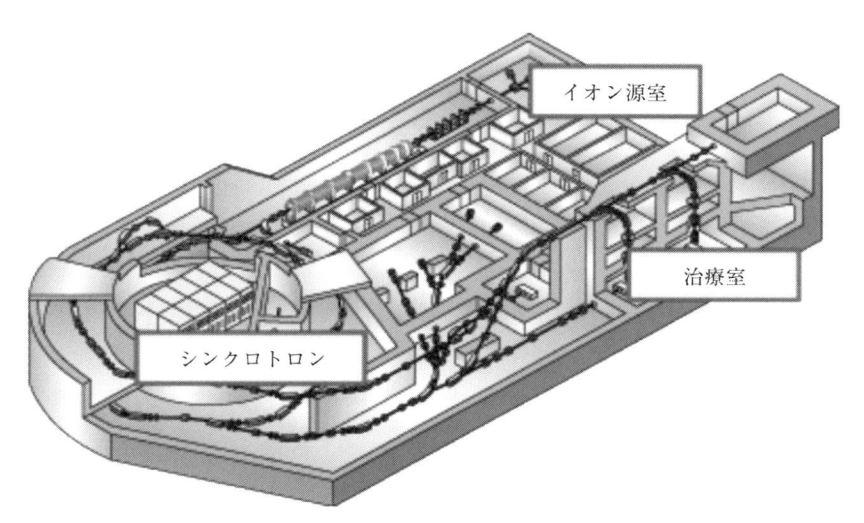

図 3.22　重粒子線シンクロトロン HIMAC の鳥瞰図 [7]

(190)　第 3 章　ピンポイントビーム源

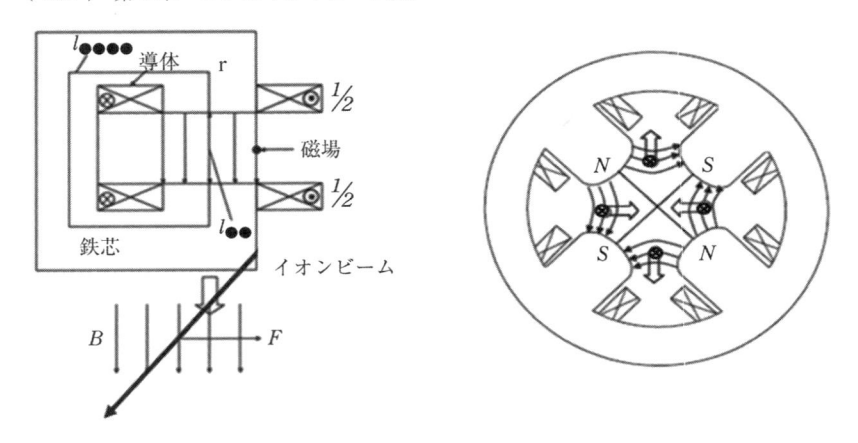

図 3.23　偏向電磁石（左）と四極電磁石（右）

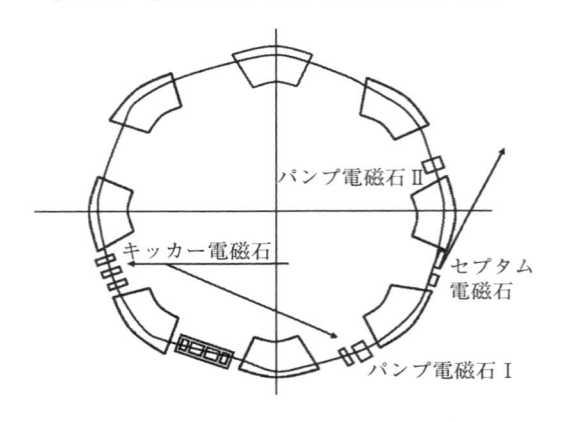

図 3.24　シンクロトロンのビーム取出し概要図

して使用する手法を強収束と呼ぶ．

　ビームの入射と出射には，そのときのみ稼働するパルス電磁石を用いる．ビームの取出しのシステムの一例を図 3.24 に示す．取出し点にセプタム電磁石というパルス電磁石を設置し，上流と下流側に軌道を外側にずらすバンプ電磁石を置く．さらに上流側にキッカー電磁石を置く．取出しのタイミングが近づくとまず，バンプ電磁石の励磁をはじめることによって，ビームをセプタム電磁石のセプタムコイルの近くまで引き寄せる．そして取出しのタ

イミングでキッカー電磁石を動作させることによって,ビームをセプタム電磁石の電極間に導くことにより,ビームはセプタム電磁石で曲げられ,ビーム輸送ラインに導かれる.

文　献

1) 亀井　亨・木原元央共著：加速器科学（パリティ物理学コース）」（1993）丸善 ISBN-13：978-4621038734
2) Chao A. W., Chou W.: Reviews of Accelerator Science and Technology, Vol. 1, World Scientific （2009）ISBN-13：978-9814299343
3) Chao A. W., Chou W.: Reviews of Accelerator Science and Technology, Vol. 2 Medical Applications of Accelerators, World Scientific （2010）ISBN-13：978-9814299343
4) Karzmark C. J., Nunan Craig S., Tanabe E.: Medical Electron Accelerators, McGraw-Hill, Inc., Health Professions Division （1992）ISBN-13：978-0071054102
5) 高エネルギー加速器研究開発機構：加速器サマースクール テキスト OHO シリーズ,神谷幸秀, OHO '84 高エネルギー加速器入門 加速器の原理 シンクロトロン及びストレージング, KEK, http://accwww2.kek.jp/oho
6) 中島将光：森北電気工学シリーズ 3 マイクロ波工学 基礎と原理, 森北出版（1995）ISBN-13：978-4627710306
7) 放射線医療総合研究所　ホームページ
http://www.nirs.go.jp/exchange/study/himac.shtml

3.2　ピンポイントX線源

3.2.1　放射線治療用リニアックの現状と歴史

　放射線治療に使われているほとんどの加速器はマイクロ波の電力を使って電子を加速する（リニアック）であり,現在世界で約 8000 台が稼働しており,1 日 10 万人以上の患者がこの技術の恩恵を受けている.世界市場としては年間約 700 台のリニアック型放射線治療装置が新規販売されており治療

第 3 章　ピンポイントビーム源

表 3.1　世界の放射線治療装置メーカー

社名	装置タイプ	背景
バリアン （米国）	汎用ガントリ型	スタンフォード大ベンチャー（1948年） 現在トップシェア（60%） 売上$2,070M
エレクタ （スウェーデン）	汎用ガントリ型と定位治療ガンマナイフ	リニアックはフィリップス社買収 （1997年） ガンマナイフはカロリンスカ大発ベンチャー （1972年） 売上$640M
シーメンス （ドイツ）	汎用ガントリ型	バリアン社スピンアウトベンチャーのアプライド・ラディエーション社を買収 （1974年） 売上$24,590M（グループ全体）
トモセラピー （米国） （2011年アキュレイ社に買収される）	CT型ガントリ IMRT専用	ウィスコンシン大ベンチャー（1997年） リニアックはシーメンス社製 売上$205M
アキュレイ （米国）	ロボットアーム型 定位放射線治療	スタンフォード大ベンチャー（1990年） 売上$210M
ブレインラボ （ドイツ）	定位放射線治療専用	ドイツミュンヘンでソフトウエアベンチャー設立（1989年） リニアックはバリアン社製 売上非公開

表 3.2　世界の放射線

商品名	バリアン Trilogy	エレクタ Synergy
X線エネルギー	4, 6, 10, 15, 18, 20, 23 のうち3種類	4, 6, 10, 15, 18, 25 のうち3種類
電子エネルギー	4〜22 MeV （4, 5, 6種類）	6, 9, 12, 15, 18, 25
電子銃	三極管	二極管
ビームオン時間	0.5秒以下	1秒以下
照射野（Max）	40×40 cm²	14×21 cm²
X線出力	600 cGy/min （1000 cGy/min SRS用 15×15 cm²）	600 cGy/min
SSD	100 cm	100 cm
マイクロ波周波数	2856 MHz （S-Band）	2856 MHz （S-Band）
マイクロ波源	クライストロン （5.5 ME/5 kW）	マグネトロン （5.5 MW/3 kW）
加速管長	1.3 m	2.5 m
加速管	サイド結合型	進行波型

周辺機器，サービスを入れて 3000 億円ほどである．その内米国市場が約 50%で最大であり年間約 350 台が販売されている．一方国内市場は 10%程度であり年間約 60 台が販売されており，現在約 900 台が稼働している．表 3.1 に現在，放射線治療装置の製造販売を行っている世界のメーカーを示す．

放射線治療技術は最近ますます進歩を重ねており，コンピュータ技術の進歩とともに主に線量測定の高精度化，コンピュータ制御による病巣への線量の集中化，照射分割方法の工夫，他の療法との併用など新しい技術が米国を中心に次々と開発されている．表 3.2 にこれらの各社のリニアックの仕様の比較表を示す．

もともとラジオ波（Radio Frequency, RF）を使って直線加速するアイディアはスウェーデンが最初であったが，電子加速に関しては 1940 年代になり大電力のマイクロ波の発生が可能となって初めて実現された．それは皮肉にも第二次世界大戦においてレーダーの技術の開発のためにマグネトロンやクライストロンが開発されたのと，高圧パルス技術が格段と進歩したからで

治療用リニアック仕様

シーメンス ONCOR	トモセラピー Hi-Art	アキュレイ CyberKnife	ブレインラボ Novalis
6, 10, 15, 18, 20, 23 のうち2種類	6	6	6
5〜21 MeV のうち6種類	N. A	N. A	N. A
三極管	三極管	三極管	二極管
0.25 秒	20 ミリ秒	−	−
20×40 cm^2	5×40 cm^2	6 cm ϕ	10×10 cm^2
500 cGy/min (1000 cGy/min 5×5 cm フィールド用)	850 cGy/min	800 cGy/min	800 cGy/min
100 cm	85 cm	N. A	100 cm
2998 MHz (S-Band)	2998 MHz (S-Band)	9300 MHz (X-Band)	2998 MHz (S-Band)
クライストロン (7.5 ME/6 kW)	マグネトロン (2.6 MW/ 3kW)	マグネトロン (1.5 MW/1.2 kW)	マグネトロン (2.6 MW/3 kW)
1.3 m	30 cm	60 cm	30 cm
サイド結合型	サイド結合型	サイド結合型	サイド結合型

(194)　第 3 章　ピンポイントビーム源

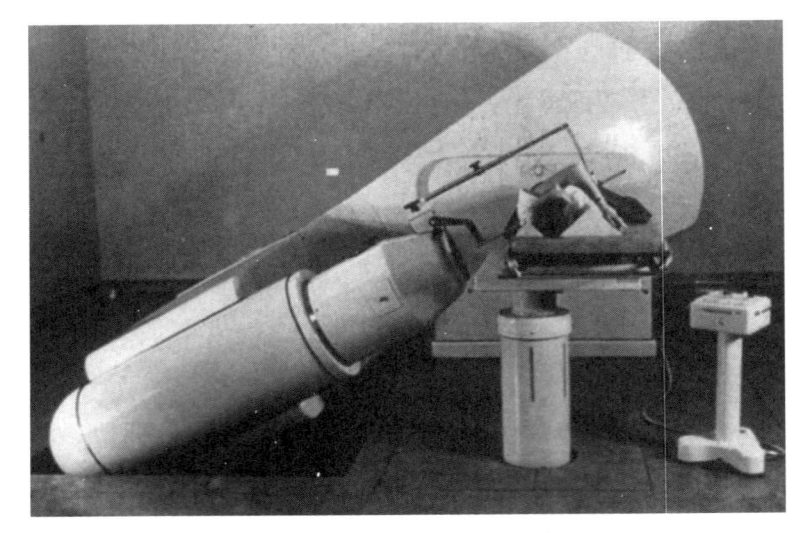

図 3.25　最初のガントリマウントタイプリニアック

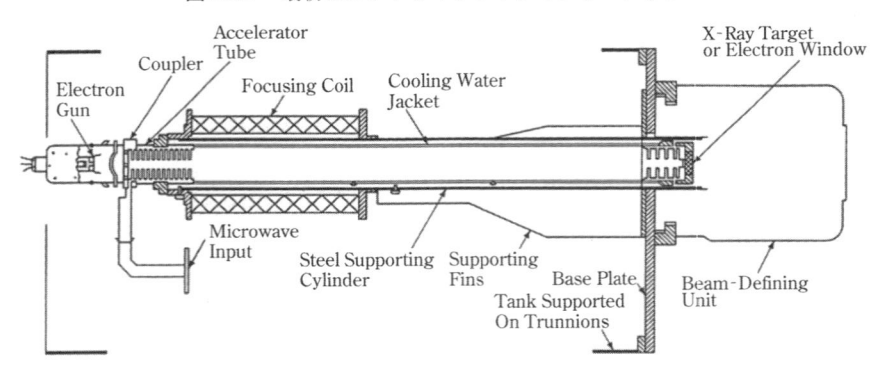

図 3.26　6 MeV 進行波型加管

ある．1946 年イギリスにおいて最初にマイクロ波リニアックが開発され，1953 年にハマースミス病院とメトロポリタン・ヴィッカーズ社が共同で 2 MW のマグネトロン使って 3 m の長さのリニアックで 8 MeV の X 線による放射線治療が始まった．その最初のガントリマウントタイプのリニアックは 120°回転可能で 30°の部分は床を動かすシステムであった（図 3.25）．

　一方アメリカではスタンフォード大学のマイクロ波研究室で医療用リニ

3.2 ピンポイントX線源 (195)

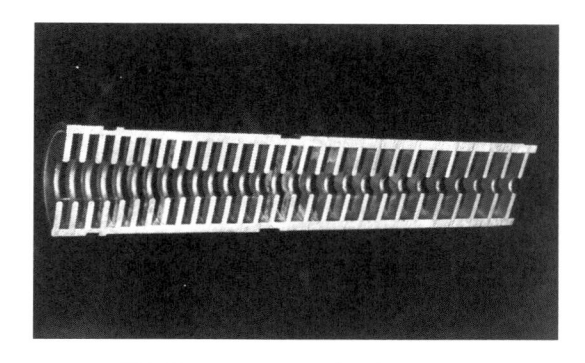

図 3.27　1.5 m 長の進行波型加速管

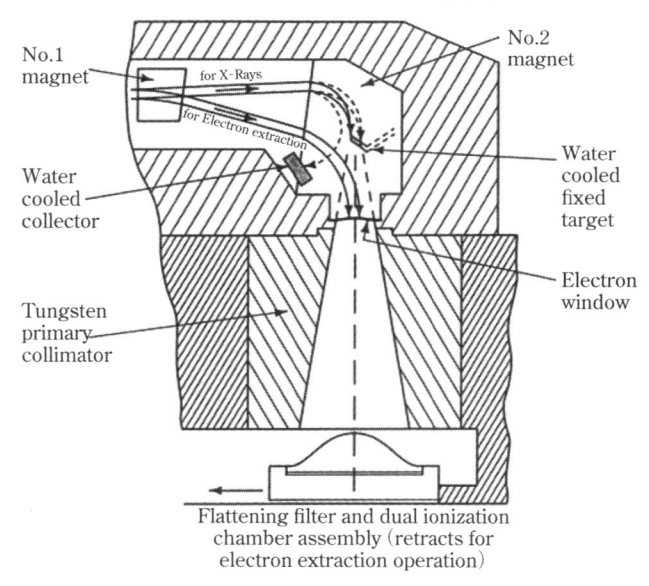

図 3.28　電子ビームのベンディング（電子線とX線を別けるタイプ）

アックの開発が始まり，当時サンフランシスコにあったスタンフォード大学病院に納入された．この進行破型リニアックは長さが 1.65 m あり，当時開発されたばかりの 1 MW のクライストロンが使われ 1954 年に治療が始まった（図 3.26）．

患者がリニアックの中心に位置するアイソセントリック型リニアックは当

(196) 第3章 ピンポイントビーム源

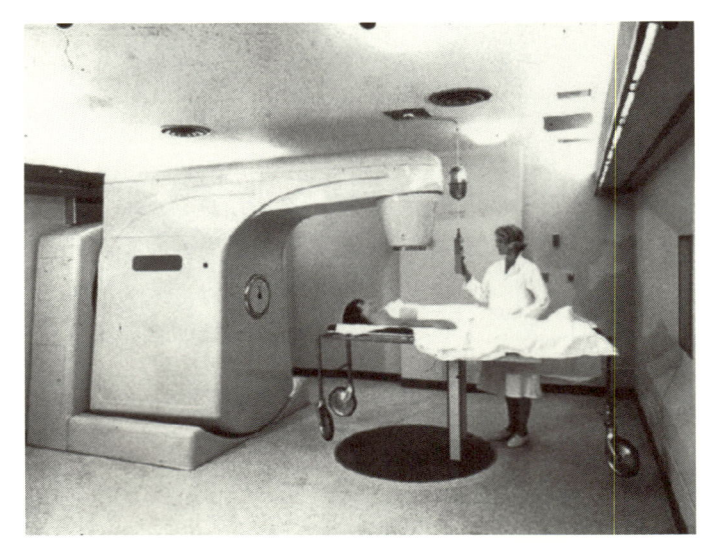

図 3.29 医療用リニアックシステム

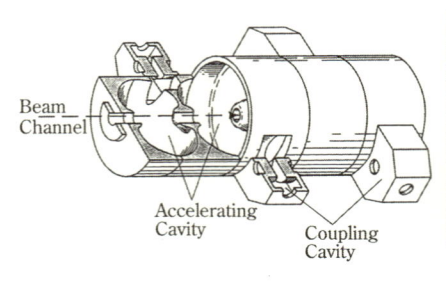

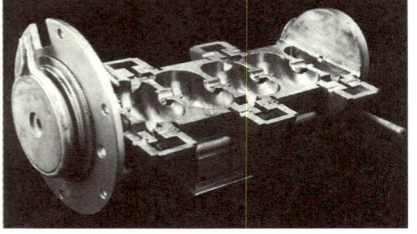

サイド結合型定在波加速管構造

4MeV 加速管とターゲット
(バリアン社 CL-4)

図 3.30 サイド結合型定在波加速器

初，スタンフォード大学とバリアン社の産学連携プロジェクトとして 1950 年代後半から始まり，1962 年に新しくなったパロアルトのスタンフォード大学病院に初号機が納入された．これが世界で最初の 360°ガントリ回転可能なリニアックであり，1.5 m の長さの進行波型加速管（図 3.27）と 90°のベンドマグネットを使い（図 3.28），2 MW のマグネトロンのパルスマイクロ波が加速管に供給され 6 MeV 電子を加速しそれを重金属ターゲットに当

3.2 ピンポイントX線源 (197)

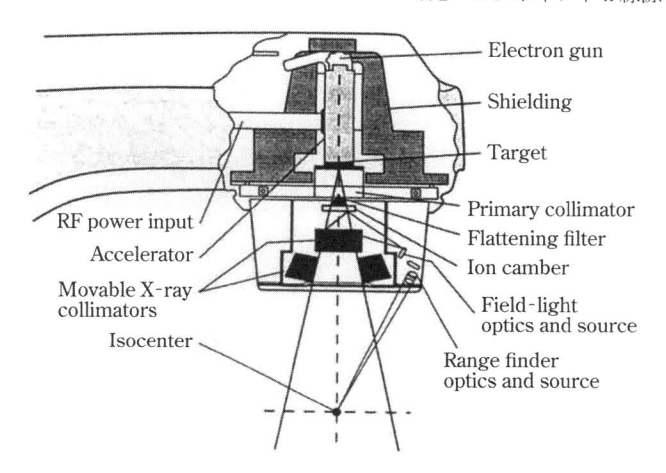

図 3.31 ストレートビーム（インライン）型リニアック

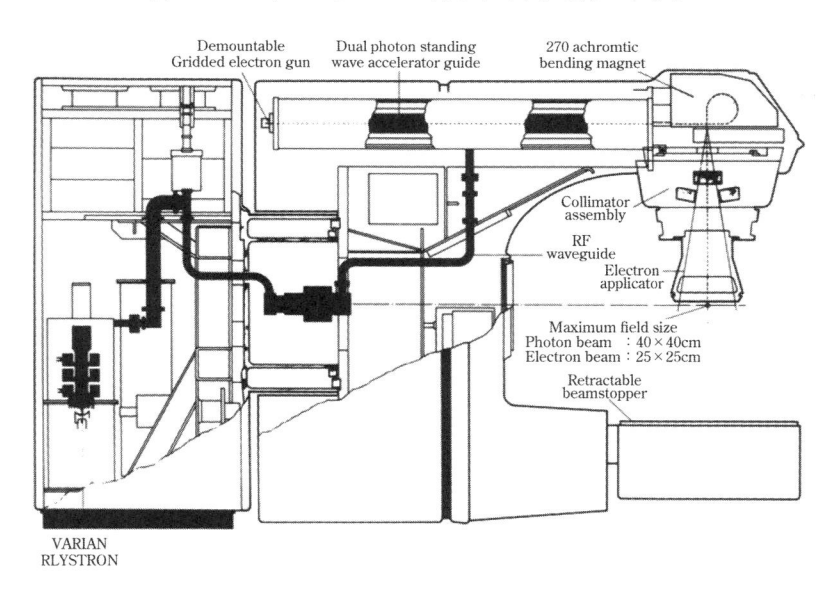

図 3.32 ベントビーム型リニアック（バリアン社）

てX線を出すシステムであった（図 3.29）．

その後，加速管に改良が加えられ 1968 年にサイド結合型の定在波加速管がロスアラモス研究所を中心に開発された．バリアン社でも 1969 年に加速

(198)　第3章　ピンポイントビーム源

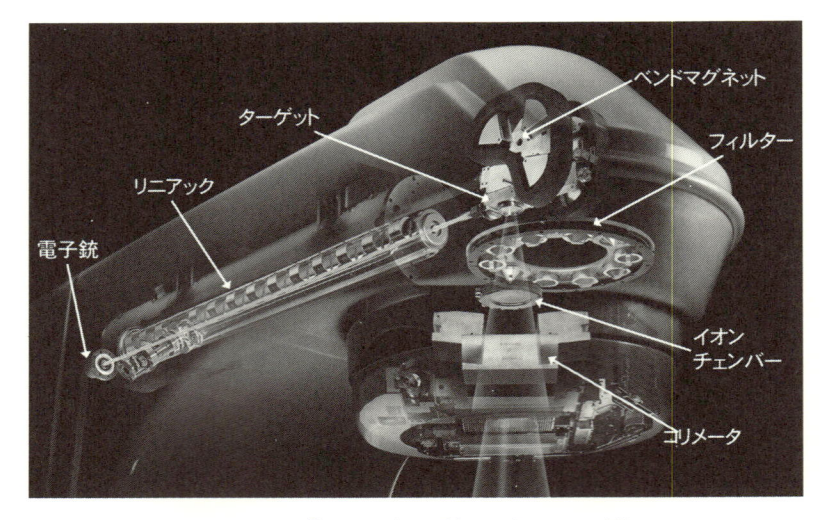

図 3.33　X線ヘッド部の透視図（バリアン社）

　管長が 25 cm，マグネトロン出力 1.8 MW で 4 MeV の加速が可能となりベンドマグネットのないアイソセントリックのリニアックである Clinac4 が開発された（図 3.30）．

　これはサイド結合型の加速空洞がそれまでの進行波型と比較して加速効率（シャントインピーダンスが指標）を 60%改善できたことにより可能となった．それ以後の一番大きな改良は 1970 年代後半にエネルギー可変の加速管が開発されたことであり，これによってスペクトラムのそろった低エネルギーと高エネルギーの電子ビームが同じ定在波加速管から加速可能となった．現代の医療用リニアックは主に 2 種類に分けられ，一つは加速管が患者方向に向いているストレートビーム（インライン）型（図 3.31）と，加速管が患者と平行になるベントビーム型（図 3.32）に分けられる．また，図 3.33 にバリアン社のベントビーム型エネルギー可変加速器と X 線ヘッドの透視図を示す．

3.2.2　リニアックの小型化技術

　世界の加速器業界ではリニアックの小型化の開発研究が実施されている．

3.2 ピンポイントX線源 (199)

電子リニアックの高周波化と小型化の原理を図 3.34 に示す．
　リニアックの心臓部の加速管は，電磁共振空洞のため，周波数が高ければ

T（到達エネルギー）＝ E（電界強度）L（長さ）
J（投入 RF エネルギー）＝ E^2V（加速管の容積）
f（RF 周波数）$\propto V^{-n}$

T：固定
J：固定

f が高く（RF 波長短く）
V が小さく
E が小さく

短距離で目標エネルギー到達

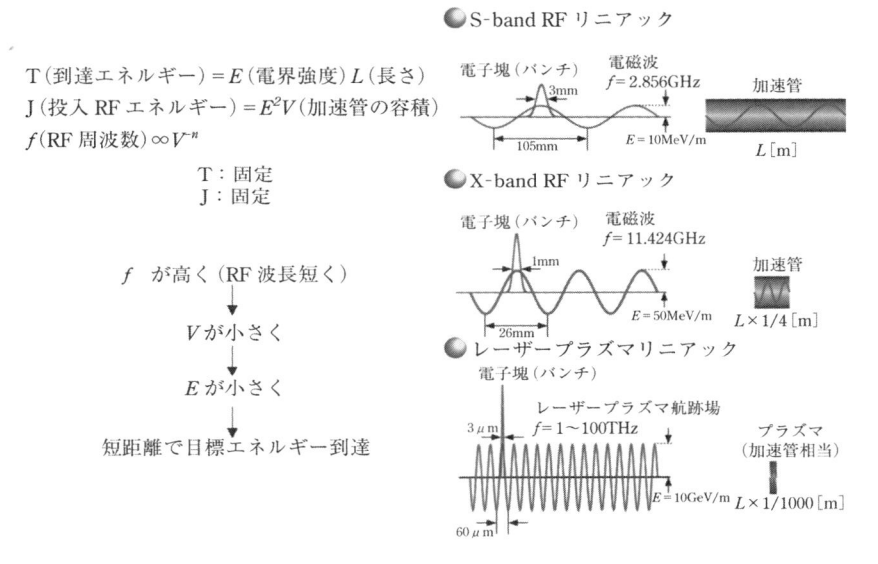

● S-band RF リニアック
電子塊（バンチ） 電磁波 $f=2.856$GHz
3mm
105mm $E=10$MeV/m
加速管 L[m]

● X-band RF リニアック
電子塊（バンチ） 電磁波 $f=11.424$GHz
1mm
26mm $E=50$MeV/m
加速管 $L \times 1/4$[m]

● レーザープラズマリニアック
電子塊（バンチ） レーザープラズマ航跡場 $f=1\sim100$THz
3μm
60μm $E=10$GeV/m
プラズマ（加速管相当） $L \times 1/1000$[m]

図 3.34　リニアックの高周波化と小型化

加速管内を光速で走る電磁波

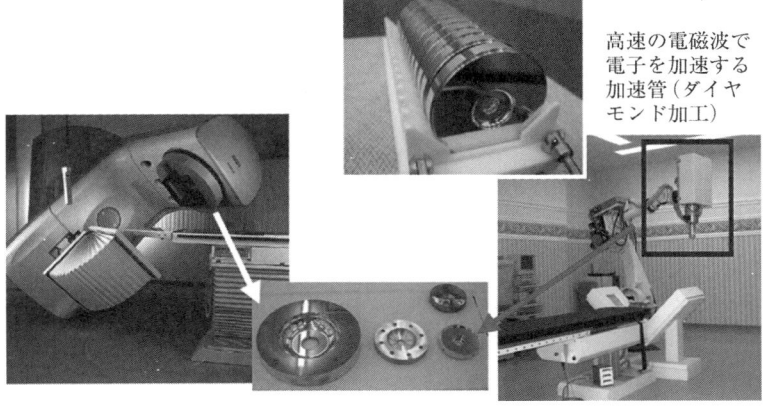

高速の電磁波で電子を加速する加速管（ダイヤモンド加工）

図 3.35　がん治療用電子リニアックの構造と小型化

(200) 第3章 ピンポイントビーム源

表3.3 世界の主な超高周波

周波数[GHz]	研究機関	電子銃
8.547 (X)	DULY Inc., LLNL	フォトRF
9.3 (X)	Tshinghua U, BIETV, U. Tokyo+Accuthera	熱カソード
11.424 (X)	SLAC	フォトRF
11.424 (X)	KEK	-
11.424 (X)	U. Tokyo	熱RF
17 (Ku)	MIT, Haimson Inc	500 kV 熱
17 (Ku)	SLAC	-
30 (Ka)	CLIC, DULY Inc	-
34.3 (Ka)	Yale/Omega-P Inc.,	-
91.4 (W)	SLAC Los Alamos NL	フォトRF
OPTICAL	DULY Inc., Cornell, Fudan U.	-

加速管の体積が小さくなり，投入高周波パワーが同じであれば加速電界強度が大きくなり短い加速管で目標エネルギーに達することができる．全世界に約 8000 台普及しているがん治療リニアックでは S バンド（2.856 GHz），波長 105 mm が選択され，ピンポイント定位照射システムであるサイバーナイフではその 3 倍高周波である X バンド（9.3～9.4 GHz），波長約 32 mm が使用されている．がん治療電子リニアックの高周波化の様子を図 3.35 に示す．図中には S・X バンドの加速管のディスクの大きさも比較されている．また，レーザープラズマ加速はフェムト秒 TW レーザーでプラズマが生成され，その中の THz の進行電子粗密波であるプラズマ波の電界で荷電粒子を加速する．

ICFA（International Committee for Future Accelerators）Panel on Advanced and Novel Accelerators は世界各国から選ばれた 19 名の委員から構成され，先進小型加速器の国際ワークショップ活動支援，広報活動，情報交換，執筆活動，国際協力支援を議論している[1]．最近の国際ワークショップ活動から超高周波リニアックの開発状況を表 3.3 にまとめる[1]．

世界では X バンドに留まらず，Ku（17 GHz）バンド，Ka（30～34.3

小型電子リニアック開発状況

加速勾配	エネルギー [MeV]	RF源 (最大出力)
100 MV/m (Gun)	1.5〜2	Klystron (19 MW)
	0.95-6	Magnetron (1.8 MW)
85 MV/m (Acc.)	60	Klystron
65 MV/m (Acc.)	−	Klystron (80 MW)
150 MV/m (Gun) 65 MV/m (Acc.)	35	Klystron (50 MW)
200 MV/m	−	Klystron
35 MV/m	25	Klystron (25 MW)
60 MV/m	−	Gyroklytron of Magnicon (30 MW)
300〜350 MV/m	−	Magnicon (26 MW)
1.5 GV/m (Gun) 500 MV/m (Acc.)	−	Gyroklytron (10 MW)
−	−	−

GHz) バンド，W (90 GHz) バンドのリニアックも開発中である．W バンドでは高周波波長は 0.3 mm となり，加速管は微細加工技術で製作される．

3.2.3　6MeV ピンポイント X 線がん治療システム

　がん組織のみを選択的に照射するため，三次元空間であらゆる方向からがん組織を照射する装置の開発が進んでいる．X 線発生照射装置には従来 S バンド帯域の高電力マイクロ波が多く使用されていた．この波長を 1/3 の X バンド帯域のマイクロ波を採用することにより小型軽量化が図れ，その結果三次元的に照射することが可能となっている．

　IMRT においては選択的にがん組織に X 線を照射するためにマルチリーフコリメータ (MLC) が用いられている．MLC は X 線を遮蔽するのに十分な厚さをもった幅数 mm のタングステン等の金属板 (リーフ) を集合させた構造で，各リーフを機械的に駆動しがん組織形状に合わせた X 線照射野を形成することができる．

　より小さな，また，複雑な形状のがん組織への集中的な X 線照射を可能とするために，MLC を用いずに細い X 線ビームを成形してピンポイントで

照射する加速器装置の開発が行われている．照射野形成においては機械的ではなく，電磁気的にスキャン照射することにより高速化を図る．また正常な組織を避け，がん組織を選択的に照射することが重要であるが，これをさらに推し進めるために二次元平面でなく三次元空間であらゆる方向からがん組織を照射する装置の開発が進められている（図 3.36）．

現在これらの技術を生かし東京大学，北海道大学，（株）アキュセラ，お

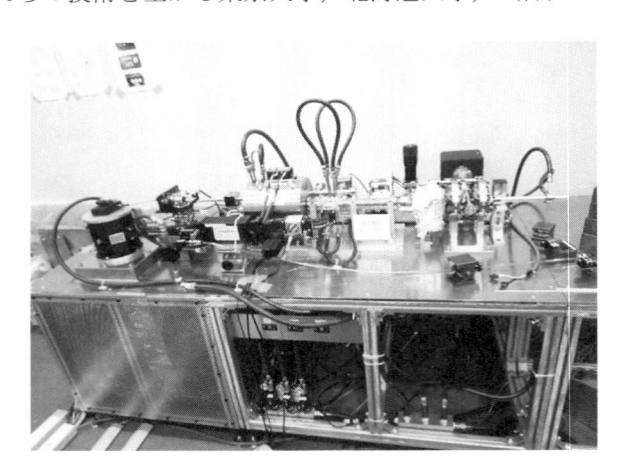

図 3.36 X バンド 6MeV マイクロビームがん治療システム（テストベンチ）

0.1mm の精度で 1 ミリメートルの X 線束をピンポイントに集中照射させる機能

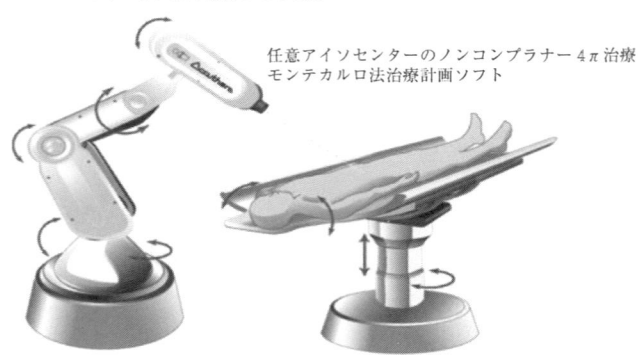

任意アイソセンターのノンコンプラナー 4π 治療
モンテカルロ法治療計画ソフト

図 3.37 高速 X 線マイクロビームスキャニングシステム

3.2 ピンポイントX線源 (203)

よびがん研究所では，直径 1 cm 以下の早期がんや直径 1〜3 cm 程度の定位放射線治療対象のがんを，電磁的に超高速スキャンができる X 線マイクロビーム加速器装置と，微小がんの位置をリアルタイムに検出してフィードバックをかける放射線治療装置，微少 X 線束を体幹部に集中照射させる多軸ロボット照射制御システムの研究・開発を進めている（図 3.37）．これはNEDO（独立行政法人新エネルギー・産業技術総合開発機構）の健康安心プログラムの中の「基礎研究から臨床研究への橋渡し促進技術開発/X 線マイクロビーム加速器による次世代ミニマムリスク型放射線治療システムの研究開発」として行われている．

3.2.4 レーザープラズマ加速器の研究

高エネルギービームは，医療や産業において利用されている．今後，さらに高度な応用に対する期待に応えるためには，高エネルギー加速器をこれまでに比べて桁違いに小型化する必要がある．金属を使わずに電離気体である

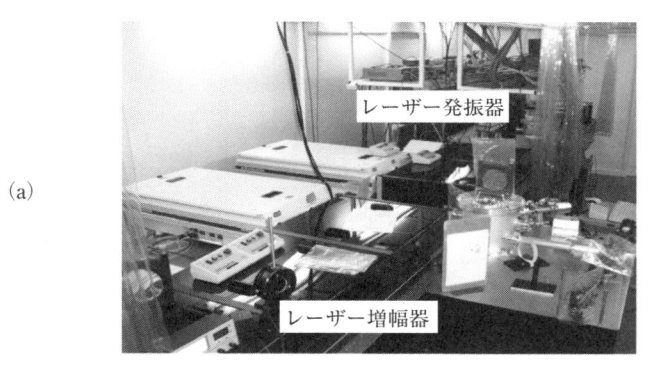

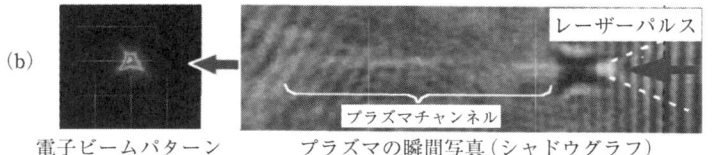

図 3.38 (a)粒子加速用超高強度レーザーシステム(b)プラズマの写真とそこから得られた電子ビームの空間分布の写真．このときのプラズマの長さは 2 mm である．

プラズマを使うと，プラズマ内部に 1 cm 当たり 1 GV の超高電圧を瞬間的に発生させることができる．この原理を使えば現在数百 m の長さの加速器を 1 cm の長さにすることができる．プラズマの中に強力なレーザーパルスを使い，光速で伝わる超高電圧の波を立てると，短い距離で光の速さにまで電子は加速される．強力なレーザーパルスを小型の装置で作るためには，レーザーのパルス幅を短くして，エネルギーを減らす．我々が使用しているレーザーは約 10 TW のレーザーパルスを 40 fs だけ放射する．これを集めると，焦点での光のエネルギー密度は太陽の中心部と同程度になる．

　東京大学・高エネルギー加速器研究機構・日本原子力研究開発機構・大阪大学らは，超小型加速器の実現と応用を目指し，これまでにプラズマの密度分布制御やプラズマへの強磁場印加などの方法を世界に先駆けて開発したり，電子ビームの長さの測定に成功する等，多くの成果を挙げてきた（図 3.38）[2～5]．

文　献

1) http://icfa/advanced and novel accelerator panel/
2) Hosokai T., Kinoshita K., Zhidkov A., Kando M., Kotaki H., Nakajima K., Uesaka M.: Effect of laser pre-pulse on narrow-coned ejection of MeV electrons from gas jet irradiated by an ultra-short laser pulse, Phys. Rev. E 67, 036407 (2003)
3) Koga Zhidkov, J., Hosokai T., Kinoshita K., Uesaka M.: Effects of plasma density on relativistic self-injection for electron laser-wake-field acceleration, Phys. Plasmas, 11:5379-5386, 2004
4) Ohkubo T, Zhidkov A, Hosokai T, et al.: Effects of density gradient on short-bunch injection by wave breaking in the laser wake field acceleration, PHYSICS OF PLASMAS, 13, Art. No. 033110, 2006
5) Ohkubo T., Kinoshita K., Zhidokov A., Hosokai T., Kanegae Y., Uesaka M.: Efficiency of Laser Plasma K. Emission for Time-Resolved X-ray Imaging, Japanese Journal of Applied Physics, 43 (4A):1608-1611, 2004

3.3 FFAG 加速器の医療応用

3.3.1 固定磁場強収束型加速器（FFAG）

　FFAG（Fixed Field Alternating Gradient）加速器とはその名の示すように，一定（静）磁場でかつ交番磁場勾配構造（AG focusing：強収束）をもった加速器という意味である．歴史的には，Courant, Snyder, Livingood の AG focusing の原理[1]の発見に基づき，その翌年（1953 年）に大河千弘によって世界で初めて提案された加速器である[2]．FFAG 加速器はその名の示すように，サイクロトロンのように一定磁場でかつシンクロトロンのように三次元方向すべてにわたって強い収束力でビームを安定に加速できる加速器である．いわばサイクロトロンとシンクロトロンの両者の長所を併せ持つ加速器といえる．サイクロトロンは磁場一定であるが，ビームの周回周波数はどのエネルギーでも変わらない（等時性）．サイクロトロンでは，この等時性をまもるためにビーム収束は弱収束となり，ビームの半径軌道変化が大きく大口径磁石が必要となる．シンクロトロンは，加速によるビームエネルギーの増加に対してビーム軌道が常に一定であるように外部磁場強度が時間的に変化し，周回周波数もビーム速度に応じて変化する．シンクロトロンではビーム収束は周回周波数とは関係なく強収束が可能となり，ビームサイズは小さくなり磁石もコンパクトとなる．これらに対して FFAG 加速器は，一定磁場ではあるが強収束である．エネルギー変化に対してビーム軌道は相似形を保ち常に収束力は一定であり（零色収差），また軌道変化も小さく小口径の磁石でよい．一方周回周波数は加速とともに変化する．図 3.39 には，サイクロトロン，シンクロトロンおよび FFAG 加速器のビーム軌道の概念図と，加速に伴う磁場および周回周波数の変化を模式的に示す．

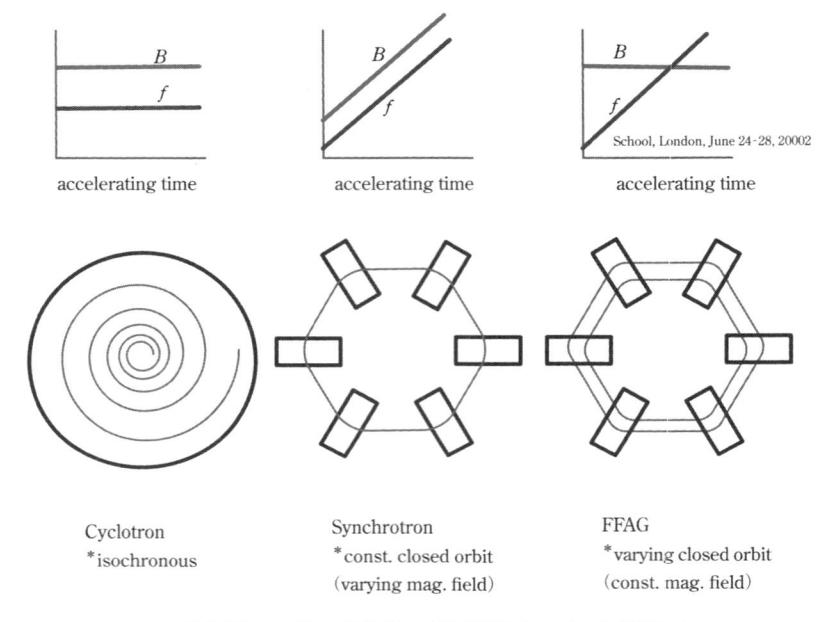

(206)　第 3 章　ピンポイントビーム源

図 3.39　いろいろなリング加速器でのビーム軌道

　FFAG 加速器は一定磁場で強収束という特徴をもつ加速器であるが，これらの特徴から加速器的に具体的には次に挙げるような長所をもつ．
 (1) 一定磁場：一定磁場であるので捷速な加速が可能となる．短寿命粒子（ミューオン等）の加速，高速繰返し加速（100 Hz〜1 kHz）が実現できる．
 (2) 強収束：強いビーム収束性を有するので大強度ビームの安定な加速が可能であり，また，必要とされる磁石も比較的小さくてすむ．
 (3) 広い運動量アクセプタンス：FFAG 加速器のビーム光学上の最大の特長がこの広運動量アクセプタンスである．

　これらの特長を有効に用いることで，従来の加速器にとっては難しいと考えられてきたいくつかの応用分野が開かれると期待されている．
　このような長所を有する FFAG 加速器であるが，その開発は，1960 年代に米国 MURA プロジェクト[3]で小型の電子 FFAG 加速器の開発研究が行わ

れて以後は，いくつかの加速器の提案はあったが具体的な開発研究はまったく行われてこなかった．特に陽子 FFAG 加速器の実現は，高周波加速装置の難しさ（広帯域・高加速勾配）から，2000 年の東京大学原子核研究所ならびに高エネルギー加速器研究機構での世界初の陽子加速 FFAG（PoP-FFAG, 図 3.40）まで日の目をみることはなかった[4]．この PoP-FFAG の成功を契機に FFAG 加速器への再評価がなされ，世界各地で精力的に研究・開発が進められている．現在，稼働・建設中の FFAG 加速器は 10 台に達しており，この加速器への興味の高まりとあわせて，その開発研究の急速な進展がみてとれる．

　上に述べたように，FFAG 加速器は固定磁場と，強収束という特徴を併せ持つ．したがって，サイクロトロンにおけるエネルギーの制約と，シンクロトロンにおける繰り返し周波数の制約，つまりビーム強度の制約を取り払うことを可能にしており，従来の加速器にはない広い範囲にわたる応用が期待されている．そのような応用分野の一つに粒子線医療用加速器としての応用が考えられている．そのような分野の加速器のプロトタイプとして，KEK において150 MeV 陽子 FFAG 加速器が開発された[5]．現時点までにこの加速器において，100 Hz の繰返し周波数でのビーム加速および，ビーム取出し

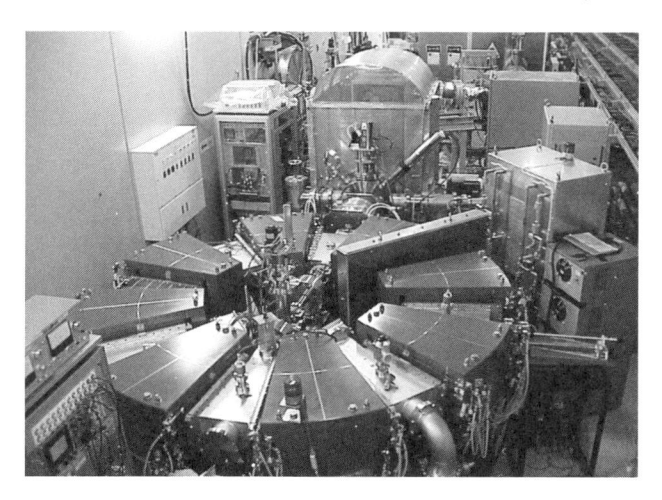

図 3.40　世界初の陽子 FFAG 加速器(PoP)

が成功している．高繰返しビームは次世代粒子線治療にとって重要なコンフォーマル・スポットスキャニング照射を可能にさせるものである．このような高い繰返しでのビーム加速は従来のシンクロトロンでは不可能であり，FFAG 加速器の粒子線治療分野への応用の有効性を示している．

　FFAG 加速器のいま一つの大きな特長に，他の加速器に比しきわめて大きなビームアクセプタンス，特にエネルギーアクセプタンスを有する点がある．この特長を有効に使って，リング内部標的方式による BNCT（ホウ素中性子捕獲療法）用高強度中性子源が開発されている[6]．これは，陽子貯蔵 FFAG リング内に置かれたベリリウム標的から高効率で中性子を発生させるもので，標的でのビーム発散をイオン化ビーム冷却により抑えるエミッタンス回復型内部標的（ERIT：Emittance Recovery Internal Target）という世界初の装置である．

　一方，電子加速 FFAG でも，最近きわめて小型で高ビーム強度のものが開発されている[7]．これは主として産業応用を目指したものであるが，さらなる発展型として従来の Co ガンマ線源に替わるものへの応用も期待されている．

3.3.2　陽子 FFAG 加速器の医療への応用
(1) 粒子線治療

　粒子線治療の利点は，ブラッグピークを利用して正常組織に損傷を与えずに患部のみに線量を集中させる局所制御性にある．この特長をさらに発展させ，ビーム照射位置を可変して患部形状にあわせた三次元的照射を行う，いわゆる三次元コンフォーマル・スポットスキャニングが今後の治療法として注目を集めている．粒子線（陽子）治療ではサイクロトロンとシンクロトロンがこれまで用いられてきた．前者は，小型・低コスト，後者はエネルギー可変・呼吸同期の容易さ等の特長をそれぞれ有している．欧米ではサイクロトロンが主流であり，国内ではシンクロトロンが多く使われている．一方 FFAG 加速器は，上に述べたように，サイクロトロンの一定磁場とシンクロトロンの三次元方向すべてにわたって強い収束力でビームを安定に加速でき

るという両者の長所をもった加速器である．

三次元コンフォーマル・スポットスキャニングにおいては，照射線量の均一性（＜2%）が重要である．このために精度の良い強度変調粒子線治療（IMPT：Intensity Modulated Particle Therapy）が必要とされ（図 3.41），従来のサイクロトロンあるいはシンクロトロンからの連続ビームでこれを行うには線量制御を連続的に行う必要があり高度の技術が必要とされる．一方，高速のパルスビームの場合にはパルス数で線量制御を行うことができ容易である．この点で，高速・高繰返しパルスビームをつくることのできる FFAG 加速器が有利である．

さらに，三次元コンフォーマル・スポットスキャニングを実現するうえで難しい点の一つに，呼吸動作によって大きく動くような臓器（肝臓等）への照射がある．これを行うには，呼気が終わって臓器位置がもっとも安定しているわずかの時間（＜0.3〜0.5 秒）の間に二次元面のスポットスキャニングをすべて終え，かつ，線量分布に系統誤差が生じないような照射が必要となる．このためにはきわめて高速の短パルスビームによる照射が理想的となる．サイクロトロンあるいはシンクロトロンのような時間的に連続したビームでは，このような照射は難しい．

FFAG 加速器では，固定磁場でかつ加速に位相安定性を用いるので，100 Hz〜1 kHz の高繰返しパルス運転が可能である．また，取出しビームエネルギーを変えることも，ビームを取り出す際の軌道をほとんど変えずにできる．これらの特長は，呼吸同期の三次元コンフォーマル・スポットスキャニング治療の可能性を開くものである．

以上のような観点から，日本，フランス[8]，英国[9]など世界各

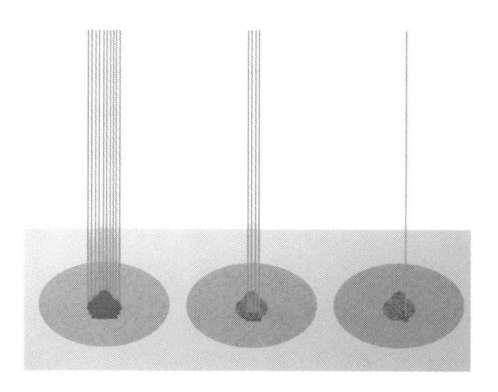

図 3.41 三次元コンファーマル・スポットスキャニングの概念図

地で粒子線治療を目的として，FFAG 加速器の研究開発が進められてきている．日本およびフランスのものはいずれもスケーリング型 FFAG と呼ばれるものでビーム収束磁場配位はスパイラル形状である．フランスの場合には入射器として 15 MeV の H-サイクロトロンを想定しており将来的にはヘリウムビーム加速も視野に入れている．図 3.42 には日本で検討された粒子線治療 FFAG 加速器の構成を示す．一方英国でも改良スケーリング型 FFAG 加速器の検討を進めており，従来の電磁石に較べて大幅に小型化された（ただし超伝導電磁石）装置の検討を進めている．これらはいずれも FFAG 加速器の最大の特長である高繰返し・パルスビームによる三次元コンフォーマル・スポットスキャニングによる IMPT を目指している．

(2) BNCT 用加速器中性子源（FFAG-ERIT）の開発

がん治療の一つであるホウ素中性子捕獲療法は，近年ホウ素含有薬剤の進展とともに注目を集めている治療法である．これは，がん組織にホウ素（[10]B）を薬品送達システム（DDS：Drag Delivery System）で集め，熱中性子との捕獲核反応により作られたエネルギーの高い（2 MeV 程度）ヘリウム原子核（飛程：数10 μm）で，がんを細胞レベルで死滅させる（図 3.43 参照，[5]）．

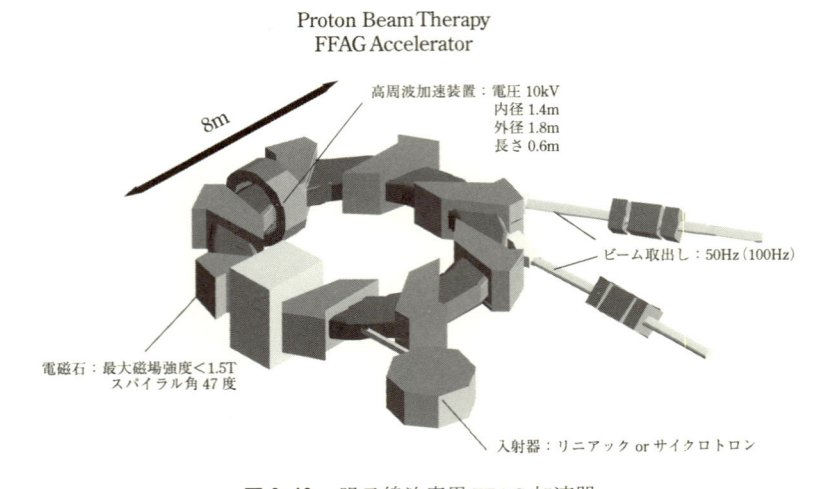

図 3.42 陽子線治療用 FFAG 加速器

細胞レベルで効果的にがん組織にホウ素を集中させることができるならば，細胞選択的に正常細胞と区別してがん組織のみを叩くことができる．

この療法では，ホウ素をがん組織に効率良く運び，滞在させる薬剤の開発がきわめて重要である．それと同時に，将来病院内治療を目指すためには，高強度の小型加速器中性子源が必要となる．NEDO プロジェクト「次世代 DDS 型悪性腫瘍治療システムの研究開発事業」は，これら両者の開発を目指したものである．

従来からこの目的での加速器中性子源が数多く提案されてきた．静電加速器，陽子リニアック，サイクロトロン等である．これらはいずれも加速器で作られた高強度の陽子ビームを外部標的に当てて中性子を得るものである．BNCT に必要な中性子束を得るには，従来の加速器の常識を超えるビーム強度とそれに耐える中性子発生標的の開発が必須である．こうした点からこれまで開発は遅々として進んでいない．たとえば静電加速器方式ではビーム電流はなんとかクリアしたものの標的の寿命（スウェリング）の点で行き詰まっている．陽子リニアックでは，ビーム強度の点から高デューティ（CW）運転が避けられない．一方，アイソトープ生成用のサイクロトロン〔例：

ERIT　　Emittance　Recovery　Internal　Target
（FFAG 陽子貯蔵リングを用いた中性子源：FFAG-ERIT）

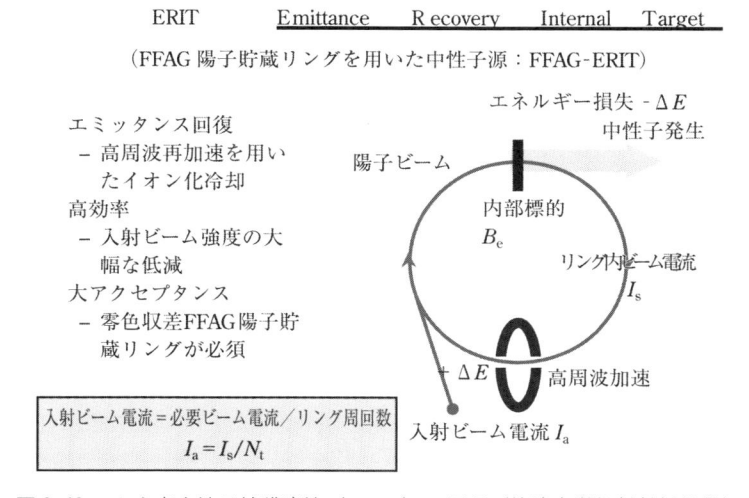

エミッタンス回復
  - 高周波再加速を用いたイオン化冷却
高効率
  - 入射ビーム強度の大幅な低減
大アクセプタンス
  - 零色収差FFAG陽子貯蔵リングが必須

エネルギー損失 $-\Delta E$
中性子発生
陽子ビーム
内部標的 B_e
リング内ビーム電流 I_s
$+\Delta E$ 高周波加速
入射ビーム電流 I_a

入射ビーム電流＝必要ビーム電流／リング周回数
$I_\mathrm{a} = I_\mathrm{s}/N_\mathrm{t}$

図 3.43　ホウ素中性子捕獲療法（BNCT）の原理（筑波大学松村教授提供）

TRIUMF（Canada）$E_p \sim 30$ MeV，0.5 mA〕を用いる方式の開発も始まっている．この場合にはエネルギーの高い陽子ビーム（$E = 20 \sim 30$ MeV）を用いるので，多量に発生する放射性物質（トリチウム等）の処理問題，高放射化のメインテナンスの困難等解決すべき課題がある．特に，病院設置機としての将来の普及を考えた成立性について慎重な検討が必要と考えられる．世界的な開発動向は，これらの問題がない 10 MeV 以下の陽子エネルギーシステム構成が中心である．

病院設置を目指す BNCT 用中性子源として加速器中性子源に要求される条件としては，次のような項目が考えられる．

①治療場での熱・熱外中性子束として 1×10^9 n/cm^2/s 以上が得られること．これにより 1 時間程度の照射時間による治療が可能となる．

②小型であること．設置面積として 100 m^2 程度．

③運転・維持が容易であること．

④放射能発生が少なくかつ放射線遮蔽が容易であること．

⑤低コストであること．

こうした条件から加速器中性子源としては，低エネルギー（10 MeV 程度あるいはそれ以下）の陽子・重陽子ビームと Li, Be 等の軽核との核反応を利用するものとなる．高エネルギーの陽子ビームを用いると中性子発生の効率は増すが，放射性物質の生成もそれに伴い増えるために，それらの処理・放射線防護に負担が生ずる．

1×10^9 n/cm^2/s の熱・熱外中性子束を得ようとすると，中性子発生標的では毎秒約 $3 \times 10^{13} \sim 10^{14}$ n/s の中性子を発生させねばならない．10 MeV のエネルギーの陽子ビームと ^{9}Be を標的に用いた場合には，中性子生成全断面積は約 500 mb 程度であるので必要な陽子ビーム電流としては，$3 \sim 10$ mA が必要となる．既存加速器技術の点からみると，このビーム電流は大きなハードルである．また，中性子標的もその熱負荷は数 10 kW と大きく，放射線損傷も問題となる．

これらの困難を克服する方法として，我々は陽子貯蔵リング内に設置した内部標的により中性子を発生する方法を提案した[6]．これが，FFAG-ERIT

(ERIT：Emittance Recovery Internal Target）と呼ばれるものである．

図 3.44 には ERIT 方式の概念図を示す．10 MeV 程度のエネルギーの陽子の貯蔵リング内に，薄い（厚さ 5～10 μm 程度）の Be 箔（中性子生成標的）を置く．陽子ビームがこの Be 箔を通過するたびに中性子を発生する．一方，Be 箔で失われる陽子のエネルギーはリング内の別の場所に設置した高周波加速空洞により再加速され回復される．

実際には，Be 原子核との Rutherford 多重散乱による横方向ビームエミッタンス増大，あるいはストラグリングによるエネルギー広がりによる進行方向ビームエミッタンス増大による効果を考慮しなければならない．横方向については，このエネルギー領域の陽子では阻止能がエネルギー増加とともに急速に低下するので，いわゆる"イオン化冷却"効果[7]によりエミッタンス増大は緩和される．一方，進行方向については冷却ではなく加熱となるので，リングとしてはきわめて大きなエネルギーアクセプタンスをもたねばならない．通常の線形収束要素の貯蔵リングでは，その色収差のために大きな運動量広がりをもつビームを貯蔵することは難しい．Scaling FFAG は"零色収差"であるので，原理的にきわめて大きな運動量広がり（数 10%）をもつビームの貯蔵が可能である．ERIT は scaling FFAG を用いることで現実的な二次粒子発生装置となるのである．

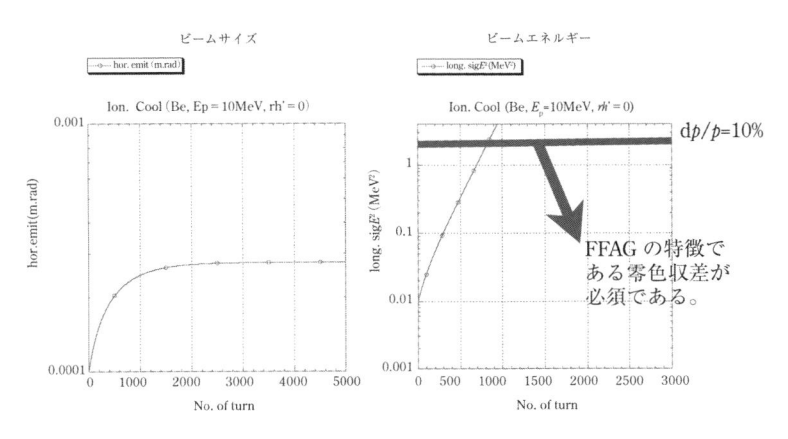

図 3.44　BNCT のための FFAG-ERIT 方式中性子源の原理図

図 3.45 は，横方向および進行方向のエミッタンスの増大の計算例である．これらからわかるように横方向についてはイオン化冷却効果によりエミッタンス増大が抑えられているが，進行方向については一方的に広がっていくことがわかる．

リング内での陽子の周回数は Be 箔の厚みによって変わるが，おおよそ 500〜1000 ターン程度と見積もられている．したがって，入射器からの平均ビーム強度として 50〜100 μA 程度であれば，必要とされる中性子強度が得られると考えられている．

図 3.46 に，KURRI で現在開発中の FFAG-ERIT 中性子源の構成を示す．FFAG リングへの入射器としては，RFQ+DTL のリニアックを用いる．これにより 11 MeV まで負水素イオンビームを加速する．負水素イオンを用いるのは FFAG リングへのビーム入射において荷電変換入射を行うためである．FFAG リングは radial 型で FDF ラティスとする．これにより直線部で水平・垂直双方とも最小ベーター関数となりイオン化冷却の効率を高めることができる．

エネルギーを回復させるための高周波加速空洞は直径約 2 m，長さ 40 cm，周波数〜20 MHz で最大 200 kV の高周波電圧を発生する．これにより Be 箔でのエネルギー損失（最大 70 keV 程度）を回復させる．

Be 箔は中性子発生標的であると同時に，入射器からの負水素イオンを荷電変換させる機能ももっている．

Be 箔からは前方に最大 9 MeV 近い中性子が発生するがこれは，次の直線部に置かれた鉄によりダンプされる．BNCT に用いる中性子（エネルギー〜1 MeV）の大部分はビームと垂直方向の周囲に置かれたモデレータにより減

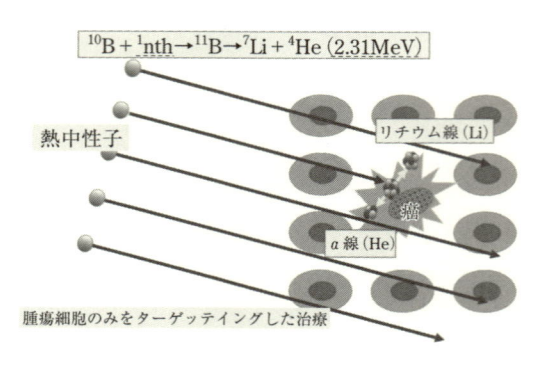

図 3.45 FFAG-ERIT 方式中性子源でのビームエミッタンス

3.3 FFAG 加速器の医療応用 （ 215 ）

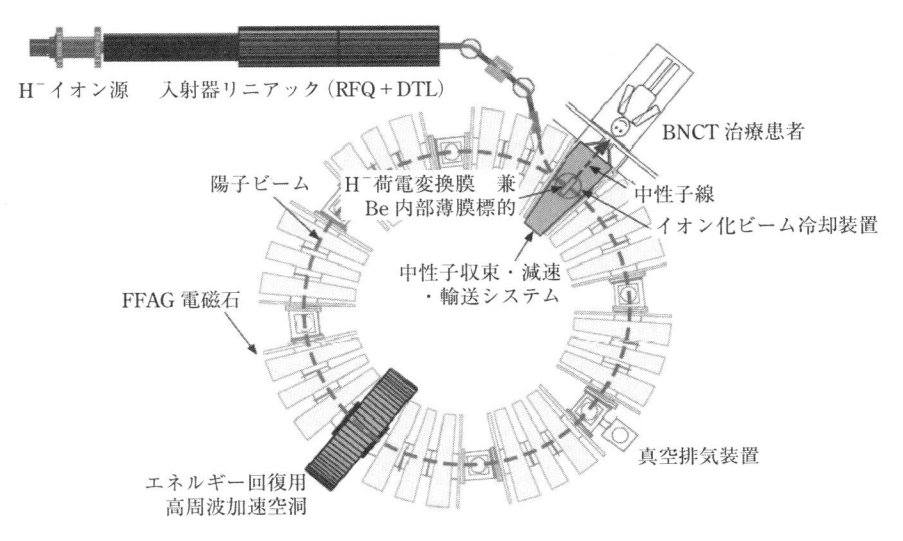

図 3.46 FFAG-ERIT 方式中性子源の構成

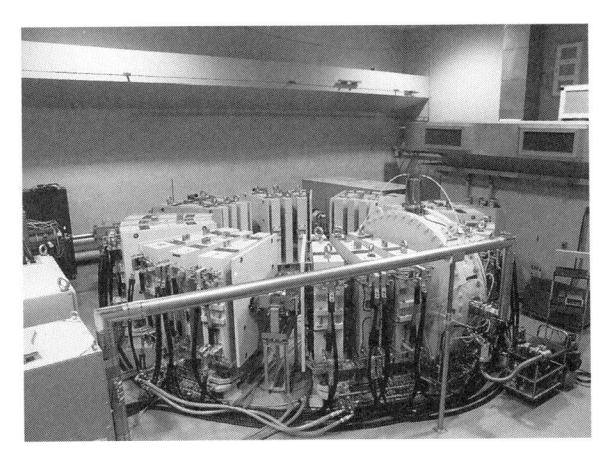

図 3.47 開発された FFAG-ERIT 方式中性子源

速され熱・熱外中性子として取り出される．

　装置はすでに完成しており，リング部の写真を図 3.47 に示す．また，すでにビーム入射および標的を用いたエネルギー回復によるビーム周回に成功している．図 3.48 は周回しているビームのバンチ波形である．これまでの

(216)　第 3 章　ピンポイントビーム源

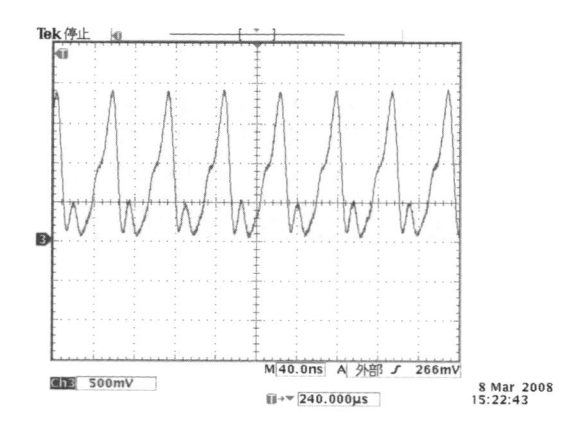

図 3.48　FFAG-ERIT リングでのビームバンチ波形

実験の結果，要求を超える貯蔵ビーム強度（平均 82 mA に相当）とビーム周回数（～1000 ターン）を得ている．

3.3.3　電子 FFAG 加速器の医療応用

電子加速器の医療応用の代表的なものとしては，リニアックによる電子線がん治療がある．こうした治療用装置とは別の医療応用として，医療廃棄物の

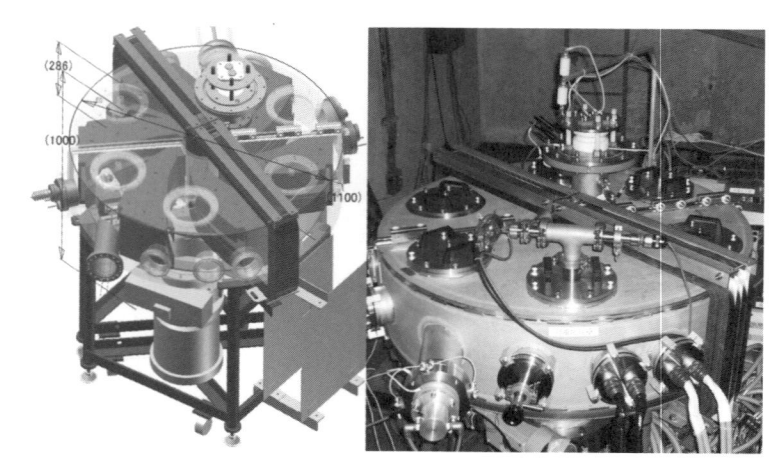

図 3.49　電子 FFAG 加速器

3.3 FFAG 加速器の医療応用 （ 217 ）

殺菌・滅菌のための放射線源として高強度の電子加速器が利用されている．また，従来の Co 線源にかわる小型で高強度の X 線発生電子加速器が求められている．これらはいずれもビームエネルギーとしては数 MeV 程度であるが，ビーム強度としては数 10〜100 mA（ビームパワー＞数 10 kW）のものが必要とされている．従来はもっぱら静電加速器ならびに IBA が開発したロードトロンが用いられている．いずれも大規模な装置である．最近，こうした応用をめざして電子 FFAG 加速器に興味が集まっており，国内外の企業が開発を進めている．図 3.49 は国内の NHVC において最近開発された 0.5

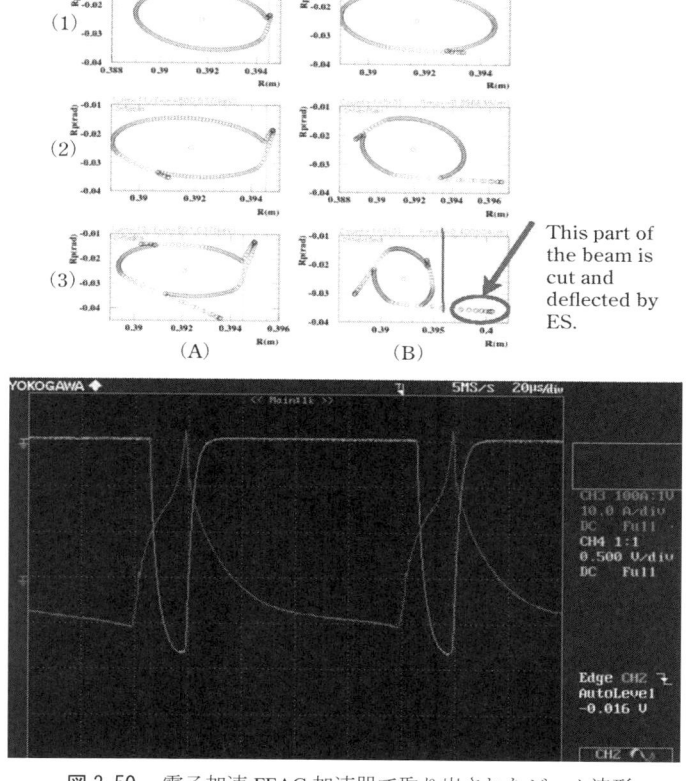

図 3.50 電子加速 FFAG 加速器で取り出されたビーム波形

MeV 電子 FFAG 加速器である．スパイラル型電磁石を用いたスケーリング方式で，加速器の大きさは直径で 1 m 程度である．ビーム加速は金属磁性体を用いた誘導加速により行われている．ビーム強度は 20 mA（ピーク値）が実現されており，ビーム取出しは，マスレスセプタム電磁石と静電ワイヤセプタムによる共鳴ビーム取出しが行われており，ビームの取出し効率は 90% を達成している．図 3.50 にはビーム取出し時のビームの振舞いシミュレーションと，実際に取り出されたビーム電流波形を示す．実際の殺菌・滅菌応用のためには数 MeV 程度までエネルギーを増強する必要があるが，このようなコンパクトな装置で比較的大きなビーム強度を実現した点できわめて興味ぶかいものがあり，今後の発展がおおいに期待される．

3.3.4 まとめ

FFAG 加速器は古くて新しい加速器である．2000 年の陽子 FFAG 加速器（PoP-FFAG）の原理実証以来，ここで述べた医療応用のみならず，ミューオン加速への展開等いわば"FFAG ルネッサンス"とも呼ぶべき活発な開発研究が国内外で進められている．ここで述べた医療応用についても，FFAG 加速器の加速器としての他にない特長をいかした様々な応用へむけて開発の努力が進められている．従来の加速器の枠にとらわれない斬新なアイデアならびに応用が FFAG 加速器をキーワードに展開しつつあるというのは，筆者のみならず多くの方々の感想ではないだろうか．

文　献

1) Mori Y.: Proc. EPAC06, 2006, Brimingam, pp950-954
2) Okawa T.: JPS Annual Meeting report, 1953
3) Aiba M. et al.: Proc. EPAC00, p581, 2000
4) Collot J. et al.: CERN Courier, 48 (7) :21, 2008
5) Matsumura A.: private communication.
6) Mori Y.: Nucl. Instr. Meth., PRS, A563, pp591-595, 2006
7) Neuffer D.: Particle Accelerators, 14:75, 1983

3.4 レーザー駆動超小型粒子線がん治療器

3.4.1 はじめに

本格的高齢化社会を迎える中で国民の半数ががんに罹患し，1/3 ががんで死亡するといった時代が訪れている．こういった中で，優れた治療成績，治癒後の生活の質の高さが特徴の粒子線がん治療が注目されている．すなわち R. R. Wilson（1946）の提唱した陽子線治療は，その後物理研究用の加速器を用いた実証研究が進められてきた．また炭素線を中心とした重イオン線の治療効果も系統的に調べられてきた．1990 年以降，粒子エネルギー200〜250 MeV 陽子線と回転ガントリを有する医療専用装置が開発され，その有効性が多くの病院で実証され，粒子線治療は世界中に急速に普及しつつある．これに加え，日本においては（独）放射線医学総合研究所において，炭素イオン線治療のための HIMAC 装置が世界に先駆けて建設され，重イオン線の治療効果も系統的に調べられてきた．これまで 33 施設（日本の 6 施設，世界の 27 施設，2009 年 1 月現在）において，延べ 52,000 名以上の患者が治療を受けている．欧米では眼球メラノーマや頭蓋底脊索腫などから発展してきたが，わが国では頭頸部，肺，肝，前立腺がんに対する治療が主体である．陽子線はブラッグピークを有するため，X 線より線量集中性は良いという物理特性を有する．細胞実験をもとにした RBE（生物学的効果の割合，X 線を 1 とする）は 1.1 だが，X 線抵抗性腫瘍にも効果的であり，臨床面では炭素線に近い効果を示す．このように患部に限定した治療が可能で治癒率が高く QOL（生活の質の高さを保つ度合い）も高い粒子線照射治療の有効性が大きく注目されるようになってきた[1,2]．しかしその一方で，現状では粒子線治療器のサイズが巨大であるのに加えコストが高く，治療可能な患者数も限られているという現実にも直面している．これを保険医療の適用を受けている X 線治療装置と同程度まで小型化し，コストもそれと同等まで下げることができれば，日本のがん治療に大きく貢献できる．このような中で将来抜本的な小型化が可能な方式として，高出力レーザーを用いた超小型粒子線

(陽子線，重イオン線）発生装置が注目を浴びている．米国や英国ではレーザーエネルギー500 ジュール級の比較的大型のガラスレーザー装置を用いて，エネルギー55 メガ電子ボルト（ピーク電流 100 万アンペア）の陽子線の発生に成功しており，各国で競って実験的実証が進められている．

一方レーザー自身の医療利用に目を転じてみると，これを治療に用いる試みは，ほぼレーザーの発明直後から行われてきた．止血をしつつ手術することを可能にしたレーザーメス，ナノメートルサイズの治療用粒子を体内の特定細胞に吸収させて行うレーザー光線力学的手法などが開発され実用化に至っている[3]．診断技術を見てみると，X 線 CT（計算機トモグラフィ），NMR（核磁気共鳴法）などの高度化により，分子イメージングと名づけられた医学イメージング技術も進んできた．ここで述べるレーザー駆動粒子線治療器開発計画は図 3.51 に示すように，これらレーザー医療や医療イメージング技術およびレーザーによる粒子加速技術，高強度レーザー，粒子線治療に関する技術を引き継ぎつつかつ，これら技術と同居・融合し，レーザー駆動粒子線を核にしたがんの治療体系のイノベーションの牽引役となる技術

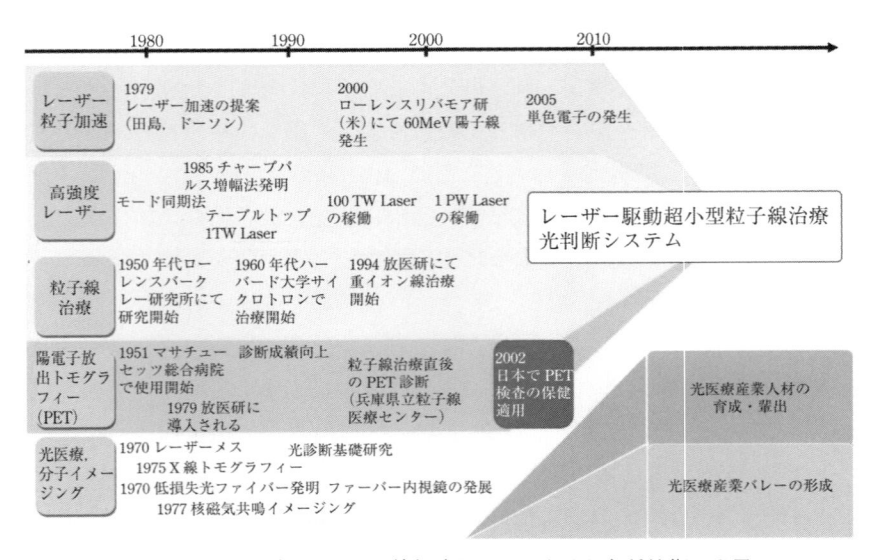

図 3.51 レーザー駆動粒子線加速器開発に向けた各種技術の発展

開発計画である．このイノベーションの方向は，現在最も重要な目標である"がんの早期発見とその根治治療"にきわめてよく合致しており，照射部位，照射線量の確認を行いながら治療をするといった精密でかつ患者に優しい高度な粒子線治療を目指している．

3.4.2 レーザー駆動陽子線の特徴

　レーザー駆動陽子線の発生原理に簡単に触れておこう[4]．プラズマ中に荷電分離を引き起こし，イオンの集団加速を起こそうとする提案は1950年代に始まる．この研究が大きく注目されたのは，超短パルス（フェムト秒），高強度（レーザーの電場により電子が相対論的エネルギーまで瞬時に加速される）を満たすレーザーを平板ターゲットに照射する実験により，きわめて直進性の良い高エネルギー陽子線が観測されてからである．粒子線加速の原理の立場から考えられる最適な陽子線発生機構の概念図を図3.52に示す．レーザー電場により一番軽い電子（比電荷が最大）が加速され，レーザー進行方向に秩序正しく加速される．この電子と残った正に帯電したターゲットとの間に生じる規則的構造を有する超高電界の強度を徐々に高めて行く．この電界によりイオンの中で最も加速されやすい陽子が効率よく徐々に集団加速される．加速機構の詳細はここでは触れないが，基本的にはレーザーの波長とマイクロ波の波長の比に相当する加速長の短縮が図れ，レーザー法の場

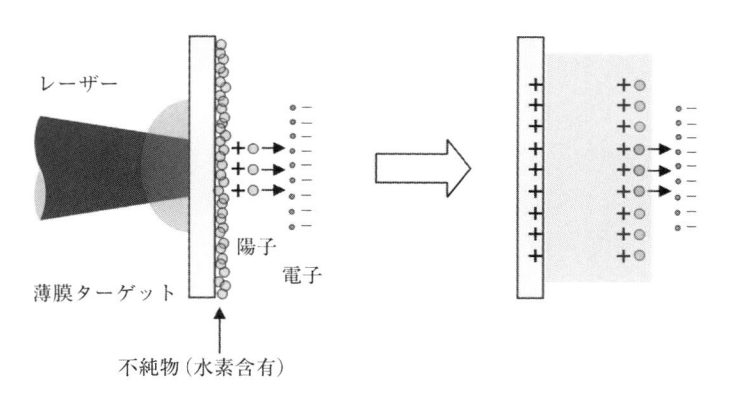

図3.52　レーザー照射薄膜金ターゲットを用いた陽子の効率の良い集団加速

合典型的には 1 μm の長さあたり 100 万電子ボルト程度の加速電場が安定に生じる．レーザー法の特徴は，発生点での陽子線の時間幅が数ピコ秒以下（ピコ秒は 1 兆分の 1 秒のこと），陽子線の発生領域が直径 10 μm と小さく，そこから直進性の良い陽子線が広がり角約 10 度で広がりつつ伝播することなどである．もっとも陽子線のエネルギー広がりのため，その伝搬に従ってナノ（10 億分の 1）秒程度に時間幅は延びることになる．これに対し既存のシンクロトロン加速器では陽子線の時間幅，数百ミリ秒程度が用いられている．このようにレーザー法では極短時間に集中した大強度陽子線が得られるのが際立った特徴となっている．陽子 1 個あたりのエネルギーが大きく，大電流の陽子線を得るためには，前述した加速原理に基づいてレーザーの強度，パルス幅，ターゲット形状の最適化およびそれに対応したレーザーの時間・空間形状の最適化を図ることが必要である．

3.4.3 レーザー駆動陽子線の研究開発の現状

原子力機構では，国内外のレーザーおよび加速器関連研究機関と協力して小型で繰返し運転可能なレーザーで数メガ（数百万）電子ボルト級の陽子線を発生・制御する技術を開発してきた．

さて各国で競って研究開発の進められているレーザー駆動陽子線で医学利用を行うためには，そのエネルギーを少なくとも 80 メガ電子ボルト以上にする必要がある．さらに実際に治療に用いるためには，患者さんの近くまで陽子線を伝送し，個々の治療にふさわしい陽子線（エネルギー，粒子数，空間分布）にして患部に照射する必要がある．陽子線発生の部分と，その発生した陽子線を患部へと伝送および照射する部分の二つに分けて開発課題を述べる．

まず陽子線発生部分に関する開発項目を挙げる．切らずに治すためには，陽子線を体の中深くまで送りこんで，がん細胞を効果的に破壊することが必要である．このため最も重要な課題は陽子線エネルギーの増大である．図 3.53 にレーザー強度に対する最大陽子線エネルギーを示す．通常固体の薄膜ターゲットを用いた実験が行われ，時間幅がピコ秒程度の短パルスビーム

3.4 レーザー駆動超小型粒子線がん治療器

でピーク電流が数百キロアンペア以上のものが得られている.

最近,レーザー強度数テラワットの比較的小型高強度レーザーを用いた実験で,核子あたりのエネルギーが数十メガ電子ボルトに達する重イオン加速の実験データが筆者らの研究グループで得られた.今後,ビーム照射に向けた特性測定,ビーム発生の最適化を進める計画になっている.

以上述べてきた陽子線や重イオン線の発生研究[5]と並行し,以下の項目の開発を行う必要がある.

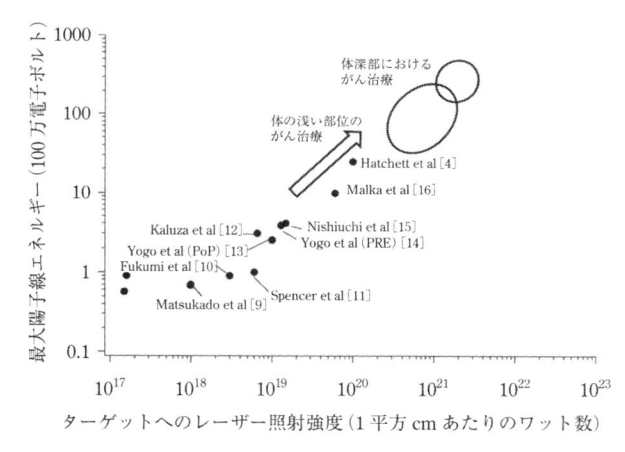

図 3.53 レーザー駆動陽子線のレーザー強度依存性.レーザーの照射強度が増加すると陽子線の最高エネルギーも増加する.現時点で得られている陽子線の最高エネルギーは,核融合用の比較的大型のレーザーを用いた場合に,60 MeV となっている.医学利用を考えた場合,陽子線のエネルギーは最低 80 MeV 必要である.今後は,比較的小型の高強度レーザーを用いて,このようなエネルギーをもつ陽子線を安定に発生する必要がある.データ点は次に示す参考文献にある.K. Matsukado et al. *Phys. Rev. Lett.* **91**, 215001(2003), A. Fukumi et al. *Phys. Plasmas* **12**, 100701 (2005), I. Spencer et al. *Phys. Rev.* E**67**, 046402(2003), M. Kaluza et al. *Phys. Rev. Lett.* **93**, 045003(2004), A. Yogo et al. *Phys. Plasmas* **14**, 043104(2007), A. Yogo et al. *Phys. Rev.* E**77** page 016401 (2008), M. Nishiuchi et al. *Phys. Plasmas* **15**, 053104 (2008), V. Malka et al. *Applied Physics Letters* **83**, 3039(2003), Hatchett et al. *Phys. Plasamas* **7**, 2076 (2000).

3.4.4 超小型陽子線発生装置の研究・開発課題

標記課題を図 3.54 に図示する．レーザー開発，レーザー伝送，陽子線発生，陽子線伝送，陽子線照射部より構成されている．以下順を追って検討課題を述べる．

第1は，小型・低価格で安定に高繰り返し照射が可能な短パルス高強度レーザーの開発である．YAG レーザーの2倍高調波を励起源にしたチタンサファイアレーザーにより高強度場科学と呼ばれる分野が大きく拓けてきた[6]．ただレーザーによる励起のためシステムが複雑化し電気エネルギーに対するレーザーエネルギーの割合（変換効率）の向上にも限界がある．このためダイオードレーザー励起固体レーザー技術やファイバレーザー技術などを取り入れたレーザー駆動陽子線加速用高強度レーザーの開発が必要とされている．

次にレーザー光を陽子線発生ターゲットへ照射するまでのレーザー光伝送系の設計を挙げることができる．レーザー法の特徴は陽子線の発生・加速部分が超小型化できるという点である．陽子線発生部までは，放射線発生を伴わない光伝送部であり，超短パルス超高強度レーザー光を自在に陽子線発生部に導く複数のミラーを用いたレーザー導光システムの手法開発が必要とされている．

また必要な繰返し周波数で陽子線を発生するための，繰返し供給可能なターゲット装置の開発が必要とされる．たとえば薄膜をテープ状に成型し，レ

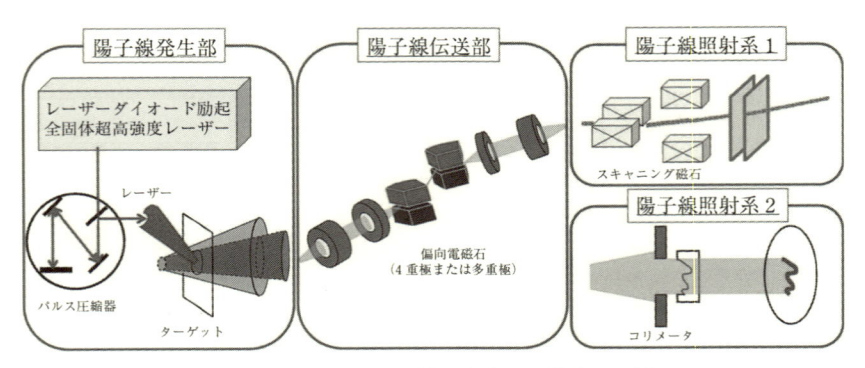

図 3.54 超小型粒子線発生装置の構成の一例

ーザー照射に対応して巻き上げながら，長時間繰返し運転する方法がある．図 3.55 に開発したテープターゲット装置の写真を示す．また，平板ターゲットを使用した場合，発生する陽子線は発散ビームとなるが，レーザー照射面に対し凸になるような湾曲ターゲットを用いることにより，平行および収束ビームの発生が可能である．そのような形状のターゲットの繰返し供給技術の開発も検討する必要がある．

陽子線発生装置として，安定動作を達成する必要がある．そのためには，陽子線発生をフィードバック制御するための各種オンラインリアルタイムモニタを開発し，制御回路に組み込んでいく必要がある．照射するレーザー，陽子線加速場を作り出すプラズマ，そして発生した陽子線をリアルタイムでモニタする装置，手法を開発してきた．

陽子線伝送および照射部における開発項目は以下のとおりである．陽子線発生に伴って発生する，陽子線以外の放射線（X線，γ線，電子線等）が患者さんに照射されることがないように伝送・照射系を設計しなくてはならない．また，陽子線発生部と患者との間に磁石を挿入し，治療計画どおりのエネルギーの陽子線が患部に照射されていることを確定することは必要不可欠である．発生させる陽子線の発散角を考慮したうえで，それぞれの治療から

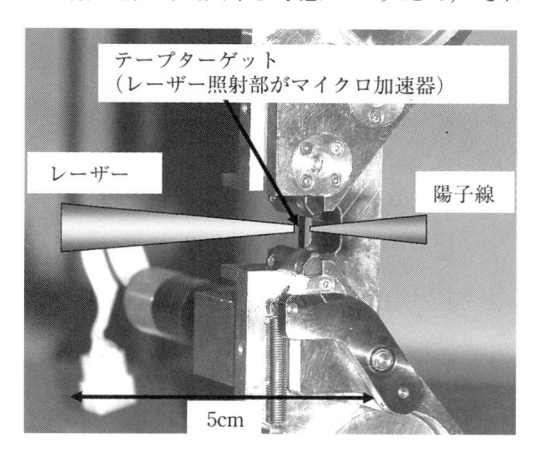

図 3.55 原子力機構のレーザー駆動陽子線発生装置（テープを連続的に供給し，繰り返し連続運転が可能）

(226) 第3章 ピンポイントビーム源

要求されるビームの形状(平行ビーム,もしくは収束ビームであるか)を,小型の装置によって実現すること.筆者らのグループでは最近,四重極磁石を用いたレーザー駆動陽子線の収束実験に成功した[7].実験結果の一例を図 3.56 に示す.レーザー照射ターゲットで発生する発散陽子線が磁場により制御されていることがわかる.

陽子線発生部・伝送部とともに照射部の開発も並行して行う必要がある.レーザー駆動陽子線のもつパルスビームという特徴,および極低横エミッタンスを有するという特徴はスポットスキャン照射法に適していると考えられ,患部の形状に合った陽子線の照射が可能になると考えられる.そのためには,

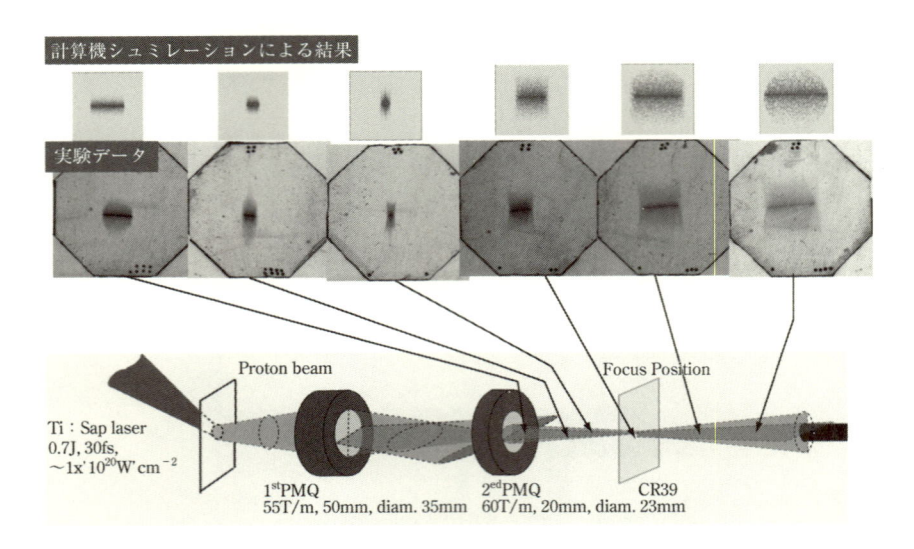

図 3.56 レーザー駆動発散陽子線が四重極磁石により収束されている様子.
　図中,Proton beam, 1st PMQ, 2nd PMQ, CR39, Ti:Sap laser はそれぞれ陽子線,第 1 永久四重極磁石,第 2 永久四重極磁石,原子核乾板(CR39),チタンサファイアレーザーを示す.PMQ の下部の数値は磁場強度,磁石の長さ,直径(diam)を示す.またターゲットへの照射レーザーエネルギー,レーザーのパルス時間幅,ターゲット上でのレーザー強度はそれぞれ 0.7 J, 30 fs, 1 cm^2 あたり 1020 W である.実験およびシミュレーションの結果の図の黒い部分が陽子線の空間プロファイルである.陽子線の検出は原子核乾板(CR39)を用いている.計算機シミュレーションでも同様な結果となっている.

陽子数およびエネルギーを適切に制御する必要がある．すなわち，患部の深さ方向の適切な拡大ブラッグピーク（Spread Out Bragg Peak）生成のために，限られたエネルギー範囲の陽子線を切り出す方法，たとえば，磁石を使用する方法や位相回転法[8]を用いる方法など，レーザー駆動陽子線の特徴に合ったスポットスキャン方式用の照射野形成法の開発が必要となる．陽子線照射線量をリアルタイムモニタするための自己放射化 PET（陽電子放出トモグラフィ）の開発も今後の大きな研究開発の課題である．これは陽子線照射部の原子核変換による放射性核種からの陽電子放出に伴う対消滅ガンマ線を測定することにより患部およびその周辺にどれだけの陽子線が照射されたかをリアルタイムでモニタするものであり，粒子線治療の精度，安全性を著しく高め，その治療法に新しい可能性をもたらすものと期待される．このため，原子力機構の研究グループは兵庫県粒子線医療センターと共同で，陽子線と炭素線照射の実験を行っている．このセンターでは陽子線と炭素線の両方を照射することができる．ファントムに陽子線を照射し，放射化した部分を，高分解能 PET 装置を用いて測定し，像として再生する実験を開始した．陽子線と炭素イオン線（重イオン線）の生物効果の違いや短時間幅，大ピーク強度のレーザー駆動陽子線とシンクロトロンからの陽子線の生物効果の違いを検証する実験なども予定されている．

3.4.5　がん治療用超小型レーザー駆動陽子線治療器を目指して

　以上で述べてきた開発課題を取り入れたレーザー駆動陽子線治療器の模式図を図 3.57 に示す．レーザー光はレーザー増幅器，パルス圧縮器を経て，レーザービーム伝送装置を通過し，レーザー集光装置に至る．そこで放物面鏡によりレーザー光を集光し，テープターゲットにレーザー光を照射する．この発生部は患者さんを軸上に配置した回転機構に取り付けてあり，レーザー導光装置と組み合わせてガントリの役割を果たす．レーザー装置 1 台につきレーザー光を時分割して伝送すれば同時に数台の治療装置で治療を行うことも可能である．発生した陽子線は高性能小型磁石を用いてエネルギーを選択（確定）し，小スポットで患部に照射される．この照射を患部の大きさに

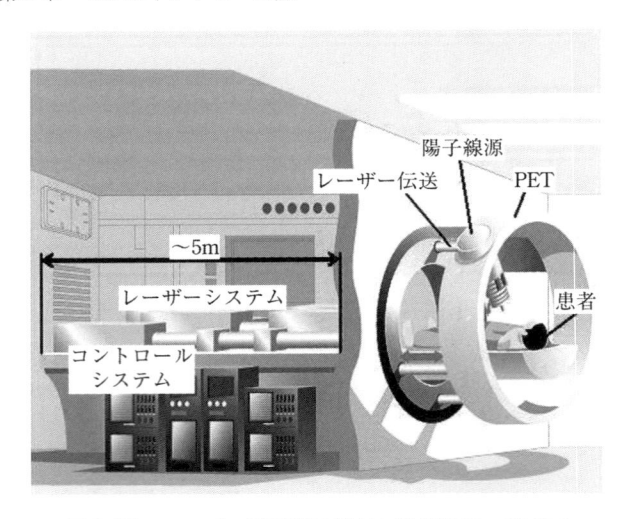

図 3.57　レーザー駆動陽子線がん治療装置の模式図

わたりスキャン（走査）して病巣を破壊する方式が最適と考えられている．エネルギーを選択する前の陽子線のレーザー照射ごとの個数は 1 億個から 100 億個である．発生時には 1 ピコ秒の時間幅しかないが，陽子のエネルギー伝送とともに速度の違いで時間幅が広がる．また 1 立方センチメートルの患部照射に必要なエネルギー選択後の小スポット・1 照射あたりの陽子線の個数 1000 万個は十分に確保される．陽子線発生の方向はレーザー照射ターゲットの方向により定まる．このため方向制御は比較的容易である．また発生陽子線エネルギーの制御はレーザーのパラメータにより制御可能であり，基本的にはすばやく変更することが可能である．自己放射化 PET（陽電子放出トモグラフィ）による照射部位，線量をモニタする機能を共存させることにより，治療を行いつつ患部のモニタをリアルタイムで行い，その結果に基づいて陽子線照射を制御するという，まったく新しい治療体系確立に向けた端緒をきることができると期待している．

3.4.6　まとめ

　小型レーザー駆動陽子線の医学利用に向けた研究はまだ途に就いたばかり

である．筆者らは医療サイドのニーズに基づき超小型加速器の医学利用研究の本格的研究展開を行っていきたいと願っている．その際，開発が進んでいる既存の加速器と直接競合する装置でなく，超小型のメリットを最大限生かすことのできる体の浅い部分の治療に特化した専門治療器の開発が当面最も重要な課題になると思われる．このような適切なマイルストーンも考慮したうえで，比較的長期にわたる開発計画を策定する必要がある．

本小論で紹介した筆者らの研究は文部科学省科学技術振興調整費「光医療産業バレー拠点創出」の一環として実施したものである．また筆者らの研究成果は京都大学化学研究所，大阪大学医学部，同レーザー研，（財）電力中央研究所，放射線医学総合研究所，韓国光州科学技術院および兵庫県粒子線医療センターを始めとする光医療産業バレープロジェクトの協働機関と原子力機構との共同研究として得られたものである．様々な助言をいただいた関係諸機関の皆様，とりわけ光医療研究連携センターの皆様，原稿作成にあたって直接お世話になった岩田亜矢子秘書に深く感謝する次第である．

文　献

1) 山田　聰：加速器によるがん治療の最前線, 日本物理学会誌, 61（6）:401-407, 2006
2) 村上昌雄 他：病巣局部を限定照射, エネルギーレビュー, 26（8）:11-14, 2006
3) レーザー学会編：レーザーハンドブック第 2 版 39 章「治療」（章担当主査　荒井恒憲），オーム社, 981-994, 2005
4) 大道博行：レーザー駆動イオン加速, プラズマ核融合学会誌, 81（4）:261-269, 2005 とその中の参考文献
5) 大道博行：レーザー駆動超小型粒子線発生装置の医療応用に向けた研究開発, 応用物理, 78（6）: 518-522, 2009
6) 大道博行：超短パルス超高強度レーザーと物質との相互作用, レーザー研究, 31:698-706, 2003
7) Nishiuchi M. et al.: Focusing and spectral enhancement of a repetition-rated, laser-driven, divergent multi-MeV proton beam using permanent quadrupole magnets,

Applied Physics Letters, **94**, 061107 (2009)

8) 野田　章, 余語覚文：レーザーイオン加速と医療応用, *Journal of the Vacuum Society of Japan*, **52**(8)：448-454（2009）

3.5　自由電子レーザー

　自由電子レーザー（Free Electron Laser：FEL）は，広帯域での波長可変性を有する高ピークパワー・高繰返し短パルスレーザーである．このためFELは，波長可変により高い選択的反応特性を実現できる．さらに，高ピークパワー・短パルスにより非熱的効果，高繰返しパルスによる機械的および熱的効果の誘起も可能である．現在，FELは生体分野の他，物性物理学，半導体加工，材料切断など様々な分野において，その利用研究が行われている．

3.5.1　レーザーの種類と発振波長

　一般的に，レーザーを得るためには，レーザー媒質と呼ばれる物質が用いられ，レーザーの波長はレーザー媒質により決定する．レーザー媒質には，希ガス，CO_2などの気体媒質，ルビー，YAG結晶などの固体媒質，有機色素を用いた液体媒質，半導体の再結合発光を利用した半導体媒質などが用いられている．レーザー媒質を選択することで，発振波長を紫外～近赤外の波長帯域をカバーすることが可能である．しかし，中赤外領域においては，適当なレーザー媒質が少なく，中赤外領域の波長をカバーすることは困難で，限られた波長しか発振することができない．この中赤外領域は生体分子の指紋領域とも呼ばれ，生体中の組織，細胞，タンパク質を構成する分子の種類により特異的な吸収を示す領域である．すなわち，中赤外領域はレーザー医生学分野においては重要な波長領域と言える．近年，中赤外領域において発振可能な差周波発生（Differential Frequency Generation：DFG）や光パラメトリック発振（Optical Parametric Oscillator：OPO）といった技術の開発が進められている．しかし，その発振波長範囲の自由度には限りがある．一方，FELは，光としての性質は一般のレーザーと基本的に同じであり，コヒー

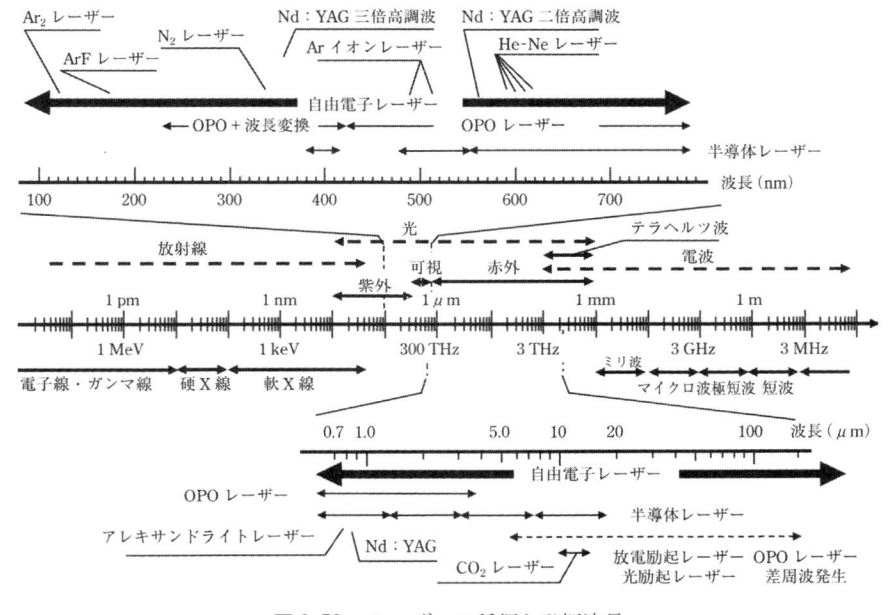

図 3.58 レーザーの種類と発振波長

レントかつ指向性を持っている．しかしながら，その発振方法は大きくことなり，X線領域から遠赤外域において波長を連続的に変化させることが可能である．図 3.58 にレーザーの種類と，そのレーザーの発振波長を示す[1〜5]．

3.5.2 自由電子レーザーの発振原理

FEL の発生源は，レーザー媒質ではなく加速された電子である．一般に電子などの高速荷電粒子が磁場や電場の影響を受け，急激にその軌道を変えられた場合，粒子に大きな加速度が生じ，接線方向に強力な電磁波が放射される．これをシンクロトロン放射光と呼ぶ．このシンクロトロン放射光を共鳴的に増幅したものが FEL である．FEL 装置の基本構成を図 3.59（a）に示す．FEL 発生装置は線形加速器，アンジュレータ（ウィグラー）と呼ばれる周期磁場装置，光共振器から構成される．FEL は線型加速器により光速近くにまで加速された電子を周期磁場内で蛇行運動させることで発生し，さ

らに，光共振器内で，周期磁場に入射する後続電子と繰返し相互作用することにより増幅される．FEL発生装置は電子ビームからFELへのエネルギー変換装置といえる[6,7]．

(1) 自由電子レーザーの共鳴条件と波長可変の原理

周期磁場内で電子ビームは図 3.59 (b) の灰色線のような蛇行運動をする．この電子ビームは，この蛇行運動面上に電場 E をもつ電磁波（黒色線）と相互作用することが可能である．電子ビームおよび電磁波は Z 軸方向に向かって伝播し，時間 $t=0$ において電子の軌道と電磁波の電場の配置が図のようになったとする．電子の Z 軸に垂直な速度成分と電場の向きが同じである位置 z_0 では，$-e\bar{E}\cdot\vec{v}<0$ となり電子は減速される．すなわち電子のエネルギーが FEL のエネルギーに変換される．これに対して z_0' では，電子の Z 軸に垂直な速度成分と電場の向きが逆となるため，$-e\bar{E}\cdot\vec{v}>0$ となり電子は加速される．電子が周期磁場の半周期 $\lambda_u/2$ だけ進む間に（$t=t_1$），電子の位相が電磁波の位相に対して半波長 $\lambda/2$ だけ遅れた場合，z_1 では電子の速度と電場の向きが同じになり $-e\bar{E}\cdot\vec{v}<0$ となり電子は減速される．z_1' では $-e\bar{E}\cdot\vec{v}>0$ となり電子は加速される．同様に z_2 では減速が，z_2' では加速が起こる．

電子が周期磁場 1 周期 λ_u 進む間に電磁波がその1周期だけ電子を追い越すような場合，z_0 から出発した電子は共鳴的に減速され続け，一方，z_0' から出発した電子は加速され続ける．これが FEL の共鳴条件であり，共鳴条件（共鳴波長 λ_s）は，電子ビームの Z 方向の平均速度を v_z とすると，式 (3.27) で表すことができる．

$$\lambda_s = (c-v_z)\frac{\lambda_u}{v_z} \tag{3.27}$$

ここで λ_u/v_z は，周期磁場の 1 周期を電子ビームが移動するのに要する時間である．電子のエネルギーが十分高い場合，すなわち電子のローレンツ因子 γ が $\gamma \gg 1$ であるとき，式 (3.27) で表される共鳴波長 λ_s は，式 (3.28) のように表すことができる．

3.5 自由電子レーザー （233）

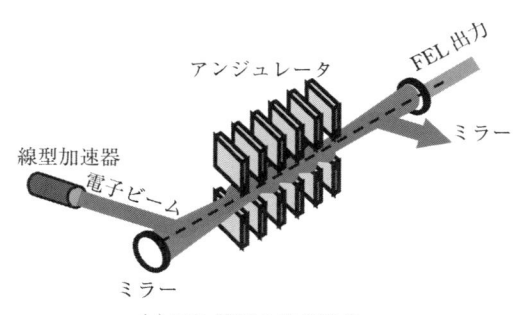

(a) FEL 装置の基本構成

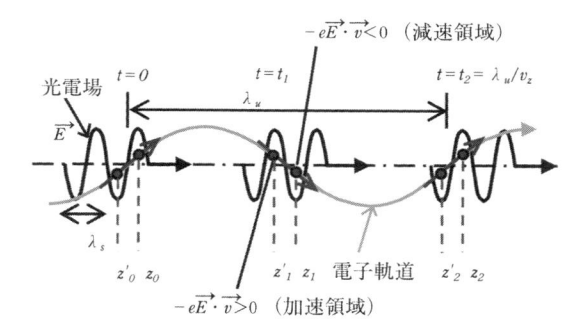

(b) 加速・減速領域の形成と共鳴条件

(c) FEL のパルス構造

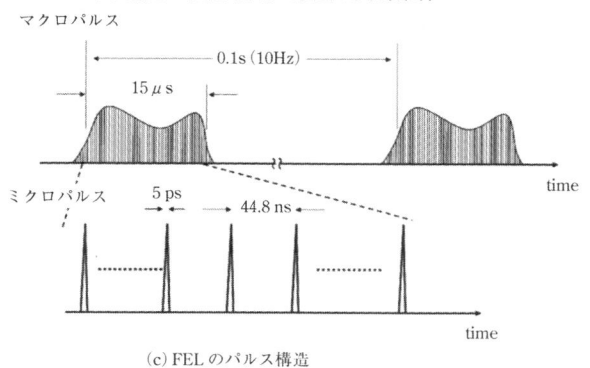

図 3.59　FEL の発振原理

$$\lambda_s = \frac{\lambda_u}{2\gamma^2}\left[1 + \frac{K^2}{2}\right] \tag{3.28}$$

ここで K は電子の蛇行運動を決めるパラメータである．K は周期磁場のピーク磁束密度と周期長により決定し，式（3.29）で表される．

$$K = \frac{eB_0\lambda_u}{2\pi m_0 c} = 93.4 B_0(T) \times \lambda_u(m) \tag{3.29}$$

すなわち，FEL は電子ビームのエネルギーと周期磁場を変えることで X 線領域から遠赤外域までその発振波長を連続的に変化させることが可能である．

(2) 自由電子レーザーのパルス出力特性

FEL のレーザー媒質は電子ビームであるため，レーザー媒質の熱損傷がなく，kW を超える高い平均出力を得ることが可能である．さらに，FEL のパルス構造には特徴があり，使用する加速器の電子入射器，加速管の駆動周波数，繰返し等に応じたパルス構造を成す．大阪大学 FEL 研究施設を例に挙げると，加速器は，繰返し周波数 22.3 MHz のグリッドパルス駆動熱陰極電子銃，714 kHz のプリバンチャ，2.8 GHz 定在波型バンチャ，2.8 GHz の S バンド加速管から構成されるため，電子ビームは 22.3 MHz のパルスで 20 μs 間出力される．したがって，FEL のパルス構造は図3.59 (c) に示すように，ミクロパルスと呼ばれるピコ秒パルスが 22.3 MHz（パルス間隔 44.8 ns）で出力される．また，ミクロパルスの列はマクロパルスと呼ばれるパルス幅 15 μs のマイクロ秒パルスを形成する．すなわち FEL は二重のパルス構造をもつ．この特徴的なパルス構造により，FEL では，波長可変性による反応選択性に加え，ピコ秒からマイクロ秒における種々の時間の反応誘起が可能である（相互作用選択性）．図 3.60 にピークパワー密度・相互作用時間と生体相互作用の関係について示す．種々のレーザー治療で用いられている相互作用に対応するパラメータ領域を○で示す．これらの相互作用はパワー密度と相互作用時間の組合せによって制御可能である．点線の枠①②③は大阪大学 FEL 装置で設定可能な照射パラメータ領域を示している[8~12]．

3.5 自由電子レーザー （235）

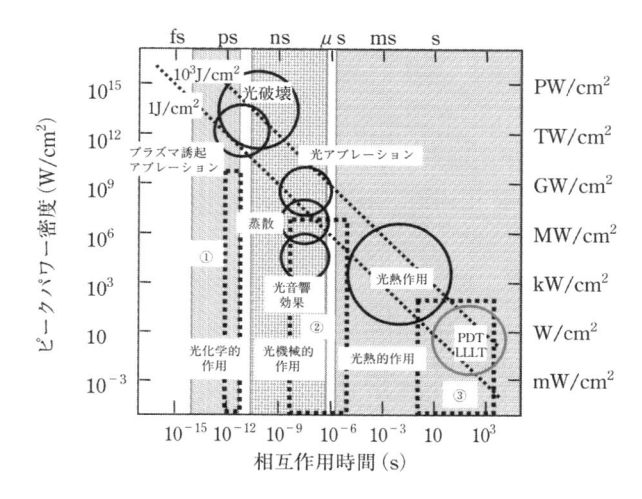

図3.60　FELにおいて設定可能な相互作用領域

3.5.3　医学生物学分野での自由電子レーザー応用研究

　レーザー技術の発展に伴い，既存の医療技術の代わりに種々のレーザー医療機器が，治療・診断技術として臨床現場に導入されている．また，再生医療や新薬開発の分野においてもレーザーを応用した画期的な新手法が開発されている．先述したとおり，中赤外領域は生体分子の指紋領域であり，さらに，中赤外光は，光のフォトンエネルギーが分子の解離エネルギーより小さく，紫外光で懸念されるDNA（デオキシリボ核酸：Deoxyribo Nucleic Acid）に対する突然変異的損傷が問題とならない．中赤外領域において発振波長を任意にかつ連続的に走査することが可能であるFELは，特定分子の吸収波長に，FELの波長を合わせることで特定分子のみを振動励起することができる．つまり，FELは生体分子の分子レベルの吸収特性の差異を利用した高精度な制御が可能であり，生体組織の機能・形態を化学的・機械的・熱的に制御できる．生体組織に対する制御は，照射部位周辺への影響を最小限に抑えた低侵襲な生体分子手術法（生体分子のグループ振動の励起を用いた手術法）や，光化学反応に分子レベルでの反応選択性を付与した生体分子制御法（たとえば，光刺激によるタンパク質機能制御等）において有望

視されている[13〜15].さらに,FEL では波長以外にも,パルス幅,繰り返し周波数,パワー密度を独立パラメータとすることで,任意の医療行為に対して照射効果の最適化,すなわち治療・診断の低侵襲化が可能である.

(1) 自由電子レーザーを用いたコレステロールエステルの選択的除去

三大成人病である心筋梗塞や脳梗塞は,動脈硬化を原因とする.動脈硬化症は,血管内壁にコレステロールと脂肪酸のエステル化合物が沈着・蓄積し,血栓化することで発症する.現在の血管内治療は,バルーンカテーテルによる経皮的血管拡張術とステント留置術が主流であるが,これらは動脈硬化血栓の内容物が血管内に押し出され,重篤な合併症を引き起こす可能性がある.エステル結合の C=O 伸縮振動に対応する波長 5.75 μm の FEL を照射することにより,コレステロールエステル特異的に反応を起こし,除去することが可能である.図 3.61 は動脈硬化プラークの擬似モデルであるオレイン酸コレステロール膜に波長 6.1 μm および波長 5.75 μm の FEL を同一条件(パルスエネルギー密度 1.6 mJ/cm^2,照射時間 180 秒)で照射した時の写真である.この写真から,波長 6.1 μm の FEL 照射では,コレステロールエステルを除去せず,波長 5.75 μm の FEL 照射では,FEL 照射痕からコレステロールを除去できたことが分かる.また,試料の赤外吸収スペクトルを照射前後で比較すると,照射前に見られたエステル結合の C=O 伸縮振動に由来する吸収ピークが,照射後には著しく低下した(図 3.62).これらの結果は,FEL によって,コレステロールエステルが選択的に除去されたことを意味する[16].

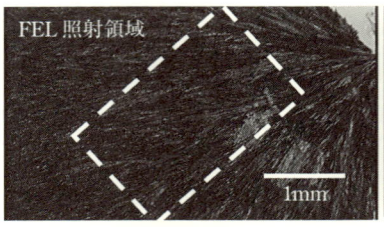

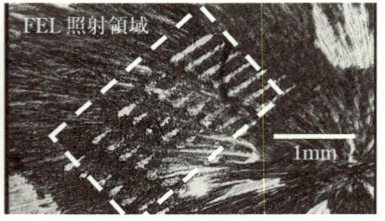

FEL 照射(波長 6.1μm)　　　FEL 照射(波長 5.75μm)

図 3.61　FEL 照射によるコレステロールの赤外吸収スペクトルの変化

3.5 自由電子レーザー （237）

[図：FELによるコレステロールエステルの赤外吸収スペクトル。エステル結合 C=O 伸縮運動の赤外吸収ピーク、FEL未照射、FEL照射後]

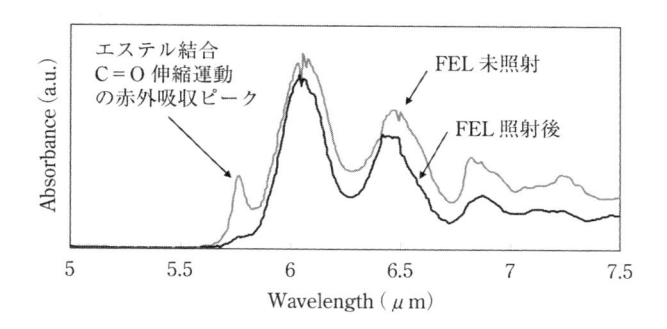

図3.62 FELによるコレステロールエステルの選択的除去

（2） 自由電子レーザーを用いた歯の表面改質

　虫歯に代表されるように歯表面の損傷を予防することは，歯科医療の重要課題である．現在，発振波長 2.94 μm の Er:YAG レーザーによる歯硬組織う蝕部の除去が実用化されている．しかし，歯の組成から考えた場合，象牙質に多く存在するリン酸基の吸収を利用した方が，より効果的なレーザー照射が可能である．FEL（波長 9.7 μm；リン酸基の吸収波長）を用いることで，歯硬組織の高効率切削を実現している．また，FEL 照射（平均出力 3〜

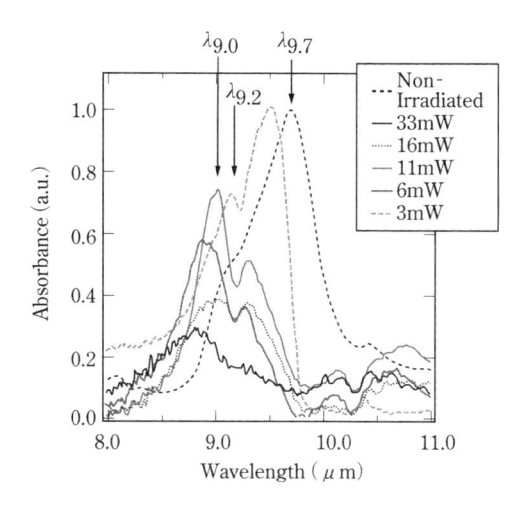

[図：FEL照射による歯象牙質の赤外吸収スペクトル。$\lambda_{9.0}$, $\lambda_{9.2}$, $\lambda_{9.7}$、Non-Irradiated、33mW、16mW、11mW、6mW、3mW]

図3.63 FEL照射による歯象牙質の赤外吸収スペクトルの変化

33 mW）前後の歯象牙質の赤外吸収スペクトル（図 3.63）から，象牙質の赤外吸収極大が FEL 照射により，結合エネルギーの高い短波長側 9.0 μm へシフトしていることが確認された．この結果は，構造においては非結晶質の象牙質が FEL 照射により結晶性の高いエナメル質に似た物質へと改質されたことを示すものである．この結果から，FEL は歯に対して切削と同時に虫歯予防のコーティングを施すことができることが発見された[17]．

(3) 自由電子レーザーによる生体組織の分光分析

FEL は一般的に赤外分光法で用いられる光源と比較して $10^3 \sim 10^6$ 倍もの高い輝度をもつ．FEL を分光用光源として用いることで，FEL による光学的な診断，広範囲の高速分光が可能である．また，FEL のミクロパルスはピコ秒パルスであるため，時間分解分光により，化学物質の局在情報に加え，物質発現の時間変化情報を得る事も可能である．生体軟組織のモデルであるゼラチンに対して行なった FEL 反射光強度の測定では，波長 5.8〜6.2 μm において強い反射光度が測定された．この強い反射光度は 6 μm 帯に存在するゼラチンに含まれる水の OH 変角振動モードとタンパク質のアミド結合由来の振動バンド（アミド I）に由来するものである．また，波長 6.4 μm においても強い反射光度が測定された．この強い反射光度もタンパク質のアミド結合由来の振動バンド（アミド II）由来の反射である．すなわち，これらの結果は FEL を光源とした生体組織の中赤外分光が可能であることを示す．FEL を光ファイバにより体内に導光することで，患部の分光分析（診断）が可能である．さらに，そこで得た患部の光学的情報を基に適切な波長に調整した FEL を照射することで高精度かつ低侵襲なレーザー治療が可能である[18]．

文　献

1) Perry M. D., Mourou G.: Science, 264, 1994
2) Buckusbaum P. H.: J. Opt. Soc. Am., B4, 1987
3) Glover T. E., Schoenlein R. W., Chin A. H., Shank C. V.: Phys. Rev. Lett., 76, 1996

4) Rundquist A., Durfee C. G., Chang Z., Herne C., Backus S., Murane M. M., Kapteyn H. C., Science, 280, 1998
5) 片山幹朗：レーザー化学（1），裳華房，1985
6) 電気学会自由電子レーザー調査専門委員会：自由電子レーザーとその応用，コロナ社，1990
7) 自由電子レーザー研究専門委員会：入門自由電子レーザー，原子力学会，1995
8) 粟津邦男：レーザー研究，28（5），2000
9) 粟津邦男，坪内夏朗：生産と技術，54（4），2002
10) 堀池寛，粟津邦男，坪内夏朗，鈴木幸子：未来材料，4（3），2004
11) 電気学会：レーザーアブレーションとその応用，コロナ社，1999
12) 金井大造，鈴木‐吉橋幸子，石井克典，粟津邦男：レーザー研究，34（5），2006
13) 部谷学，深見裕子，粟津邦男：光学，30（10），2001
14) Payne B. P., Venugopalan V., Mikic B. B., Nishioka N. S.: J. Biomed. Opt., 8:264-272, 2003
15) Haar P., Schwettman H. A. Smith T. I.: Nucl. Instr. and Meth., A358, 1995
16) 石井克典，岩月幸一，吉峰俊樹，粟津邦男：レーザー研究，30（12），2002
17) Heya M., ano S., Takagi N., Fukami Y., Awazu K: Lasers Surg. Med., 32, 2003
18) 金井大造，鈴木幸子，粟津邦男：レーザー研究，36（4），2008

3.6 重イオンマイクロビームを用いた細胞 1 個の狙い撃ち照射

3.6.1 はじめに

イオンビームは物体中での直進性が高く，またブラッグピークをもつため，線量分布の集中性がきわめて良い．また炭素イオンビームのように線エネルギー付与（電離放射線が物質中を通過する際に単位長さ当たりに平均して物質に与えるエネルギー：Linear Energy Transfer, LET）の値が大きい放射線（高 LET 放射線）は，X 線や γ 線，陽子線のような低 LET 放射線よりも細胞周期や酸素濃度に依らずがん細胞に対する致死効果が高いため，正常組織

の損傷を最小限に抑えながら，がんを効果的に治療することができる．イオンビームを用いた植物育種（放射線誘発突然変異を利用した品種改良）では，親株の良質な形質を保ちながら花色や花形など幅広いバリエーションの突然変異をX線やγ線よりも効率的に，しかもピンポイントで誘発できる．イオンビームを照射すると，試料中のイオン飛跡に沿ってきわめて局所的かつ高密度に放射線エネルギーが付与される．この飛跡に沿って高密度に集中した電離イベントによって，正常な修復が行われ難いような複雑なDNA損傷（クラスタ損傷）が生成し，その結果としてイオンビームの高いがん治療効果や突然変異誘発効果が現れる可能性が考えられているが，そのようなDNA損傷の実体は明らかでない．放射線防護の分野でも，放射線荷重係数の根拠となる確かな基礎データが存在せず，治療用重粒子線や宇宙線を含めたイオンビームの生物影響に関する系統的な知見の獲得が急務である．

近年，放射線がヒットした細胞の近くのヒットしていない細胞（バイスタンダー細胞）が，あたかもヒットしたかのような応答を示す現象が見出され，バイスタンダー（bystander）効果と呼ばれている[1]．そのメカニズムの詳細はまだ不明であるが，ヒットした細胞（照射細胞）から放出された何らかの物質が培養液中を拡散して，あるいは隣接細胞間をつなぐ微小なトンネル「ギャップジャンクション」を介して，他の細胞にシグナルが伝達されると考えられている．バイスタンダー効果によって非照射の細胞に引き起こされることが見出された放射線影響は，アポトーシス（細胞の自殺），染色体異常，突然変異，遺伝的不安定性（照射後に細胞死を免れた細胞が何回かの一見正常に見える細胞分裂を経てから遅延的に異常をきたす現象），増殖促進，分化誘導，さらには放射線抵抗性の獲得など多岐にわたる．

イオンビームによるエネルギー付与は時間的・空間的にきわめて不均一かつ離散的であるため，照射効果を解析する際には，生体組織中のどの細胞がいつヒットされたか，さらには標的細胞内のどの部分がヒットされたかまでもが問われる．ところが，従来のランダムなイオン照射方法では個々の細胞でのヒット位置や個数を制御することができず細胞ごとにヒットの条件がばらついてしまう．さらに，照射細胞と非照射細胞を区別して解析することも

困難であり，照射効果が実験誤差の中に埋もれてしまうという問題があった．

　イオンビームに限らず X 線や γ 線などの低 LET 放射線でも，線量が低くなればなるほど電離イベントの離散性による放射線エネルギー付与の不均一性が顕著になり，生体中のすべての細胞が均一に照射されるのではなく，一部の細胞だけがヒットされるという状況が出現する．そして，照射細胞と非照射（バイスタンダー）細胞が互いに影響を及ぼし合いながら，細胞集団としての放射線応答が決まっていく．低線量域の放射線照射では，生体が本来もっている防御力やストレス応答機能の度合いによって照射の影響が大きく左右されるのであり，低線量域放射線のリスクを科学的な証拠に基づいて推定するためには，バイスタンダー効果のような細胞間相互作用の分子機構を解明することが不可欠である．

　もし，マイクロビームを用いた特定の細胞への正確な狙い撃ち照射が実現すれば，従来のランダムな照射方法で余儀なくされていた「平均値としての照射効果」の解析から脱却し，個々の細胞に対する真の放射線生物学的効果を追求することができる．すなわち，ヒット細胞における直接の照射効果と非ヒット細胞に対するバイスタンダー効果を明確に区別して解析できるようになる．さらに細胞内の特定部位へのピンポイント照射によって，生体分子の照射損傷の感知から修復機構の誘導過程，細胞内および細胞間シグナル伝達，アポトーシスなどにいたる一連の細胞応答の分子機構を，また高エネルギー粒子線のトラック構造における局所的エネルギー付与分布と生物効果の線質依存性などの特徴的な現象との関係を，それぞれ直接的に解析することが可能となる．

　現在日本国内で原子力機構・高崎量子応用研究所を含め 6 箇所の，世界でも英・米・独・仏・伊・中国などの少なくとも 8 施設で粒子線や X 線のマイクロビームによる単一細胞への照準照射実験が進行中であり，計画中の装置も含めると計 30 施設以上になる[2,3]．本稿では，細胞 1 個への狙い撃ち照射を試みた過去の歴史と，重イオンマイクロビームを用いた最新の研究成果を紹介する．なお，本文中では個々の文献の引用は割愛した．必要に応じて参考文献に示した[1~7]の総説を参照されたい．

3.6.2 マイクロビーム細胞局部照射実験の歴史

細胞へのピンポイント照射実験の歴史的な意義は二つある．一つは細胞構造の一部を放射線で局部的に破壊してその機能を調べるラジオマイクロサージャリ技術として，もう一つは細胞内で最も放射線感受性が高い部位を特定する手段である[4〜6]．

最初にマイクロビームを細胞に照射したのは，ハイデルベルク大学がん研究センターのセルゲイ・チャホチンらしい．1912年の論文「顕微鏡的な突き刺し照射の方法，細胞手術法（暫定的報告）」の中でカエルの赤血球に紫外線をスポット照射したことを記している．彼が開発した最初の細胞局部照射用マイクロビームは，プリズムを通してスリットで分光した波長 280 nm の紫外線を顕微鏡の透過照明系に導いて，観察用の対物レンズと試料を挟んで対向するように置いた石英ガラスの対物レンズを通して試料上で最小 5 μmφ のスポットに集光するものであった．ザークルの総説[4]に引用された装置の概略図を改変して図 3.64 に示す．第二次世界大戦後，米国シカゴ大学のグループがこの手法を改良し，イモリの細胞の染色体や紡錘糸などを局部照射して細胞分裂への影響を調べている．

粒子線マイクロビームでは，1950 年代に英国ケンブリッジ大学で ^{210}Po 線源からの α 線を銅製の穴開き板を組み合わせたコリメータで φ1〜1.5 μm に絞って分裂期のニワトリの繊維芽細胞の紡錘糸に照射し，分裂が阻害されることを観察した．放射性物質と遮蔽体を組み合わせるこの方法は簡便ではあるが，α 線の飛程による制約が大きい．また，ビームをコリメートするためには線源から照射試料までの距離を長くとる必要があり，高いフルエンス率を得ることが難しかった．

その後，米国シカゴ大学の 2 MV ヴァンデグラフ加速器を利用

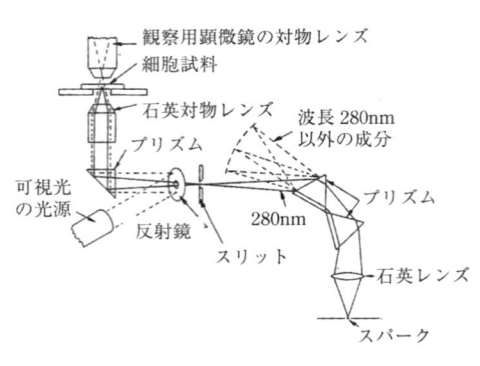

図 3.64 セルゲイ・チャホチンの紫外線マイクロビーム照射装置

した粒子線マイクロビームが開発された．雲母箔を通して大気中に取出した陽子ビームをスリット等で数 μm に絞って有糸分裂中のイモリの細胞を局部照射し，照射位置に対応して染色体異常の一種である小核形成を観察した．米国のブルックヘブン国立研究所では，サイクロトロンで 11 MeV/amu に加速した陽子やヘリウムイオンビームを白金箔のアパーチャを用いて最小 φ 25 μm まで絞りこみ，高エネルギー銀河宇宙線の影響評価を目的として，マウスの脳への局部照射実験を行った．

　加速器を用いた粒子線マイクロビームはエネルギーが高く飛程も長くなったため，試料の手前に電離箱などを置いてビーム強度をモニタしながら照射することが可能になった．しかし当時は単一粒子の検出技術やビーム制御技術が未熟で，照射試料ごとのヒット数のばらつきを抑えるためにはある程度長い時間ビームを当て続けることが必要であり，低線量領域での照射実験は技術的に困難で，個別の細胞へのシングルイオン照射も不可能だった

3.6.3　粒子線マイクロビームによる単一細胞照射の実現

　1980 年代の後半，低線量域放射線の生物影響を解明する必要性が改めて強く認識されるようになった．シングルイオン細胞照射を実現するためには標的細胞へのヒット数の正確な制御が可能なマイクロビーム照射装置が必要である．イオン検出用デバイスやコンピュータ等の急速な進歩を追い風として，シングルイオン細胞照射実験用にマイクロビームを開発する気運が高まった．

　ドイツの重イオン研究所では，線形加速器 UNILAC で 1.4 MeV/amu に加速した炭素からウランまでの種々の重イオンを核飛跡穿孔膜（厚さ 30 μm の雲母箔上の孔径 0.7～2.0 μm のエッチピット）を通してマイクロビーム化し，大気中で試料をシングルイオン照射することに成功した．水平ビームラインの末端に取り付けた横倒しの倒立型顕微鏡で試料を観察しながらビームを照準し，試料の後方に置いた半導体検出器で重粒子 1 個の貫通を計数しながらビームを ON／OFF することで，標的細胞へのシングルイオン照射が可能になった．この装置を用いて，枯草菌の芽胞に対する [58]Ni（4240 keV/μm），^{120}Sn（7940 keV/μm），^{238}U（13700 keV/μm）などの高 LET 重イオンの照射効果が調べられた．しかし，この装置では個々の標的細胞に対して手動でビームを照準するため調整に時間を要し，10 時間に 400 細胞の照射が限度だった．結局，哺乳動物細胞に対する本格的なシングルイオン照射実験は行なわれることなく照射装置も解体されてしまった．

続いて 1990 年代には米国のパシフィック・ノースウェスト国立研究所（Pacific Northwest National Laboratory, PNNL）で 2 MV タンデム型静電加速器から得られる陽子，重陽子，^{3}He および ^{4}He イオンを用いた単一粒子照射装置が開発された．垂直上方に打ち上げられたビームをナイフエッジ型のスリットでマイクロビーム化した後，厚さ 5 μm のプラスチックシンチレータ膜を通して大気中に取り出し，そこに密着するように置いた照射試料容器の底面の厚さ 3 μm の Mylar フィルムを介してその上面に接着している細胞を下から照射する方式である．照射時には対物レンズを小さなフォトマルで置き換え，プラスチックシンチレータ膜を 1 個の粒子が貫通するときの微弱な発光パルスを計測することによってヒットイオン数をカウントしながら照射できる．この方法で 3.2 MeV の ^{4}He イオンをチャイニーズハムスター由来の培養細胞（CHO-K1）に 1 細胞当たり 1〜5 個ヒットした後，小核形成の頻度を解析したところ，ヒット数に比例して増加していたことがわかった．これは世界で初めて行われた哺乳動物培養細胞に対するシングルイオン照射実験である．

PNL に続いて英国のグレイがん研究所（Gray Cancer Institute, GCI）で，4 MV ヴァンデグラフ加速器から得られる陽子およびヘリウムイオンを用いたマイクロビームが開発された．基本的な装置の構成とシングルヒットの手順は PNL と同様であり，シャーレ上にばらまいた一群のヒト繊維芽細胞の中の一部の細胞の核だけを狙って 5 個，10 個あるいは 15 個の ^{3}He イオンでヒットすると，非照射細胞にもアポトーシスが誘導された．

米国コロンビア大学でも，ほぼ同じ方式のマイクロビームが開発され，1997 年にはヒトとハムスターのハイブリッド細胞（A_L）の核に対してラドンの α 線を模擬した LET＝90 keV/μm の He イオンを 1〜8 個ヒットし，核

へのα粒子1ヒットでも突然変異を引き起こす可能性が高いことを示すとともに，細胞質へのヒットも突然変異を誘発すること，細胞質へのヒットによる突然変異は細胞の致死にはほとんどつながらないため核へのヒットよりも発がんリスクは大きいかもしれないことを示した．さらに，細胞集団中の5%，10%，20%，あるいはすべて（100%）の細胞を1個のα粒子でヒットした場合に生存細胞 10^5 個中に誘導された突然変異誘発細胞の数は，10%あるいは 20%の細胞だけをヒットした場合でもすべての細胞をヒットした場合でも約 80 細胞と変わらなかった．すなわち極低フルエンス照射による発がんのリスクは高フルエンス照射の結果から外挿されるよりも実際は大きいかもしれないことが示唆された．

3.6.4 原子力機構 TIARA の重イオンマイクロビーム細胞照射システム

　原研高崎（現・日本原子力研究開発機構）では，高崎量子応用研究所イオン照射研究施設（TIARA）の AVF（Azimuthally Varying Field）サイクロトロンを用いて，10〜20 MeV/u に加速された ^{12}C, ^{20}Ne, ^{40}Ar などの重イオンをアパーチャ系でコリメートしたのち，φ5〜250 μm の様々な孔径を有する厚さ 100〜500 μm の金属製マイクロアパーチャを通して大気中に取り出し，顕微鏡観察下の試料の特定部位に局部照射する技術を開発し，昆虫の発生・分化過程や植物根端組織の重力屈性などの研究に応用してきた．この技術をもとに，生きた細胞を顕微鏡観察下で正確に狙って，イオンの個数を数えながら撃ち込むだけでなく，照射の直後に実際のイオンヒット位置と個数を確認でき，照射後培養中にも特定の細胞を追跡観察して照射効果を解析することができる，世界初の重イオンマイクロビーム細胞照射システムを構築した（表 3.4）．

　広いエネルギー幅をカバーし，材料・バイオ研究に特化した TIARA の加速器群と各種のマイクロビーム装置を図 3.65 に，サイクロトロンの垂直ビームライン（HZ1 ポート）に設置されたコリメーション方式の重イオンマイクロビーム細胞照射装置の外観を図 3.66 に，マイクロビーム細胞照射実

表 3.4 生きた細胞に大気中で照射できる TIARA の重イオンマイクロビームの種類

イオン種：エネルギー [MeV]	ビーム径 φ* [μm]	水中飛程 [mm]	試料表面での LET 値 [keV/μm]
^{4}He^{2+} : 50	40～250	1.8	14～50
^{12}C^{5+} : 220	20～250	1.2	100～300
^{20}Ne^{8+} : 350	20～250	0.7	300～800
^{20}Ne^{7+} : 260	5～250	0.4	370～800
^{40}Ar^{14+} : 520	5～250	0.3	1130～2500
^{40}Ar^{13+} : 460	5～250	0.2	1260～2500

* ビーム径は様々な孔径のマイクロアパーチャの中から選択できる．現在用意されているマイクロアパーチャの孔径 φ は 5, 10, 20, 40, 60, 90, 120, 150, 180, 200, 250 である．

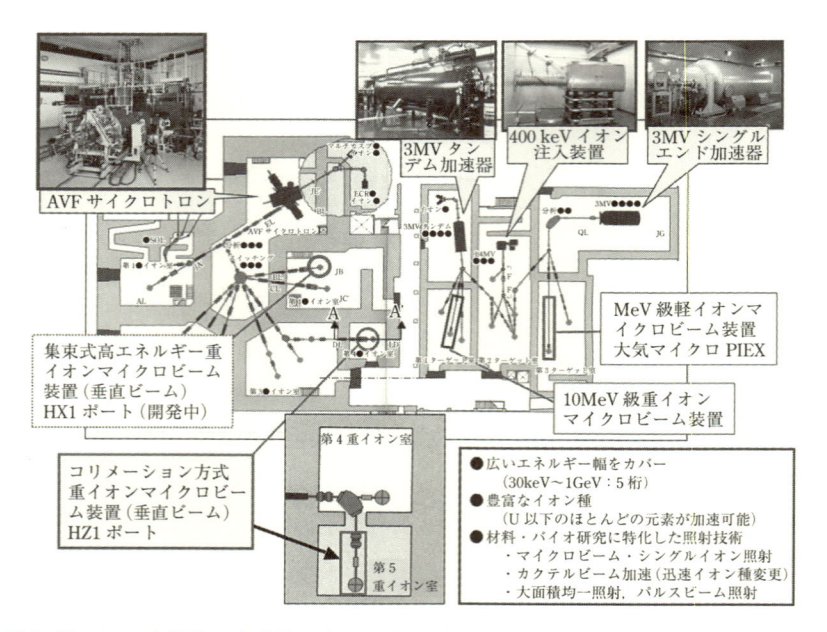

図 3.65 原子力機構・高崎量子応用研究所（TIARA）の加速器群と各種のマイクロビーム装置

験の手順を図 3.67 に示す．照射に先立って，全標的細胞の位置を示す座標データを準備室に設置したオフライン顕微鏡を用いて作成する（図3.67左上，①）．そのデータにもとづいて照射室のオンライン顕微鏡の試料ステージを

3.6 重イオンマイクロビームを用いた細胞1個の狙い撃ち照射 (247)

遠隔操作で制御して標的細胞を順次ビームの当たる位置に照準し，それぞれ予定した個数のイオンを自動的に照射する（同右，②）．照射直後に，飛跡検出用プラスチック CR-39 製の細胞ディッシュの細胞接着面の反対側を37℃で短時間エッチングすることにより，個々の標的細胞とイオン飛跡の顕微鏡像を同一視野で観察する．すなわち照射後培養の開始の時点でのすべての標的細胞とイオンヒット位置のデータを画像として取得する（同左下，③）．さらに，照射後培養を続けながら任意の時点でこれらの細胞を繰り返し顕微鏡観察することが可能である（同左下，④）．

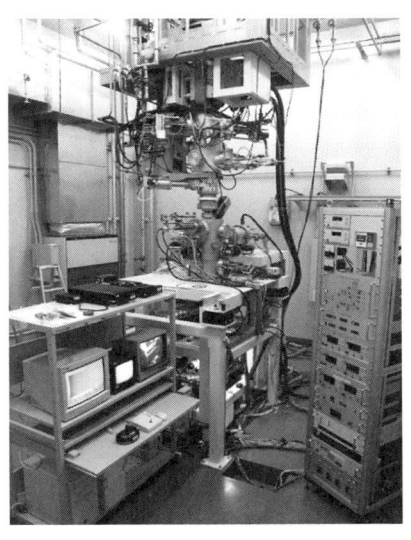

図 3.66 原子力機構 TIARA の重イオンマイクロビーム細胞局部照射装置（コリメーション方式）

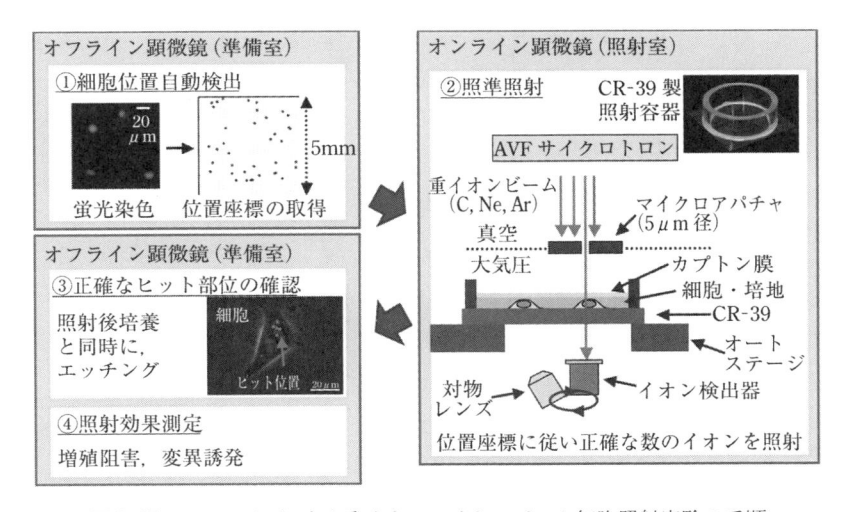

図 3.67 TIARA における重イオンマイクロビーム細胞照射実験の手順

このシステムを用いて，互いに遠く離れるように疎らに撒かれた CHO-K1 細胞に 11.5 MeV/amu の ^{40}Ar イオン（LET＝1260 keV/μm）を照射し，イオン粒子が実際に照射試料と CR-39 を貫通した位置，すなわち個々の標的細胞におけるヒット位置を照射後 20 分以内に可視化して確認するとともに，照射後 60 時間まで細胞を培養して増殖能への影響を観察した．その結果，次の 3 点が明らかになった．（1）細胞の核にイオンがヒットした細胞では，イオン 1 個で増殖がほぼ完全に阻害された．（2）細胞質だけにヒットした細胞でも，ある程度増殖が抑制された．（3）まったく照射されていない細胞でも，同一の細胞ディッシュ内に照射細胞が存在して共通の培養液に浸されていた場合に限って，培養液を介して拡散したと思われる何らかの因子による，すなわちバイスタンダー効果による増殖の抑制が認められた．

放医研の古澤博士らと共同で行ったヒト正常線維芽細胞へのマイクロビーム照射実験では，シャーレ上に一面に敷きつめたように高密度培養した数十万個の細胞に対し，その中のごく一部にあたる 25 個ないし 49 個の細胞を ^{20}Ne や ^{40}Ar イオンでシングルヒットしただけで，ギャップジャンクションを介するバイスタンダーシグナル因子によって周囲の多数の非照射細胞に小核形成が誘発されることが示された．

一方，群馬大学との共同研究で，高密度接触阻害培養したヒト正常線維芽細胞はコロニー形成能の喪失およびアポトーシス誘発においてもバイスタンダー効果を示すことを確認した．コンフルエントに培養された細胞約 110 万個のごく一部，すなわちシャーレ上のある 1 箇所に φ20 μm マイクロビームを用いて 1〜10 個の重イオンを照射したのちに細胞を回収し，コロニー形成法で照射後生存率を測定したところ，^{12}C イオン（18.3 MeV/u，LET＝103 keV/μm），^{20}Ne イオン（17.5 MeV/u，LET＝294 keV/μm）および ^{20}Ne イオン（13.0 MeV/u，LET＝375 keV/μm）のいずれにおいても，非照射対照と比べて照射後生存率が 10% 低下した．

同様に培養された細胞に対し，^{12}C イオンや ^{20}Ne イオンのブロードビームで均一かつランダムに全細胞を 10% 生存線量（^{12}C イオンでは 1.3 Gy，7.6×10^6 p/cm^2；^{20}Ne イオンでは 1.9 Gy，2.7×10^6 p/cm^2）で照射した場合は，

3.6 重イオンマイクロビームを用いた細胞1個の狙い撃ち照射

TUNEL法で検出されたアポトーシスの誘発頻度が照射後72時間後まで増加しつづけたが，マイクロビームを用いてディッシュ内のごく一部（0.001％以下）の細胞だけを照射した場合には，バイスタンダー効果によって同一ディッシュ内の非照射細胞に一過性のアポトーシスが誘発され，その司令塔ともいうべきp53タンパク質Ser15部位のリン酸化レベルが上昇するタイミングも異なっていた．そこで，放医研の岩川眞由美博士らと共同で，遺伝子発現変化をマイクロアレイにより網羅的に解析したところ，照射細胞で発現が増加していた数百もの遺伝子の大半はバイスタンダー細胞で発現が減少していた．照射細胞ではp21^{Waf}1経路ならびにNF-κB経路が活性化した一方，バイスタンダー細胞では細胞膜から核内への情報伝達に係るPI-3K/Gタンパク質経路が活性化していた．また，照射細胞ではサイトカインの一種であるインターロイキン遺伝子の発現が増加していたが，バイスタンダー細胞ではその受容体の遺伝子の発現が増加していた．このようなバイスタンダー細胞における一連の応答は，照射細胞に由来するサイトカインなどの情報伝達因子がバイスタンダー細胞に働きかけ，情報伝達系を活性化させることによって引き起こされる可能性が示唆された．このような正常細胞の応答は，異常な細胞の増殖を最小限に留めることにより，恒常性を維持するための防御機構であると考えられる[7]．

他にも，哺乳動物細胞に比べて5～10倍も放射線に強いタバコ単細胞に対して，マイクロビームで炭素イオンを正確な個数を照射する方法を開発し，^{12}Cイオン10個がヒットしてもコロニー形成能にほとんど影響しないこと，コロニー形成能を指標とした場合タバコ細胞は哺乳動物細胞と比べて10倍程度放射線に耐性であること，すなわち植物の放射線耐性が細胞レベルで存在することを初めて明らかにした．さらに，その後の研究で，タバコ細胞では，γ線照射によるDNA・線量あたりの2本鎖切断収量が，哺乳動物細胞や酵母と比べて僅か1/3であること，タバコ単細胞は哺乳動物細胞と比べて細胞あたり5倍も多くの2本鎖切断に耐えられること，重イオンはγ線と比べてDNA上の近接した位置に2本鎖切断を高効率に誘発することなどが明らかになった[6]．

3.6.5 おわりに

　マイクロビームを用いた細胞1個の狙い撃ち照射実験によって，重イオンが細胞に引き起こすさまざまな効果と，それに対する細胞応答機構を明らかにすることができる．さらに，これらの研究を通じて，少ない量の照射で効く新しいがん治療法の開発，宇宙放射線など高 LET 放射線の生物影響の解明，イオン照射で誘発される大きな突然変異を利用したイオンビーム育種技術の高度化，放射線を用いた革新的遺伝子改変技術の開発など，イオンビームを利用した生命科学・医学・バイオ工学への応用が期待される．そのためには，培養細胞系を用いた照射実験から脱却して，個体の組織や器官にできるだけ近い状態で照射実験をデザインすることが必要になる．今後，生体組織の細胞塊の内部を正確に局部照射できるようなマイクロビーム技術，三次元的な局部的線量付与を計測あるいは推定する技術の開発が求められる．一方，医療においても，正確なマイクロビーム照射による放射線がん治療などが期待できるだろう．

参考文献

1) Hamada N., Matsumoto H., Hara T., Kobayashi Y.: J. Radiat. Res., 48:87, 2007
2) Bigelow A. W., Brenner D. J., Garty G., Randers-Pehson G.: IEEE Trans. Plasma Sci., 36:1424, 2008
3) Funayama T., Hamada N., Sakashita T., Kobayashi Y.: IEEE Trans. Plasma Sci., 36:1432, 2008
4) Zirkle, R. E. In: Advances in Biological and Medical Physics. Eds.: Curtis, H. J., Gray, L. H., Thorell, B., Academic Press, New York, 103, 1957
5) 小林泰彦：RADIOISOTOPES, 55:281, 2006
6) 小林泰彦，舟山知夫，浜田信行，坂下哲哉，横田裕一郎，深本花菜，鈴木芳代，田口光正：放射線生物研究, 43:150, 2008
7) 浜田信行，岩川眞由美，今井高志，小林泰彦：放射線科学, 51 (2008) 31.

索　引

あ 行

アーチファクト･･････････････････ 53, 108
アイソセンタ･････････････ 49, 52, 56, 59,
　　　　　　　　　　91, 97, 112, 113, 114
アイソセントリック･･････････ 112, 195, 198
アナログ AFC ･･････････････････････ 118
アンジュレータ（ウィグラー）･･････････ 231
イオン化ビーム冷却･･････････････････ 208
イオンビーム育種技術････････････････ 250
医学物理教育カリキュラムガイドライン
　　････････････････････････････ 21, 22
医学物理教育プログラム認定委員会（CAMPEP）
　　････････････････････････････ 32, 34
医学物理士認定機構･･････ 7-9, 12, 16, 21, 23
医学物理士認定試験････････････ 6, 7, 9, 34
医学物理士認定制度･･････････････ 6, 8, 31
位相速度･･････････････････････ 175, 176
遺伝子改変技術･･････････････････････ 250
イメージガイド下腔内照射･･････････････ 162
インジェクタ･･･････････････････････ 117
インターロイキン遺伝子･･････････････ 249
インバースプラン･･････････････ 43, 100, 109
ヴァンデグラフ加速器････････････ 242, 244
エッジフォーカス････････････････････ 187
エネルギーアクセプタンス･･････････ 208, 213
エミッタンス回復型内部標的････････････ 208
欧州放射線腫瘍学会（ESTRO）･･････ 31, 36

か 行

カウチ ････････････ 103, 104, 107-109, 113
拡大ブラッグ（Bragg）ピーク
　　･･･････････････ 134-136, 139, 141, 142
核飛跡穿孔膜･･･････････････････････ 243
核破砕反応粒子･････････････････････ 128
下垂体腫瘍･････････････････････････ 92
画像誘導放射線治療（IGRT）････････ 26, 47-59,

61, 104, 112, 115
加速管 ････････････ 115-118, 171-178, 189,
　　　　　　　　　　　196-199, 201, 234
加速器中性子･･････････････ 155, 156, 210-212
加速空洞部････････････････････････ 117
加速効率････････････････････ 176, 177, 198
患者参加型自己息止め照射法････････････ 71
がん対策基本法･･･････････････ 5, 20, 79, 81
がん対策推進基本計画････････････････ 79
ガントリ ･･････････ 26, 65, 97, 103-109, 113
ガントリシステム････････････････ 97, 98
ガントリマウント････････････････････ 194
管内波長･････････････････････････ 176
カンファレンス･････････････････････ 25, 27
がんプロフェッショナル養成プラン ････････ 5
ガンマナイフ･････････････････････ 83-94
キッカー電磁石････････････････････ 190
ギャップジャンクション･･････････ 240, 248
呼吸反応断面積･･････････････････････ 149
強収束 ･･････････････････ 187, 190, 205-207
共振空洞････････････ 115, 172, 174, 181, 199
共振周波数････････････ 118, 173, 174, 176, 178
強度変調放射線治療（IMRT）
　　･････････････ 7, 26, 27, 41-45, 48, 58,
　　　　　　　　 59, 67, 68, 79-81, 102,
　　　　　　　　 104, 112, 114, 158, 168
強度変調粒子線治療（IMPT）････････････ 209
金マーカー･･････････････････ 62, 64, 66-68
空間電荷効果･･･････････････････････ 117
クライストロン････････････ 53, 116, 118, 178,
　　　　　　　　　　　180, 181, 193, 195
群速度 ･･･････････････････････ 175, 176
迎撃照射法････････････････････････ 64
結合アイリス･･･････････････････････ 117
原子炉 ･･･････････････････ 146, 148, 153-155
原体照射法････････････････････････ 50

(252)　索引

高 LET 放射線	152, 239, 250
光子線（X 線）治療	111
高周波加速	173
高出力レーザー	219
合成波	174, 177
高速・高繰返しパルスビーム	209
高デューティ（CW）運転	211
呼吸同期照射システム	62
国際原子力機構（IAEA）	4, 20, 30, 31, 34, 36
国際放射線単位測定委員会（ICRU）	30, 31, 70, 161
国際放射線防護委員会（ICRP）	30
コリメータヘルメット	84, 86, 87
コレステロールエステル	236
コロニー形成能	248, 249

さ　行

サイクロトロン	111, 181, 182, 186-189, 205-211, 243, 245
サイトカイン	249
サイド結合	117, 177, 179, 192, 193, 196-198
サイバーナイフ	84, 95-102, 200
サイラトロン	118
三極管	171
三次元原体放射線治療	41
三次元コンフォーマル・スポットスキャニング	208-210
三次元治療計画装置（TPS）	97
時間分解分光	238
軸上結合型	177
自励発振器	180
自動位置決め装置（APS）	86, 87, 89
自動位置計測装置（TLS）	97, 100, 102
弱収束	181-183, 186, 187, 205
シャントインピーダンス	177, 198
重イオンマイクロビーム	239, 241, 245
重イオンマイクロビーム細胞照射システム	245
周回周波数	205
収束（四極）電磁石	189
自由電子レーザー（FEL）	230-238
小線源治療	1, 3, 158-168
植物育種	240
シリアルトモセラピー	103
シングルイオン照射	243, 244
シンクロトロン	111, 132, 181, 187, 189-191, 205, 207-209, 227
シンクロトロン放射光	231
神経膠腫	93
進行波	175-177, 196, 198
ジンバル	112, 115, 118
診療放射線技師	3, 4, 6, 7, 10, 12, 16, 17, 21, 34, 43, 59, 73, 80, 81
髄膜腫	92, 95
スキャニング法	132, 133
ステレオ X 線フルオログラフ機能	115
ストレートビーム	198
スライス治療	102
生体組織の分光分析	238
生体分子手術法	235
生体分子制御法	235
制動放射 X 線	111
生物学的効果比（RBE）	139-142, 153
世界保健機関（WHO）	4, 36
赤外吸収スペクトル	236, 238
セクター型サイクロトロン	186-188
セプタム電磁石	190, 218
線形加速器	103, 171, 174, 181, 231, 243
線量分布	4, 26, 44, 48, 64, 70, 87, 96, 109, 112, 129, 146, 161
線量容積効果モデル	90
線量容積ヒストグラム（DVH）	87, 90, 100, 137, 169
相対論的領域	176, 178, 186
速度集群	179
即発 γ 線測定法	151, 155
阻止能	126, 127, 129, 138

た　行

ダイオードレーザー	224

体幹部定位照射･････････ 61, 72, 74, 81, 82	
ダイナミック照射････････････････････ 52	
体表マーカー･･････････････････････ 62	
多重散乱････････････････････ 128, 129	
炭素線治療･････････ 77, 120, 121, 125, 141	
タンデム型静電加速器････････････ 153, 244	
チタンサファイアレーザー････････････ 224	
中性子捕捉療法（NCT）･･････････ 145-156	
中赤外領域･････････････････ 230, 235	
聴神経腫瘍･･････････････ 91, 92, 95	
調和振動子･･････････････････ 184, 186	
治療計画･･･････････ 3, 25, 28, 41, 48,
61, 70, 86, 97, 108,
115, 137, 151, 161
治療容積････････････････････････ 89	
追尾照射法･････････････････････ 64, 65	
低LET放射線････････････････ 153, 239	
定位手術的照射（SRS）････ 61, 70, 83, 84,
89-91, 93-95
定位放射線照射（STI）････････ 70, 95, 96	
定位放射線治療（SRT）	
････････････ 54, 61, 69-82, 95, 96	
定在波････････････････ 117, 175, 177,
197, 198, 234
低線量域放射線･････････････････ 241, 243	
テープターゲット････････････････ 225, 227	
転移性脳腫瘍･････････････････ 91, 93, 95	
電子FFAG加速器･･････････ 206, 216-218	
電子銃････････････ 115, 117, 171, 178,
180, 181, 234
同軸結合･･･････････････････････ 117	
等時性サイクロトロン･････････････････ 187	
動体追跡照射/動体追尾照射	
･･････････ 65, 98, 112, 115, 118, 119	
動体追跡放射線治療装置（RTRT）･･････ 61-68	
導波管･････････････････････････ 116	
トモセラピー（Tomotherapy）	
･･････････････ 42, 52, 102-104, 108	

(253)

な 行

二極管････････････････････････ 171	
二重散乱体法･････････････････ 130, 136	
日本医学物理学会･････ 1, 3, 8-10, 12, 16, 23	
日本医学放射線学会･････ 6-8, 10, 12, 16, 21	
熱外中性子･･････････････ 146, 149, 150, 155	
熱中性子････････････････ 146, 148-153, 155	

は 行

パービアンス････････････････････ 117	
バイスタンダー効果･･････････････････ 240	
バイスタンダーシグナル因子････････････ 248	
バイナリコリメータ･･････････････････ 42	
歯の表面改質･･････････････････ 237	
バンチャ･････････････････････ 117, 234	
バンプ電磁石･････････････････････ 190	
ビーム・ローディング特性･･････････････ 117	
ビームアクセプタンス･････････････････ 208	
ビームの入射と出射･････････････････ 190	
光共振器････････････････････････ 231	
ピコ秒パルス･････････････････ 234, 238	
ピッチ ････････････････････ 107, 109	
飛程 ･･････････ 111, 122, 126-129,
132, 135, 139, 146
標準測定法･･･････････････ 35, 39, 163, 169	
標準電離箱･･････････････････････ 136	
品種改良････････････････････････ 240	
ピンポイント照射･････････ 70, 79, 241, 242	
ピンポイント定位照射システム･･････････ 200	
ファイバレーザー････････････････････ 224	
フィルタ関数逆投影法･･･････････････ 54	
フェムト秒WTレーザー････････････････ 240	
フォワードプラン･････････････ 42, 100, 109	
負水素イオンビーム･････････････････ 214	
プラズマ････････････ 200, 203, 204, 221, 225	
ブラッグ曲線（Bragg曲線）	
･････････････ 123, 129, 134, 140
プリバンチャ･････････････････ 117, 234	
分散関係････････････････････ 174, 175	

索引

米国医学物理士会（AAPM）・・・・・・・・ 1, 3, 21,
　　　　　　　22, 29, 31, 34, 38, 163, 167
ヘリカルトモセラピー・・・・・・・・・・・・・・・・・・・・・・ 103
偏向（二極）電磁石・・・・・・・・・・・・・・・・・・・・・・・ 189
ペンシルビーム法/Pencil Beam法
　　　　　　　・・・・・・・・・・・・・・ 61, 62, 132, 137
ベントビーム・・・・・・・・・・・・・・・・・・・・・・・・・・・・・・ 198
放射線治療品質管理士・・・・・・・・ 3, 5, 16, 20, 80
放射線誘発突然変異・・・・・・・・・・・・・・・・・・・・・・ 240
ホウ素中性子捕捉療法（BNCT）
　　　　　　　・・・・・・・ 145-156, 208, 210-212, 214
放電破壊電界・・・・・・・・・・・・・・・・・・・・・・・・・・・・・ 116
ポーラス・・・・・・・・・・・・・・・・・・・・・・・・・・・ 135, 137

ま 行

マイクロ波・・・・・・・・・・・・・・・・・・ 115, 117, 191,
　　　　　　　　　193, 194, 196, 201, 221
マイクロ波源・・・・・・・・・・・・・・・・・・・・ 53, 116, 118
マイクロビーム・・・・・・・・・・・・・ 67, 203, 241-250
マイクロ秒パルス・・・・・・・・・・・・・・・・・・・・・・・・・ 234
マグネトロン・・・・・・・・・・・・ 53, 116, 178, 180,
　　　　　　　　　181, 193, 194, 196, 198
マルチリーフコリメータ（MLC）
　　　　　　　・・・・・・・ 26, 41, 42, 45, 48, 52, 65,
　　　　　　　　　103, 106, 109, 114, 115, 201
マンチェスター法・・・・・・・・・・・・・・・・・・・・ 161, 162
水吸収線量校正定数・・・・・・・・・・・・・・・・・・・・・・・ 35
水等価厚・・・・・・・・・・・・・・・・・・・・・・・・・・・ 137, 138
ミニマムリスク・・・・・・・・・・・・・・・・・・・・・・ 67, 203
モジュレータ・・・・・・・・・・・・・・・・・・・・・・・・・・・・・ 118
モンテカルロ法・・・・・・・・・・・・・・・・・・・・・・・・・・・・ 62

や 行

薬品送達システム（DDS）・・・・・・・・・・・ 210, 211
陽子 FFAG 加速器・・・・・・・・・・・・・・・・・・・ 207, 218
陽子線治療・・・・・・・・・ 77, 120-124, 133, 142,
　　　　　　　　　168, 210, 219, 227
容積効果・・・・・・・・・・・・・・・・・・・・・・・・・・・・・ 89-91
四次元放射線治療・・・・・・・・・・・・・・・ 58, 96, 98

ら 行

ライナックガントリ・・・・・・・・・・・・・・・・・・・・・・・・・ 65
ラジオ波（Radio Frequency, RF）・・・・・・ 76, 193
立体回路・・・・・・・・・・・・・・・・・・・・・・・・・・・・・・・・・ 172
リニアック（ライナック/LINAC/linac）
　　　　　　　・・・・・・・・ 25, 35, 51, 52, 90, 97, 98,
　　　　　　　　　103-109, 111-118, 171-181,
　　　　　　　　　189, 191-201, 211, 214, 216
粒子線マイクロビーム・・・・・・・・・・・・・・・・・・・・・ 242
リン酸化レベル・・・・・・・・・・・・・・・・・・・・・・・・・・・ 249
零色収差・・・・・・・・・・・・・・・・・・・・・・・・・・・ 205, 213
レーザー駆動陽子線・・・・・・・・・・・・・・・・・・ 221-228
レーザーの発振波長・・・・・・・・・・・・・・・・・・・・・・ 231
レーザープラズマ加速・・・・・・・・・・・・・・・ 200, 203
レジデンシープログラム・・・・・・・ 21, 32, 34, 35
ロータリ・ジョイント・・・・・・・・・・・・・・・・・・・・・・ 116

わ 行

ワブラー法・・・・・・・・・・・・・・・・・・・・・・・・・ 130, 131

英 数

4DRT ・・・・・・・・・・・・・・・・・・・・・・・・・・・・・・・・・・・・ 58
ABR ・・・・・・・・・・・・・・・・・・・・・・・・・・・・・・・・ 32, 34
adaptive radiotherapy ・・・・・・・・・・・・・・・・・・・・・ 59
ASCRO ・・・・・・・・・・・・・・・・・・・・・・・・・・・・・・・・・・ 38
AVF サイクロトロン ・・・・・・・・・・・・・・・・・・・・・・ 245
AVM（脳動静脈奇形）・・・・・・・・・・・・・・・・・・ 83-94
BED ・・・・・・・・・・・・・・・・・・・・・・・・・・・・・・・・・・・・ 75
Blue Book ・・・・・・・・・・・・・・・・・・・・・・・・・・・・・・・ 31
BSS ・・・・・・・・・・・・・・・・・・・・・・・・・・・・・・・・・・・・・ 31
CBCT ・・・・・・・・・・・・・・・・・・・・・・・・・・・ 56-59, 115
CBE ・・・・・・・・・・・・・・・・・・・・・・・・・・・・・・・・・・・・ 153
Clarkson 法・・・・・・・・・・・・・・・・・・・・・・・・・・・・・・ 61
convolution-superposition ・・・・・・・・・・・・・・・・ 109
Convolution 法 ・・・・・・・・・・・・・・・・・・・・・・・・・・ 62
CT－一体型リニアック・・・・・・・・・・・・・・・・・・・・・ 72
CT 値 ・・・・・・・・・・・・・・・・・・・・・・・・・・・・・・ 137-139
C バンド ・・・・・・・・・・・・・・・・・・・・・・・・ 115, 116, 118
De-Q 回路 ・・・・・・・・・・・・・・・・・・・・・・・・・・・・・・・ 118
DNA 損傷 ・・・・・・・・・・・・・・・・・・・・・・・・・・・・・・・ 240

DRR	25, 99, 115	O-Ring	113-115
End-To-End 試験	101, 102	p53 タンパク質	249
EPID	113	PTV	58, 59, 64, 70
ERIT	208, 213	PTV margin	71
FFAG	205-218	Pursuing irradiation	64
FPD	113, 118	QA/QC	44, 59, 81
Fragmentation	128, 129	QOL	47, 48, 60, 93
Fragmentation Tail	128	radiosurgery	83, 89
Gating irradiation	64	RALS 装置	160
Gauss 分布	130-132, 136	RCA	34, 39
GSI 方式	140, 141	RDS	36
HSG	141, 142	RF	173, 214
I-125 永久挿入治療	164, 167, 168	Ridge Filter	135, 142
ICFA	200	RPC	36
IM	70, 71	Simplex linear programming 法	101
Ka バンド	201	Sliding Window (Dynamic MLC) 法	42
KERMA 係数	150	SM	70
Kilpatrick の経験式	116	Step-and-Shoot (Segmental MLC) 法	42
Ku バンド	200	Superposition 法	62
kVCT (kV-CT)	55, 56, 108, 109	S バンド	115, 116, 118, 178, 200, 201, 234
LEM 理論	141	thread effect	108
LET	126, 129, 139-141, 152, 239, 241, 244, 248, 250	TLD	36, 152
		VMAT	28, 58, 59
Medical Physicist	2, 29, 31, 32	W バンド	201
MU	61	X 線ヘッド	112-115, 118
MVCT	53, 54, 108	X 線マイクロビーム加速装置	203
NIRS 方式	140-142	X バンド	98, 115, 116, 178, 200, 201

|JCOPY| <（社）出版者著作権管理機構 委託出版物>

| 2012 | 2012 年 8 月 28 日　第 1 版発行 |

医学物理の理工学
上 巻

著者との申
し合せによ
り検印省略

著作代表者　上　坂　　充
　　　　　　　（うえさか）（みつる）

ⓒ著作権所有

発 行 者　株式会社　養 賢 堂
　　　　　代 表 者　及川　清

定価（本体3800円＋税）

印 刷 者　株式会社　真 興 社
　　　　　責 任 者　福田真太郎

発 行 所　〒113-0033 東京都文京区本郷5丁目30番15号
　　　　　株式会社 養賢堂
　　　　　TEL 東京(03)3814-0911　振替00120
　　　　　FAX 東京(03)3812-2615　7-25700
　　　　　URL http://www.yokendo.co.jp/
　　　　　ISBN978-4-8425-0503-9　C3053

PRINTED IN JAPAN　　　　製本所　株式会社三水舎

本書の無断複写は著作権法上での例外を除き禁じられています。
複写される場合は、そのつど事前に、（社）出版者著作権管理機構
（電話 03-3513-6969、FAX 03-3513-6979、e-mail:info@jcopy.or.jp）
の許諾を得てください。